Daniela Angetter-Pfeiffer

Als die Dummheit die Forschung erschlug

Daniela Angetter-Pfeiffer

Als die Dummheit die Forschung erschlug

Die schwierige Erfolgsgeschichte der österreichischen Medizin

Mit 31 Abbildungen

Amalthea Verlag

Gefördert von der Stadt Wien Kultur

Der Umwelt zuliebe #ohnefolie

Besuchen Sie uns im Internet unter: amalthea.at

Umschlaggestaltung: Johanna Uhrmann
Umschlagmotiv: Ärzte in Forschungslabor © Okamoto Yoichi R./ÖNB-Bildarchiv/picturedesk.com
Lektorat: Martin Bruny
Herstellung und Satz: VerlagsService Dietmar Schmitz GmbH, Heimstetten
Gesetzt aus der 11,95/13,75 pt Minion Pro und der Noto Sans
Designed in Austria, printed in the EU
ISBN 978-3-99050-241-9

Inhalt

Vorwort von Univ.-Prof. Dr. Ernst Wolner 9

**Einleitung:
Schatten und Licht in der österreichischen Medizingeschichte** 11

**Maria Theresias Leib- und Hofärzte
als Begründer der Älteren Wiener Medizin** 18

Der Reformer Gerard van Swieten und seine Strategien
gegen Pocken, Syphilis und Vampirismus 20

Anton von Störck versus Anton de Haen
und Franz von Mesmer 31

Ferdinand von Leber über die Widersinnigkeit der Folter 34

Leopold Auenbrugger – von der Säftelehre zur
Organpathologie 35

Maximilian Stoll versus Joseph von Quarin 38

**Die »medicinische Polizey«
als Impuls für die moderne Gesundheitsfürsorge** 42

Wien als Vorreiter der urbanen Gesundheitspolitik 42

Johann Peter Franks Weg vom »Aberglauben«
hin zur modernen Sozialmedizin 44

**Carl von Rokitansky, Josef von Škoda und Ferdinand von Hebra –
das geniale Dreigestirn der Wiener Medizin** 59

Anatomie als Schauspiel 59

Aller Anfang ist schwierig 61

Im eigenen Land verpönt, im Ausland hochgejubelt 64

Carl von Rokitansky versus Rudolf Virchow 70

»A Schuster is er, und Krätz hat er« 72

Wien als Vorreiter für Spezialkliniken 78

Joseph Beers medizinischer Blick in die Welt 78

Der »Türckenkrieg« beflügelt die Laryngologie 84

Die Ohrenheilkunde – von der unscheinbaren Disziplin zum akademisch anerkannten Fach 91

Wien als Weltstadt der Erforschung von Harnwegserkrankungen 94

Der Siegeszug der Endoskopie 97

Vom Kosten und Riechen zum wissenschaftlich fundierten Fach 98

Von der »Musteranstalt für Pflege und Behandlung Gemütskranker« zum »Neurologischen Institut« 100

Wie aus Heinrich Obersteiners »Kasten« das Klinische Institut für Neurologie wurde 103

Die Basis – Diagnose und Therapie 106

Die Pioniere der Kreislaufphysiologie in Wien 106

Operation im Tiefschlaf 111

»Der Mann mit dem Koks ist da« 112

Schlafgas oder Lachgas? 113

Otto Mayrhofer-Krammel – Vater der österreichischen Anästhesiologie und Intensivmedizin 114

Joseph Hyrtl – Meister der Anatomie 116

Guido Holzknecht – Wiens Vorreiter der bildgebenden Diagnostik 119

Wien, das Mekka der Chirurgie 125

Die Chirurgie – Königin des Messers und der Narkose 125

Theodor Billroth – Pionier der modernen Chirurgie in Wien 127

Lorenz Böhler – Wegbereiter der modernen Unfallchirurgie 132

Raimund Margreiter – Autodidakt der Transplantationschirurgie 139

Ernst Wolners Klinik als Impulsgeber für das »Small Vienna Heart« 145

»Majestät, [Orthopädie,] das ist die Kunst, die Krummen gerade und die Lahmen gehend zu machen« 149

Die Anfänge der Orthopädie in Wien 150

Adolf Lorenz – Begründer der unblutigen Chirurgie 151

Wer machte nach Lorenz »die Krummen gerade und die Lahmen gehend«? 156

Karl Chiari, der erste Ordinarius für Orthopädie in Wien 159

Eine schwere Geburt 162

Lukas Boër – Verfechter der sanften Geburt 162

Ignaz Semmelweis – »Retter der Mütter« 164

Geburtshilfe und Gynäkologie nähern sich an 169

Ernst Wertheim und Friedrich Schauta – Wien als Ursprungsort der radikalen Gebärmutterentfernung 170

Radium: Teufelszeug oder Wunderheilmittel? 172

Die Antibabypille, eine österreichische Erfindung 173

Das »Tagezählen« – Empfängnisverhütung oder Kinderwunsch 176

Hugo Husslein und Ingrid Leodolter – vom Schwangerenpass zum Mutter-Kind-Pass 178

Die Psychoanalyse 181

Sigmund Freud – Ikone und Antiheld 181

Alfred Adler – Widerstand gegen die Psychoanalyse 188

Wilhelm Stekel – »Freuds Apostel« 191

C. G. Jung – vom »Kronprinzen« zum Feind 193

»Befreien Sie mich von Wilhelm Reich!« 195

Viktor Frankl und die dritte Wiener Schule der Psychotherapie 200

Ein schwieriger Neubeginn nach 1945 204

Die Psychiatrie 206

Theodor Meynert und sein Netzwerk als Impulsgeber für die Psychiatrie in Wien 206

»Am Steinhof« ist eröffnet 211

Ein Neubeginn im Schatten der NS-Zeit 212

Hans Hoff – eine Ära der Wiener Psychiatrie geht zu Ende 213

»Mr. Suizid« Erwin Ringel 215

Die psychosoziale Versorgung von morgen 218

Verschmähte »noble« Stars 222

Robert Bárány – Nobelpreisträger in russischer Gefangenschaft 223

Julius Wagner-Jauregg – Fieber als Heilmittel gegen alle Krankheiten 231

Karl Landsteiner – Entdecker der Blutgruppen 236

Ist Österreichs medizinische Versorgung in Gefahr? 242

Literatur 247

Dank 249

Bildnachweis 249

Namenregister 250

Die Autorin 256

Vorwort

Rivalitäten und Fehleinschätzungen im beruflichen Umfeld hat es immer gegeben und wird es immer geben. In der Regel stimulieren sie die Betroffenen, noch mehr zu leisten, und tragen zu einem möglichen Fortschritt bei. Rivalitäten können aber auch schwerwiegende Folgen haben. Hätten die damaligen geburtshilflichen Autoritäten Ignaz Semmelweis geglaubt und ihn nicht bekämpft, wären unzählige Frauen nicht an Kindbettfieber gestorben. Theodor Billroth hielt chirurgische Eingriffe am Herzen für undurchführbar, heute zeigen die vielen verschiedenen, zum Teil sehr divergierenden Aussagen durchaus angesehener Expertinnen und Experten zur Covid-Pandemie, wie schwierig Wahrheitsfindung sein kann.

Die universitäre Medizin in Wien weist ein besonderes Spezifikum auf. Von 1848 bis 1994 gab es in Wien für die wesentlichen klinischen Fächer je zwei Kliniken (zum Beispiel I. und II. Medizinische Universitätsklinik, I. und II. Augenklinik …). Natürlich hat die dadurch entstandene Rivalität zum Fortschritt beigetragen, aber sie hat auch Probleme verursacht. Vielfach versuchten beide Kliniken, die gleichen Schwerpunkte zu entwickeln, anstatt sich sinnvollerweise das Feld aufzuteilen. Trotzdem werden bis heute hervorragende Leistungen erbracht, was sich an dem sehr guten internationalen Ranking der Wiener Medizinischen Universität manifestiert.

Auch ist zu berücksichtigen, dass zwischen der öffentlichen Aufmerksamkeit und dem tatsächlichen wissenschaftlichen Wert sehr oft eine Diskrepanz besteht. Die wahrscheinlich bedeutendste wissenschaftliche Leistung in Wien nach 1945 ist die Entdeckung, dass ein Dopaminmangel zur Parkinsonerkrankung führt. Ich bin sicher, fragt man die Bevölkerung, so werden Transplantation, Krebsbehandlung et cetera als die hervorragenden Leistungen der Wiener Medizin genannt, sicher nicht die bahnbrechenden Arbeiten von Oleh Hornykiewicz zur Parkinsonerkrankung.

Das vorliegende Buch beschreibt in dynamischer Weise, in welchem Spannungsfeld sich die medizinische Wissenschaft in Wien entwickelt hat, und gibt teilweise neue Einblicke in die verschlungenen Pfade des Erkenntnisgewinns und der Anerkennung.

Univ.-Prof. Dr. Ernst Wolner
Herzchirurg

Einleitung: Schatten und Licht in der österreichischen Medizingeschichte

In den 1990er-Jahren flimmerte über unsere Fernsehschirme eine Ärztin, die ihre Familie in Boston verlassen hatte, um im Städtchen Colorado Springs inmitten der Berge eine Praxis zu eröffnen. Als Frau milde belächelt, erwarb sich Michaela »Mike« Quinn aus der Serie *Dr. Quinn – Ärztin aus Leidenschaft* mit viel Geduld das Vertrauen der Bewohner.

Das männliche Pendant ist wohl Österreichs beliebter Bergdoktor Martin Gruber, der sich hingebungsvoll um seine Patienten, die an seltenen oder ungewöhnlichen Erkrankungen leiden, kümmert und heldenhaft die Wunder der Medizin aufdeckt.

Geballte Aktion in der Notaufnahme, Rettungshubschrauber, die Schwerstverletzte und lebensbedrohlich Erkrankte bringen, hektischer Krankenhausbetrieb und das Finden einer Diagnose, das oft so kompliziert ist wie das Lösen eines Kriminalfalls, und doch kommt es im Alltag der Götter in Weiß zumeist zum Happy End. Das vermitteln jedenfalls Serien wie *Grey's Anatomy*, *Dr. House* oder *Emergency Room*. Und weil jedes Leben zählt, ist die Notarzt-Crew von *Medicopter 117* stets bereit, Patienten aus den gefährlichsten Situationen zu retten.

Action pur und zum bejubelten Star zu werden, eigentlich ein traumhaftes, erstrebenswertes Berufsbild. Passt aber gar nicht zusammen mit der Schlagzeile aus *praktischArzt* vom 14. April 2022: »Jeder dritte Medizinabsolvent übt Arztberuf nicht aus«.

Warum ist das so?

Werfen wir einen Blick in die Realität des österreichischen Arztalltags: überfüllte Spitalsambulanzen, Reduzierung von Bettenkapazitäten und Spitalsabteilungen, überlaufene Praxen, weil aufgrund des akuten Ärztemangels viele Stellen vor allem im ländlichen Bereich offen sind und Fachärzte fehlen. Unzufriedene Patienten, da es oft Wochen und in nicht dringenden Fällen sogar Monate dauern kann, bis man einen Termin für eine Untersuchung oder eine Operation erhält. Dazu kommen Sprachbarrieren und kulturelle Unterschiede, die die Arbeit nicht gerade erleichtern, und immer mehr ältere Menschen, die das Gesundheitssystem naturgemäß in einem höheren Maß benötigen. So bleibt in vielen Fällen nur wenige Minuten Zeit für einen Patienten. Und das bei einem für die Verantwortung vergleichsweise oft geringen Verdienst. »Ich wechsle aus dem Allgemeinen Krankenhaus in ein Landspital, denn dafür, dass ich als Oberarzt weniger verdiene als die alteingesessene Haushaltshilfe, tue ich mir den Stress und die tägliche Fahrerei von einer Stunde und mehr nicht mehr an«, erzählte mir ein frustrierter Arzt vor wenigen Jahren.

Das Bild für die Bevölkerung erweitert sich noch durch Diskussionen in den Medien, wo es um Zwei-, Drei-, manchmal sogar Vierklassenmedizin geht, um Medikamentenengpässe in Apotheken, um Überlegungen, ob der beliebte Hausarzt überhaupt noch zeitgemäß ist oder man nicht besser auf Gruppenpraxen umsteigen soll, um Reformbedarf bei den Krankenkassen, um Ethik und Datenschutz – und das sind nur ein paar Beispiele.

Schwierige Arbeitsbedingungen, fehlendes Geld, zu wenig Akzeptanz seitens Behörden, Politik und Gesellschaft, Intrigen, Freunderlwirtschaft, keine Zeit für die Wissenschaft und der Kampf gegen etablierte Institutionen, Religion und die Kultur sind keine Erscheinungen des 21. Jahrhunderts, sondern begleiteten Ärzte über Jahrhunderte. Gerard van Swieten (1700–1772), Carl von Rokitansky (1804–1878), Theodor Billroth (1829–1894), Lorenz Böhler (1885–1973), Erwin Ringel (1921–1994), Ernst Wolner oder Siegfried Meryn sind nur einige wenige klingende Namen, die unweigerlich mit der Wiener Medizin in Verbindung gebracht werden. Sie schafften es wie viele andere auch in dieses Buch, weil sie sich von Behauptungen wie »Kein Arzt ist seinen Kollegen wohlgesinnt« oder »in Österreich herrsche ein empörendes Günstlingswesen; es gäbe unfähige Professoren und Primarärzte, welche ihre Stellung dem Patronate vornehmer Schürzen und einflußreichen Kutten verdankten« (so der deutsche Internist Adolf Kußmaul in seinem Buch *Jugenderinnerungen eines alten Arztes*, 1899) ebenso wenig wie von abwertenden Aussagen über neue Entdeckungen und Erfindungen abschrecken ließen, weil sie wegen ihrer

Erkenntnisse oder aus »rassischen« Gründen aus dem Heimatland vertrieben wurden oder einfach, weil sie nicht schwiegen, sondern für die Medizin und die Patienten ihre Stimme erhoben.

Medizin ist mehr als die Wissenschaft zur Gesunderhaltung, Heilung und Linderung von Krankheiten, sie hat gesellschaftspolitische Verantwortung. Um das in die Köpfe der Kollegen und der Bevölkerung zu bringen, brauchte Johann Peter Frank (1745–1821) bereits im 18. Jahrhundert viel Geduld. Es bedarf ständiger Innovationen und Investitionen, um in der Spitzenmedizin mitzumischen. Dass Österreich die Fähigkeit dazu hat, beweisen viele Beispiele aus den letzten drei Jahrhunderten. Dazu war nicht nur Engagement nötig, sondern auch unzählige Kämpfe: gegen Zurückweisung, Unverständnis, Ignoranz, Neid und Widerstand. Mobbing, Vertreibung, Disziplinar- oder Gerichtsverfahren gehörten praktisch zum Alltag der Mediziner und machten nicht einmal vor Nobelpreisträgern wie Robert Bárány (1876–1936), Karl Landsteiner (1868–1943) oder Julius Wagner-Jauregg (1857–1940) halt.

Zum »Mobbing-Kaiser« in Österreich krönte sich Andreas von Stifft (1760–1836), der Leibarzt von Kaiser Franz II. (I.) (1768–1835). Er vertrieb Johann Peter Frank ins russische Zarenreich, erwirkte Johann Lukas Boërs (1751–1835) Rücktritt, feindete Georg Joseph Beer (1763–1821) an, ließ Joseph Gall (1758–1828) scheitern und die Homöopathie verbieten.

Gerard van Swieten musste sich erst mühsam gegen die verstaubten Lehrmethoden der Jesuiten durchsetzen und den Wiener Ärzten klar machen, dass es den Studenten nicht schadete, wenn sie in der Ausbildung schon Kranke zu Gesicht bekamen und sie unter Anleitung und Aufsicht untersuchten und behandelten. Auf Unverständnis stieß er auch, als er verbot, bei Geburten im Herrscherhaus zuzusehen und diese zur Sache zwischen der werdenden Mutter, dem Arzt und der Hebamme erklärte. Aber auch seine Nachfolger beflegelten sich untereinander heftig. Dabei ging es um Medikamentenanwendungen, Naturheilverfahren oder Postenbesetzungen.

In den Anfängen der Etablierung des heute üblichen Vorgehens bei der Behandlung eines Patienten, nämlich von der Anamnese über die Diagnose zur Therapie zu gelangen, hatte es Carl von Rokitansky in Wien nicht immer leicht. Vor allem gegen den deutschen Pathologen Rudolf Virchow (1821–1902) brauchte er eine dicke Haut.

Die Dermatologie wollte man überhaupt ins »Aussätzigenzimmer« verbannen, und Josef von Škoda (1805–1881) drohte sogar die Aberkennung seines Doktordiploms, weil er einen Pockenkranken ohne Einwilligung des Primararztes therapiert hatte.

Dass die Wiener Augenheilkunde heute auf eine lange Tradition zurückblicken kann, verdankt sie Georg Joseph Beer, der Anfang des 19. Jahrhunderts alle Steine, die ihm von Kollegen und der Bürokratie in den Weg gelegt worden waren, überwand, um eine Augenklinik zu gründen.

Dass Wien zur Wiege des Kehlkopfspiegels wurde, resultierte aus dem »Türckenkrieg« zwischen Johann Nepomuk Czermak (1828–1873) und Ludwig Türck (1810–1868).

War Robert Bárány mit seinen bahnbrechenden Erkenntnissen an der Taubheit der Wiener Medizinischen Fakultät gescheitert, so stellten sich sein Lehrer Adam Politzer (1835–1920) und der Ohrenarzt Josef Gruber (1827–1900) taub gegen alle Argumentationen, in der Ohrenheilkunde zusammenzuarbeiten. Der wissenschaftliche Wettstreit, wer nun der Pionier der Ohrenheilkunde sei, war wichtiger.

Auch in der Urologie war es im wahrsten Sinne des Wortes ein steiniger Weg, bis man sich von der Harnschau über die Blasensteinzertrümmerung zur Diagnose mittels Endoskopie durchringen konnte.

Die Görgengasse, die Leidesdorfgasse oder die Obersteinergasse im 19. Bezirk erinnern heute an die Wegbereiter der Neurologie. Doch es bedurfte einer ausländischen Initiative, um anstatt des Narrenturms menschenwürdige Versorgungseinrichtungen für Patienten mit psychischen Erkrankungen in Wien zu etablieren. An der heutigen Universitätsklinik für Neurologie im Allgemeinen Krankenhaus kann man sich wohl kaum vorstellen, dass man in den Anfängen bloß einen »Kasten« zur Verfügung gestellt bekam.

Ein Pferd musste her, um das Blutdruckmessgerät zu entwickeln. Hermann Nothnagel (1866–1898) fühlte geschätzt 300 000 Pulse für Diagnosen. Die Anästhesie brauchte »Koks« und »Lachgas«. Hundegebell ließ den Anatomen Joseph Hyrtl (1810–1894) und den Physiologen Ernst Wilhelm von Brücke (1819–1892) aneinandergeraten, und die Entwicklung der Röntgenologie forderte einen hohen Tribut. Guido Holzknecht (1872–1931) schaffte es zwar mit Hartnäckigkeit, dass »seine« Disziplin als Habilitationsfach zugelassen wurde, die Anerkennung der Röntgenologie als selbstständiges Fach erlebte er allerdings nicht, nicht zuletzt, weil er den damaligen Dekan der Medizinischen Fakultät gegen sich hatte. Holzknecht musste aufgrund der starken Strahlung, der er sich aussetzte, unzählige Krebsoperationen, die Amputationen zur Folge hatten, über sich ergehen lassen. Dennoch forschte er wie ein Besessener weiter, um die junge Wissenschaft voranzutreiben.

Das frühere Zaudern der studierten Mediziner, Patienten zu operieren, hatte spätestens Ende des 18. Jahrhunderts ein Ende. Ab dann trauten auch sie sich mehr und mehr, das Messer in die Hand zu nehmen. Die bisherigen Praktiker der Chirurgie, die Wundärzte, traten in den Hintergrund. Große Namen prägten nun die damalige Königsdisziplin der Wiener Medizin: Eduard Albert (1841–1900), Theodor Billroth, Anton von Eiselsberg (1860–1939), Ernst Wolner und andere. Ein weiterer großer Name hatte so seine Startschwierigkeiten. Lorenz Böhler musste sich mehrmals auf illegale Weise Patienten beschaffen, um zu beweisen, dass seine »neumodische« Technik der Knochenbruchbehandlungen wirksam war.

Ein Hund und eine Ziege gehörten zu den Anfängen der Transplantationsmedizin in Wien, und dann verhalfen zwei Kühe dem »Small Vienna Heart« zu Ruhm und Ehre. Dass das Briefbombenopfer Theo Kelz heute zwei transplantierte Hände hat, hat er seiner eigenen Beharrlichkeit und dem beherzten Tiroler Arzt Raimund Margreiter zu verdanken. Margreiter musste sich dafür von seinen Kollegen so einiges gefallen lassen.

Einer Desinfektionsmittelunverträglichkeit ist es zu verdanken, dass Adolf Lorenz (1854–1946) der Orthopädie zu einer selbstständigen Disziplin verhalf.

Lukas Boër musste erkennen, dass seine Ideen zur sanften Geburt nicht überall Anklang fanden, Friedrich Schauta (1849–1919) und Ernst Wertheim (1864–1920) stritten erbittert um die bessere Operationsmethode bei Gebärmutterhalskrebs.

Frauen mussten sich erst einmal gegen Vorurteile wie es fehle ihnen die Befähigung zur Pflege und Ausübung von medizinischen Wissenschaften oder sie seien psychisch zu labil für den Arztberuf durchsetzen. Und auch dann war es nicht einfach. So berichtete die erste Ärztin Österreichs Gabriele Possanner von Ehrenthal (1860–1940), die 1893 in der Schweiz das medizinische Doktorat erhielt und 1897 in Wien, nachdem sie alle Prüfungen nochmals abgelegt hatte, promovieren durfte, dass die Professoren in der Donaumetropole sich weigerten, Medizinstudentinnen zu prüfen und zu den Prüfungsterminen einfach nicht erschienen.

Daher wurden auch Margarete Hilferding-Hönigsberg (1871–1942), der ersten Frau, die 1903 in Wien das medizinische Doktorat erhielt und später erste (weibliche) Individualpsychologin wurde, viele Hürden in den Weg gelegt.

Erst 1907 durften Frauen als Sekundarärztinnen arbeiten, und nur dann, wenn sie nachweisen konnten, dass sie besser als männliche Mitbewerber qualifiziert waren. Die Erste, die dies erfüllte, war die in Wien 1904 gemeinsam mit ihrer Kommilitonin Dora Brücke-Teleky (1879–1963) promovierte Gynäkologin Bianca Bienenfeld (1879–1929).

Bis 1920 mussten Frauen übrigens ledig sein, um in den Wiener Krankenanstalten angestellt zu werden. So arbeiteten die meisten Frauen zu Beginn ihrer Karriere als Amts- oder Schulärztin, wie etwa die ebenfalls 1904 promovierte Anna Pölzl (1872–1947), oder als praktische Ärztin.

Angesichts der Hürden, die Ärztinnen überwinden mussten, um sich in ihrer Fachwelt durchzusetzen, ist es nicht verwunderlich, dass es viele Jahre dauerte, bis es ihnen möglich war, wissenschaftliche Pionierleistungen zu vollbringen. Aber selbst als etablierte Ärztin hatte man es nicht immer leicht.

Ingrid Leodolter (1919–1986) musste trotz Einführung des Mutter-Kind-Passes zur Kenntnis nehmen, dass die Politik nichts für sie war, und so kehrte die Ministerin wohl nur allzu gerne auf ihren Posten ins Sophienspital zurück.

Unter dem Motto »Wer gegen wen, wann, wie und wo« hätte die Psychoanalyse wohl bei ihren eigenen Vertretern von Sigmund Freud

(1856–1939) bis Viktor Frankl (1905–1997) am meisten zu tun gehabt. Die Psychiatrie in Wien hatte es angesichts der Massenmorde »Am Spiegelgrund« besonders schwer, aber auch vor und nach der NS-Zeit ließ das Spital in vielen Bereichen zu wünschen übrig. Heute beneiden viele andere Großstädte Wien um seine modellhafte Struktur der Psychiatriereform.

Nicht einmal, wenn man einer Krankheit oder einer Behandlungsmaßnahme einen Namen geben durfte, bedeutete das automatisch, dass man als erfolgreich angesehen wurde. Hinter Namensgebern aus den USA, Deutschland, Frankreich und Großbritannien liegt das vergleichsweise kleine Land Österreich immerhin an beeindruckender fünfter Stelle. Von knapp 3500 Namensgebern stammen laut *whonamedit.com* 160 aus Österreich, den ehemaligen Kronländern oder haben zumindest einen Teil ihrer Karriere in Österreich verbracht. Der früheste Namensgeber in dieser Reihe ist Leopold Auenbrugger (1722–1809). Heute wäre der Erfinder des Beklopfens der Brust, der nicht nur kaiserlicher Hofarzt war, sondern auch Freund und Trauzeuge Joseph Haydns, für den er Operntexte schrieb, wohl ein Promiarzt. Zu seinen Lebzeiten wollte nicht einmal der damals höchst modern denkende Gerard van Swieten etwas von der Möglichkeit, Lungenkrankheiten durch Beklopfen zu diagnostizieren, wissen.

Dass Innovationen in der Wissenschaft eher Bestrafung als Honorierung zur Folge hatten, musste Ignaz Semmelweis (1818–1865) unter dem Motto »Die Dummheit hatte die freie Forschung erschlagen« bitter am eigenen Leib erfahren. Der Entdecker des Kindbettfiebers und der Händedesinfektion gilt heute als »Retter der Mütter«. Der nach ihm benannte Semmelweis-Reflex verdeutlicht nicht nur sein Schicksal, bezeichnet er doch in der wissenschaftlichen Welt eine neue Entdeckung, die quasi »reflexhaft«, ohne ausreichende Überprüfung, auf alle Fälle einmal abgelehnt wird. Und den »großen Kopf« dahinter bekämpft man, weil er verbreiteten Normen, Überzeugungen und alten Traditionen widerspricht.

Maria Theresias Leib- und Hofärzte als Begründer der Älteren Wiener Medizin

1744 erkrankte Maria Anna von Habsburg, Erzherzogin Maria Theresias (1717–1780) Schwester, nach einer Totgeburt an hohem Fieber. Maria Anna weilte zu dieser Zeit als Gemahlin des Generalstatthalters der Niederlande Karl Alexander Prinz von Lothringen in Brüssel. Maria Theresia machte sich zu Recht große Sorgen um ihre jüngere Schwester. Da Österreichs Regentin schon seit Längerem mit dem holländischen Arzt Gerard van Swieten in Briefkontakt stand und auf sein medizinisches Wissen vertraute, war es naheliegend, ihn um Hilfe zu bitten. Staatskanzler Wenzel Graf Kaunitz-Rietberg (1711–1794) veranlasste daher, dass van Swieten die Behandlung der an Kindbettfieber Erkrankten übernahm.

Van Swieten konnte Maria Anna zwar nicht retten, dennoch dankte ihm Maria Theresia in einem persönlichen Brief für sein Bemühen und versicherte ihm ihr aufrichtiges Vertrauen und ihre Freundschaft. »Ich sehe mich nur als verpflichtet an, Ihnen meine lebhafte Dankbarkeit zu bezeigen, für all die Sorgen und Dienste, welche Sie ihr erwiesen und die mich in hohem Maße zufriedengestellt haben.«

Möglicherweise war dieses persönliche Schreiben ein Anstoß für van Swieten, dem Ruf Maria Theresias endlich Folge zu leisten und im Jahr 1745 die Stelle eines Leibarztes am Wiener Hof anzunehmen. Immerhin hatte sich die Herrscherin bereits zwei Jahre intensiv um die Gunst des Arztes bemüht und sogar mit Geschenken versucht, ihn nach Wien zu locken. Doch van Swieten hatte zunächst abgelehnt. Nach eigenen Angaben wollte er lieber ein kleiner Republikaner bleiben, als an einem Fürstenhof Sklavendienste leisten zu müssen, wenn auch mit einem hohen Titel versehen.

Van Swieten gehörte damals zu den Vertretern einer durchaus angesehenen Ärzteschaft in seinem Geburtsort Leyden. An der Spitze stand das Universalgenie Herman Boerhaave (1668–1738). Er deckte

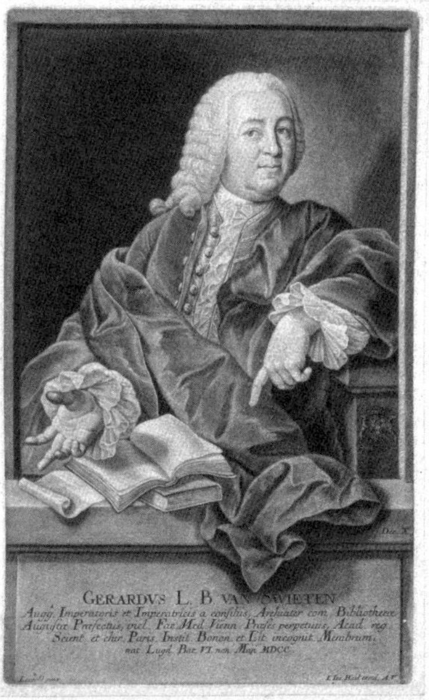
GERARDVS L. B VAN SWIETEN
Augg. Imperatoris et Imperatricis a consiliis, Archiater com. Bibliothecæ
Augustæ Præfectus, incl. Fac. Med. Vienn. Præses perpetuus, Acad. reg.
Scient. et chir. Paris. Instit. Bonon. et Lit. incognit. Membrum.
nat. Lugd. Bat. VI. non. Maji MDCC.

Gerard van Swieten: Leibarzt Maria Theresias und Reformer der medizinischen Ausbildung

neben einem umfassenden Wissen in Chemie, Botanik und Mathematik ein breites medizinisches Spektrum ab, das Physiologie, Pathologie, Chirurgie, Augenheilkunde und Arzneimittellehre umfasste. Van Swieten hatte bei diesem Meister studiert und wurde von ihm bereits früh gefördert. Auch nach seiner Promotion 1725 blieb van Swieten an Boerhaaves Seite, folgte ihm in die Krankensäle, in den Botanischen Garten, in das chemische Laboratorium und profitierte ungemein von dessen Kenntnissen. Mit Boerhaaves Tod verlor er nicht nur seinen Mentor, sondern hatte es als Katholik in dem protestantischen Leyden gar nicht mehr leicht. Dazu galt er als schroff und unbeugsam, also als kein ganz angenehmer Zeitgenosse.

Van Swieten ließ sich jedoch nicht entmutigen und verfasste 1742 den ersten Teil seines umfangreichen Werks *Des Freiherrn Gerhards van Swieten Erläuterungen der Boerhaavischen Lehrsätze von Erkenntniß und Heilung der Krankheiten*, eine kommentierte Herausgabe von Boerhaaves Vorlesungen. Die Publikation erregte in Fachkreisen und der Politik großes Interesse. So auch bei Staatskanzler Kaunitz-Rietberg, der wohlwollende Berichte über van Swieten an Maria Theresia sandte. Dass Kaunitz-Rietberg die Nähe profunder Ärzte schätzte, lässt sich anhand einer kurzen Beschreibung des preußischen Gesandten Christoph von Ammon aus 1756 ableiten: »Das erste Auftreten des Grafen Kaunitz kündet einen kalten Mann an, der nur in seinem Aussehen und der Sorge für seine Gesundheit beschäftigt ist […]: der geringste Zugwind läßt ihn schaudern, etwas zuviel Hitze macht ihm nervöse Zufälle. […] Er hat die Schwäche, nicht an einem Spiegel vorbeigehen zu können, ohne davor stehenzubleiben, und wenn er es wagte, würde er wahrscheinlich Rouge und Schönheitspflästerchen benutzen.«

Der Reformer Gerard van Swieten und seine Strategien gegen Pocken, Syphilis und Vampirismus

Die Österreichischen Niederlande waren damals nicht die einzige Stätte zukunftsweisender medizinischer Errungenschaften. Auch an anderen Orten Europas kristallisierten sich immer mehr Topmediziner heraus, die sich in Anatomie spezialisierten und somit ein fundiertes Basiswissen für die Erkennung von Symptomen und für die Behandlung mitbrachten, die mikroskopieren konnten, die Heilkunde durch naturwissenschaftliche Erkenntnisse bereicherten und vor allem Erfolge bei den Therapien ihrer Patienten erzielten. Solche Entwicklungen fand man eben in Holland, Deutschland, England oder Italien – nur nicht in Wien.

Wien war damals noch lange nicht das Mekka der Medizin, wie es später immer wieder genannt wurde. Im Gegenteil, die Wiener Medizinische Fakultät lag danieder, die Wissenschaften befanden sich in einem desolaten Zustand der Verkümmerung. Das hatte seinen Grund darin, dass bis zur Auflösung des Jesuitenordens 1773 die habsburgischen Universitäten durch Ordensmitglieder verwaltet wurden. Die alten Professoren hielten eisern am Buchwissen fest und dozierten trocken ihren Stoff. Zudem waren die Unterrichtsmaterialien theologisch indoktriniert. Von einem praktischen Unterricht an Patienten, einem Botanischen Garten, einer anatomischen Präparatesammlung oder naturwissenschaftlichen Laboratorien war man weit entfernt.

Dazu kam die Diskrepanz zwischen Medizinern, die an der Universität studiert hatten, und jenen, die die chirurgischen Eingriffe vornahmen. Die Hauptlast der medizinischen Versorgung trugen Bader, Scherer und Wundärzte, wobei Letztere nach einer handwerklichen Ausbildung als Geselle oder nach Abschluss der Meisterprüfung eigenständig operierten, Geschwülste entfernten, amputierten, Prothesen einsetzten, Wunden nähten, Knochen- und Gelenksverletzungen, Verbrennungen und Erfrierungen behandelten sowie mitunter als Geburtshelfer fungierten.

Der studierte Mediziner scheute damals noch das chirurgische Messer, Blut und Eiter.

Wundärzte, darunter befanden sich ab und zu sogar Frauen, waren daher teilweise bis weit ins 19. Jahrhundert für die Bevölkerung eine erste Anlaufstelle bei akut auftretenden Erkrankungen und Verletzungen, vor allem in ländlichen Gebieten.

Unterstützt wurden sie durch Bader und Scherer, die mehr im Bereich der Hygiene, Kosmetik, Zahnmedizin, Augenheilkunde, Haut-, Bart- und Haarpflege tätig waren. Darüber hinaus betrieben Bader bereits seit dem Mittelalter in allen größeren Ortschaften Badestuben, wo sie die Gäste beispielsweise mit Schröpfköpfen behandelten, aber auch bewirteten. War das Bad angerichtet und das Wasser heiß, ertönte ein akustisches Signal. Standen das Essen und der Wein bereit, erkannte man dies, weil ein Badequast, eine Stange mit einem Buschen, vor der Tür hing – gleichsam der Beginn der Kennzeichnung wie beim heutigen »ausgsteckten Heurigen«.

Weil es sich hier um »Handwerker« und keine akademisch geschulten Mediziner handelte, versuchte die Medizinische Fakultät, gegen diese Berufsgruppe genauso wie gegen Kurpfuscher, Kräuterweiber und Wunderheiler anzukämpfen, scheiterte aber in den meisten Fällen.

Maria Theresia bekam diese Unzulänglichkeiten am eigenen Leib zu spüren. Insbesondere die Pocken galten als ständige Bedrohung, die Erzherzogin verlor einige ihrer engen und engsten Familienmitglieder, darunter mehrere ihrer Kinder, zwei Schwiegertöchter und einen Onkel. Viele, die die Pocken überlebt hatten, waren für immer von den Narben entstellt, wie Maria Theresia selbst und ihre Tochter Maria Elisabeth. Und neben den Pocken grassierte die Syphilis.

So gab es für van Swieten in Wien viel zu tun, nicht nur als Erster Leibarzt (Protomedicus), sondern ebenso in seiner Funktion als Vorstand des gesamten Medizinalwesens. Zugute kam ihm, dass sein Arbeitstag gewöhnlich um 5 Uhr früh begann und er erst um 22:30 Uhr zu Bett ging.

1745 also bezog van Swieten mit seiner Familie eine Wohnung im Bereich der Hofburg am Josephsplatz. Als ein weiteres Domizil stellte ihm Maria Theresia das Kaiserstöckl am Rand des Schönbrunner Parks zur Verfügung, damit sie ihren Leibarzt auch um sich hatte, wenn sie sich im Schloss Schönbrunn aufhielt. Van Swieten war nun Chef von rund 30 medizinischen Angestellten am Wiener Hof, darunter befanden sich Leib- und Hofärzte, Leib- und Hofchirurgen, ein Zahn- und sogar ein eigener Jagdchirurg. Niemand durfte ein Heilmittel verabreichen oder ein Pflaster picken, ohne dass van Swieten seine Zustimmung gegeben hatte. Unter seinem besonderen Schutz standen Maria Theresias Kinder, an deren Krankenbett der Arzt so manche Tage und Nächte Wache hielt. Ergänzt wurde das medizinische Personal durch einen Hofapotheker und eine Hebamme.

Entbindungen galten als höfisches Schauspiel, zahlreiche Zuschauer ergötzten sich an den Strapazen der werdenden Mutter. Dieser Tradition setzte van Swieten ein rasches Ende. Bei einer Entbindung waren künftig nur mehr er und eine Hebamme zugegen, was ihm seitens der Höflinge heftige Kritik einbrachte. Aber wenn sich van Swieten einmal etwas in den Kopf gesetzt hatte, zog er es durch.

Weiters stürzte sich van Swieten auf den universitären Bereich. Dort fehlten aus seiner Sicht zunächst einmal gute Professoren. So beschloss er 1746 kurzerhand, selbst medizinische, aber auch geistes- und naturwissenschaftliche Vorlesungen zu halten. Die medizinischen Vorlesungen organisierte er in einem zweijährigen Kolloquium. Im ersten Studienjahr brachte er den Studenten Physiologie, also die Funktionen des Körpers bei. Als Unterrichtsbehelf verwendete er anatomische Präparate, die er aus Holland mitgebracht hatte und mit denen er einen modernen Anschauungsunterricht demonstrierte. Sie bildeten auch die Grundlage für ein Museum für menschliche Anatomie. Im zweiten Jahr lehrte er Ursachen, Symptome und Therapien einzelner Krankheitsbilder.

Zu seinen prominenten Hörern zählten Anton von Störck (1731–1803), Leopold Auenbrugger, der ebenfalls aus Leyden stammende Nikolaus von Jacquin (1727–1817) und Heinrich Johann Nepomuk von Crantz (1722–1799). Bei den Studenten war van Swieten rasch beliebt, sehr zum Leidwesen der Wiener Professoren, die ihn als Konkurrenten verachteten.

Die Nähe zu den Studenten bot van Swieten einen tieferen Einblick in die Verwaltung und Organisation der Medizinischen Fakultät. Bald fand er heraus, warum Wien dem internationalen Standard so nachhing. Es fehlte Geld an allen Ecken und Enden. Die Professoren wurden schlecht bezahlt, daher waren sie auch nicht engagiert. Dabei bat man die Studenten ordentlich zur Kassa. Um Doktor der Medizin zu werden, musste man rund 1000 Gulden zahlen. Promotionen fanden aber nur alle fünf bis sechs Jahre statt, um die berufliche Konkurrenz niedrig zu halten. Neben den veralteten Lehrbüchern befanden sich auch die Hörsäle in einem desolaten Zustand. Kein Wunder, dass die 1365 gegründete Universität Wien, die heute als älteste dauernd bestehende Universität im deutschsprachigen Raum gilt, viel von ihrem anfänglichen Glanz verloren hatte. Für van Swieten war rasch klar: Die Universität und die Gesundheitsvorsorge der Bevölkerung müssen weg von den Jesuiten und in staatliche Hand gelegt werden.

Im Jänner 1749 legte van Swieten einen über 30 Seiten umfassenden Plan für eine Universitätsreform vor, der bereits am 7. Februar von Maria Theresia genehmigt wurde. Zuallererst forderte der Mediziner ein botanisches und chemisches Basiswissen für alle Studenten der Heilkunde. Daher wurde noch im selben Jahr eine Lehrkanzel für Botanik und Chemie an der Universität Wien eingerichtet, wodurch man zusätzlich die Ausbildung der Pharmazeuten verbesserte. Als ersten Professor für Botanik und Chemie holte man den gebürtigen Franzosen Robert-François Laugier (1722–1793) nach Wien.

Als weitere Neuerung führte van Swieten im Bürgerspital nach dem Vorbild der Universität Leyden den bis dahin in Wien unbekannten klinischen Unterricht, also das Lehren und Lernen am Krankenbett, ein. Im April 1753 bestimmte er im Komplex des Bürgerspitals zwischen Kärntnertortheater und Kapuzinerkirche zwei

Krankenzimmer, ein Operations- und ein Obduktionszimmer für die »Medicinisch- und Chyrurgische Kranken-Curirungs-Schul«. 1754 wurde der ebenfalls in Holland gebürtige Boerhaave-Schüler und Studienkollege van Swietens Anton de Haen (1704–1776) als Vorstand dieser ersten Medizinischen Klinik nach Wien berufen. Täglich um 8 Uhr morgens führte er die Studenten an die Krankenbetten, um sie in der Praxis zu schulen. Zwar waren es nur zwölf Betten, sechs für Männer und sechs für Frauen, die de Haen zur Verfügung standen, aber auf Anordnung van Swietens war er befugt, aus sämtlichen Spitälern Wiens diejenigen Fälle auszuwählen, die bestimmte Krankheiten exemplarisch darstellten und deshalb für die Unterweisung der Studenten besonders geeignet waren. Diese ließ er in das Bürgerspital überstellen.

De Haen setzte gemeinsam mit seinen Studenten auf Beobachtung, um dann über die therapeutischen Maßnahmen zu entscheiden. Neben dem Puls war die Körpertemperatur für ihn ein wichtiger Indikator für Krankheit und Gesundheit. Es benötigte jedoch etwas Zeit, bis die von ihm gezogenen Schussfolgerungen aus dem Zusammenwirken von Temperaturveränderungen, Schüttelfrost und erhöhter Herzfrequenz von den damaligen Ärzten verstanden wurden. Die von den Studenten vermuteten Diagnosen ließ sich de Haen ins Ohr flüstern, um die angehenden Mediziner bei Fehlbeurteilungen nicht bloßzustellen. Danach besprach er jeden einzelnen Fall mit ihnen. Damals wurde auch über jedem Bett eine Tafel angebracht, auf der die wichtigsten Informationen über die Patienten notiert waren. Darüber hinaus ließ de Haen die Studenten bei ambulanten Versorgungen von Patienten Erfahrung sammeln und schickte sie zum Sezieren.

Unter de Haens Nachfolger Maximilian Stoll (1742–1787) wurde der Unterricht dann ins Spanische Spital verlegt, wo zwar ebenfalls nur zwölf Betten, aber viel mehr ambulante Patienten für den Unterricht vorhanden waren.

Um dem Unterricht im Hörsaal besser folgen und bei Demonstrationen zuschauen zu können, wurde das Anatomische Theater, ein Hörsaal in Form eines Amphitheaters, errichtet. Weiters stellte van Swieten eine straffe Prüfungsordnung auf und beaufsichtigte die Prüfungen selbst. Bereits 1750 galt: Nur wer an der Medizinischen Fakultät in Wien als Arzt, Wundarzt, Bader oder Hebamme unter den strengen Augen van Swietens geprüft und approbiert worden war, erhielt ein Recht auf Praxisausübung und Anstellung in Wien, denn der Protomedicus wollte sich von den Leistungen der angehenden Mediziner und anderen Praktizierenden von Heilberufen selbst überzeugen. Seine teils spitzfindigen Fragen waren von den Prüflingen gefürchtet. Wer sich bewährte, wurde von ihm jedoch gefördert und aus seiner Tasche finanziell unterstützt.

Weiters durfte die Medizinische Fakultät ihre Professoren künftig nicht mehr selbst ernennen. Das war jetzt offiziell Privileg der Herrscherin, in Wirklichkeit übernahm van Swieten diese Aufgabe, und er holte bedeutende Persönlichkeiten wie Anton de Haen, Leopold Auenbrugger, Nikolaus von Jacquin, Maximilian Stoll, den Anatomen Lorenz Gasser (1723–1765) und Anton von Störck als Lehrer nach Wien.

Dass de Haen drei Mal so viel Gehalt wie seine Wiener Kollegen erhielt, führte zu Protest, aber von den ehemaligen Professoren gab es ohnehin kaum jemanden, der van Swietens Anforderungen gerecht wurde und seinen Posten behalten durfte. Die meisten Professoren wurden als zu alt, als dass man von ihnen noch befriedigende Leistungen erwarten könnte, entlassen.

Im Spital zu St. Marx an der Landstraße errichtete van Swieten 1748 eine Schule für Hebammen. Im Rahmen des Militärsanitätswesens optimierte er die Ausbildung des Sanitätspersonals und ordnete an, dass alle Regimentschirurgen Magistri der Chirurgie zu sein hatten. Dafür mussten die Bewerber ihre Kenntnisse in Anatomie und Chirurgie vor fünf Prüfern unter dem Vorsitz van Swietens unter Beweis stellen. Somit erfolgte eine soziale Aufwertung der Chirurgen: weg vom klassischen Handwerksberuf hin zur Akademisierung. Dies war auch ein wichtiger Impuls für die Errichtung der Josephs-Akademie als Ausbildungsstätte für Militärchirurgen und Wundärzte unter Joseph II. (1741–1790).

Damit noch nicht genug. 1754 erwarb Maria Theresia von Hugo von Heunisch Gartengründe am Rennweg, um auf Anraten van Swietens einen Botanischen Garten als »Hortus Medicus« anzulegen. Laugier wurde zum ersten Direktor bestellt und bepflanzte den Garten mit medizinischen Kräutern. 1757 kam der »Hortus Medicus« als Geschenk an die Universität.

Laugier und van Swieten dürften sich anfänglich gut verstanden haben, doch dann kam es verstärkt zu Zerwürfnissen. Laugier entsprach plötzlich weder in der Lehre noch in der Betreuung des Gartens van Swietens Vorstellungen. Van Swieten machte kurzen Prozess. Er urgierte die Entlassung Laugiers, und Maria Theresia folgte. 1768 musste Laugier ohne Pensionszahlungen gehen. Im selben Jahr holte man van Swietens Freund Nikolaus von Jacquin von seiner damaligen Anstellung an der Bergakademie in Schemnitz nach Wien, übergab ihm die Professur für Botanik und Chemie und die Leitung des Botanischen Gartens. Jacquin galt als Pionier der wissenschaftlichen Botanik in Österreich und machte aus dem Botanischen Garten einen der reichhaltigsten der Welt.

1765 begründete van Swieten die erste Lehrschule für Wiener Tierärzte, die unter militärischer Kontrolle stand, und reorganisierte gemeinsam mit Joseph von Quarin (1733–1814) die heruntergekommenen Spitäler.

Auch der Beginn der Zahnheilkunde geht auf ihn zurück. Er konnte Maria Theresia davon überzeugen, dass sich zwei Wundärzte aus der Armee ausschließlich der Zahnheilkunde widmen sollten. Diese beschränkte sich zwar damals auf die Bekämpfung von Zahnstein, die Behandlung von Zahnhöhlen und die Füllung kariesbefallener Zähne, dennoch waren die Anfänge gemacht. 1821 genehmigte Kaiser Franz II. (I.) dem Leibzahnarzt seiner Familie Georg von Carabelli-Lunkaszprie (1787–1842), an der Medizinischen Fakultät außerordentliche Vorlesungen über »Zahnarzneykunde« zu halten – zwar nur theoretischen Inhalts, aber immerhin weltweit erstmalig. Die praktische Ausbildung dazu erfolgte in Carabellis Privatordination.

Zahnärzte genossen damals kein hohes Ansehen. So musste sich auch Carabelli zunächst von Moriz Heider (1816–1866), dem er eine Assistentenstelle angeboten hatte, sagen lassen, dass »ein honetter Mann, der etwas gelernt hat«, kein Zahnarzt werden könne. Heider lenkte später aus der Not ein und nahm das Angebot an, weil er keine andere Stelle bekam. Heute gilt sein Lehrmeister als Begründer der wissenschaftlichen Zahnmedizin in Österreich. Carabelli wusste zudem, dass man mit der Gesunderhaltung der Zähne nicht früh genug anfangen kann, und wurde daher zu einem Pionier der Schulzahnpflege.

Als Krönung der Reformen van Swietens erfolgte 1752 die Erhebung der Universität zu einer staatlichen Anstalt und damit die Zurückdrängung der Jesuiten aus dem universitären Bereich. Drei Jahre später erhielt die Universität ein neues Gebäude am Dr.-Ignaz-Seipel-Platz für alle vier Fakultäten (Philosophie, Jus, Medizin und Theologie), das heute als Alte Universität und Sitz der Österreichischen Akademie der Wissenschaften bekannt ist. Im April 1756 wurde diese Neue Aula persönlich von Maria Theresia eröffnet.

Das Gebäude fand nicht überall Gefallen und wurde von Anfang an als zu klein kritisiert, vor allem, was die Hörsäle betraf. Van Swieten hatte damit gerechnet, dass die Verstaatlichung auf heftigen Widerstand stieß. Doch er war gewappnet und sorgte unter anderem mit einem von den Professoren der Medizinischen Fakultät unabhängigem Präsidium, das auch in die Inhalte der Vorlesungen eingreifen konnte, dafür, dass seine Ideen umgesetzt wurden.

Wenngleich van Swietens Leistungen vor allem im organisatorischen Bereich zu sehen sind und ihm keine außergewöhnlichen Erfolge bei der Behandlung der kaiserlichen Familie beschieden waren, bewirkte er doch, dass die Medizinische Fakultät in Wien bald mit jeder anderen in Europa konkurrieren konnte und als Ältere Wiener medizinische Schule in die Geschichte einging.

Im Kampf gegen die Pockenkrankheit holte Maria Theresia 1768 auf Anregung van Swietens dessen Landsmann Jan Ingen-Housz (1730–1799) nach Wien, um hier eine Impfkampagne zu starten und der Bevölkerung kostenlose Variolationen (darunter versteht man das Einträufeln von Pockensekret in die geritzte Haut) zu ermöglichen.

Weiters revolutionierte van Swieten die Therapie bei Syphilis. Seit dem 15. Jahrhundert galt Quecksilber in Form eines Einreibepräparats als das wirkungsvollste Mittel gegen diese Geschlechtskrankheit. Bestärkt wurde diese Auffassung dadurch, dass dessen Giftwirkung zu einem vermehrten Speichelfluss führte. Diesen sah man gemäß der Vier-Säfte-Lehre als vorteilhaft an, denn so würden die Erreger der Syphilis aus dem Körper geschwemmt werden. Daher verabreichte man immer mehr Salbe, um den Speichelfluss zu verstärken, und quälte damit die Patienten mehr, als es die Krankheit selbst tat.

Van Swieten setzte den Schmierkuren ein Ende und führte die innere Verabreichung eines Quecksilberpräparats als Therapie ein. Dabei kam ihm zugute, dass er in jungen Jahren eine Apothekerlehre gemacht hatte und sich für Pharmazie interessierte. Mit der nach ihm benannten Arznei »Liquor mercuralis Swietenii« oder »Liquor van-Swieten«, einer verdünnten Lösung von Sublimat (bestimmten chemischen Quecksilberverbindungen) in Kornbranntwein, die nach einem alten Rezept hergestellt wurde, stieß er, wie nicht anders zu erwarten war, auf herben Widerstand. Aber der Erfolg gab ihm zumindest aus damaliger Sicht recht. So sollen dank des Medikaments fast 5000 Syphilis-Patienten überlebt haben.

Auch in einem ganz anderen Bereich sollte van Swieten mit Quecksilber in Berührung kommen. Im März 1752 brach unter den Arbeitern des im Besitz der Habsburger befindlichen Quecksilberbergwerks in Idria (Krain), welches das weltweit zweitgrößte Bergwerk dieser Art war und heute gemeinsam mit den spanischen Bergwerken von Almadén zum UNESCO-Weltkulturerbe zählt, eine Fleckfieberepidemie aus. Als ob die Seuche allein nicht schon schlimm genug gewesen wäre, litten viele Bergwerksarbeiter und ihre Familien zusätzlich an Quecksilbervergiftungen. Aufgrund der zahllosen Ausfälle drohte neben der humanitären auch eine wirtschaftliche Katastrophe.

Van Swieten zögerte nicht lange und schickte einen Kontagionsarzt nach Idria, der ein provisorisches Spital errichten ließ, das der Eindämmung des Fleckfiebers dienen sollte. Des Weiteren veranlasste er die Einrichtung eines betrieblichen Gesundheitsdiensts durch zwei Mediziner, ein für die damalige Zeit sensationeller Vorläufer der Betreuung von Arbeitsstätten durch Sicherheitsfachkräfte und Arbeitsmediziner, wie es im 20. Jahrhundert durch die Allgemeine Unfallversicherungsanstalt (AUVA) zum Standard wurde.

Mindestens genauso wichtig war van Swietens Kampf gegen den Vampirmythos, der sich ab den 1720er-Jahren vermehrt in Südosteuropa verbreitete und von dort in den deutschsprachigen Raum gelangte. In den südosteuropäischen Grenzregionen des Habsburgerreichs kam es vor allem unter serbischen Siedlern plötzlich zu Todesfällen. Die Betroffenen wiesen zuvor Schmerzen im Magen-Darm-Trakt auf, litten an Hitzewallungen, zitterten, schrien und träumten von wiederkehrenden Toten. Spätestens vier Tage nach dem Auftreten der ersten Symptome starben die Patienten. Interessanterweise zeigten diese Leichen aufgrund von bestimmten Säuerungs- und Gärungsprozessen auch nach mehreren Tagen noch keine Verwesungsspuren. Im Gegenteil, Haare und Nägel wuchsen sogar nach, die Haut war rosig, und die Körper bluteten noch. Für die Bevölkerung war rasch klar, hier musste es sich um Wiedergänger, also Gespenster, schmatzende Tote, Untote oder Vampire handeln, die unerklärliche Todesfälle verursachten, gefährliche Seuchen und Krankheiten verbreiteten oder für Missernten verantwortlich waren. Man griff zur Selbstjustiz und pfählte, köpfte oder verbrannte die Leichen.

Der erste »amtlich« nach Wien gemeldete Übergriff eines Vampirs ereignete sich 1725 im heutigen Serbien, damals im Grenzgebiet zwischen der Habsburgermonarchie und dem Osmanischen Reich. Knapp nachdem der Bauer Peter Plogojowitz in Kisilova (im heutigen Kisiljevo) gestorben war, folgten ihm neun Menschen nach kurzer Krankheit aus unerklärlichen Gründen in den Tod. Die Dorfbewohner verbreiteten, Plogojowitz habe alle Opfer davor nachts überfallen und gewürgt. Sie öffneten sein Grab und stellten fest, dass sein Leichnam nicht verwest und sogar frisches Blut an seinen Lippen zu sehen war. Die Bewohner waren aus Angst außer sich, rammten einen Pfahl in das Herz und verbrannten den Leichnam. Für sie war klar, Plogojowitz war ein Untoter und als Blutsauger unterwegs. Innerhalb der nächsten Jahrzehnte sprach man von einem regelrechten Vampirismuswahn, die vermeintlichen Vorfälle häuften sich.

Als einer der prominentesten Vampire galt Fürstin Eleonore zu Schwarzenberg, die Gottfried August Bürger als Vorbild für seine Ballade *Leonore* herangezogen haben soll. Laut Obduktionsbericht starb sie an metastasierendem zystischen Eierstockkrebs.

1755 wurden in Mähren von 30 Leichen 19 Erwachsene und ein Kind als »Vampyre« identifiziert. Nun wurde es Maria Theresia zu bunt, sie schickte eine Kommission in die vom »Vampirismus« betroffenen Gebiete, um dem Spuk ein Ende zu bereiten.

Auch van Swieten wurde im Kampf gegen den Aberglauben herangezogen. Er verfasste 1768 einen nüchternen Bericht über den »Vampirismus« in seiner *Abhandlung des Daseyns der Gespenster, nebst einem Anhange vom Vampyrismus*, in dem er dem Volk eine bewegte Fantasie, Einfältigkeit und entsprechende Unwissenheit attestierte und die Erscheinungen unter anderem als Gärungsprozesse erklärte. Er kam zu dem Schluss, dass eine langsame Verwesung der Leichen auf natürliche Ursachen wie Temperatur, Bodenbeschaffenheit und Krankheit der Verstorbenen zurückzuführen sei. Kritik übte er an den lokalen Behörden, der Kirche und der Unwissenheit der Mediziner, die den Glauben an Vampire verstärkten, statt dagegen anzukämpfen. Aufgrund von van Swietens Bericht ließ Maria Theresia das Pfählen, Köpfen und Verbrennen der »Vampire« verbieten.

Mehr als 100 Jahre später wurde van Swietens Eingreifen literarisch verarbeitet und der Leibarzt 1897 zur Vorlage der Figur des niederländischen Vampirjägers und Erzfeind des Grafen Dracula Professor Abraham van Helsing in Abraham »Bram« Stokers Roman *Dracula*.

Und auch wenn sich van Swieten zuweilen an Maria Theresia die Zähne ausbiss – so scheiterte er mit seiner Forderung, unverheiratete Väter sollten ledigen Müttern und ihren Kindern Unterstützungszahlungen leisten, ebenso wie mit seiner Initiative, Findelhäuser oder nach dem holländischen Vorbild Altersheime beziehungsweise eine Arbeiterkrankenkasse einzurichten –, erfolgte durch seine Innovationen ein großer Wandel im (sozial-)medizinischen Denken. Nicht mehr der Kranke als Einzelperson stand im Vordergrund, sondern die Gesunderhaltung des Volks und damit die Steigerung der Leistungsfähigkeit des Staates. Diese Gedanken griff Johann Peter Frank, der spätere Direktor des Wiener Allgemeinen Krankenhauses, in den 1770er-Jahren auf und wurde zum Begründer der Sozialmedizin.

Maria Theresia bestärkte van Swietens Tun in einer am 28. Oktober 1772 erlassenen Verordnung: »In Hinkunft sollen alle Teile der Arzneiwissenschaft auf eben solche Art, wie es Weil.[and] Freiherr van Swieten eingerichtet, bestens erhalten, ja auch, wo es möglich ist, weiters verbessert werden.«

Bereits 1771 hatte die Regentin über ihren Leibarzt geurteilt: »[…] niemand kan und solle bessere zeignus geben als ich von seinen unermüdeten eyffer und arbeit, von seiner wahr- und khlarheit ohne scheu, [...] ville grosse exempel kunte von disen vorgeben. [...] was bin ich ihme nicht [...] schuldig, wegen der einrichtung deren studien, welche man ihm allein zuschreiben mus, und was verbessert worden. was hat er nicht grosse sachen in der medicin hier vorgenohmen.«

Van Swieten gelang es also, mithilfe seiner ehemaligen Studenten und seiner Kollegen ein Netzwerk zu schaffen, das auf Basis der Ideen Boerhaaves den wissenschaftlichen Fortschritt in der Wiener Medizin des 18. Jahrhunderts vorantrieb und dafür sorgte, dass die Donaumetropole ein Anziehungspunkt für ausländische Studenten und Ärzte wurde.

Warum jedoch die wissenschaftliche Akzeptanz unter den einzelnen Vertretern nicht immer gegeben war und neue Ideen teilweise auf herben Widerstand stießen, brachte Anton von Störck auf den Punkt: weil man für »keinen Zustand eine allgemeine und allzeit schickliche Heilungsart [findet]; und es ist fast bey jedem Kranken, auch etwas Besonderes in Ansehung seiner Beschaffenheit und der Zufälle zu beobachten, und vorzunehmen, obschon die Krankheit einerley ist«.

Anton von Störck versus Anton de Haen und Franz von Mesmer

1760 übernahm der damals 29-jährige Anton von Störck die Funktion des Hof- und Leibarztes und betreute unter anderem Franz I. Stephan von Lothringen (1708–1765), Maria Theresias Ehemann. Er genoss ähnlich wie van Swieten hohes Ansehen bei der Regentin.

Störck hatte 1757 das Doktorat an der Universität Wien erworben. Bald darauf praktizierte er als »erster Physicus« im Bäckenhäusel, einem Versorgungshaus in der Währinger Straße. Er galt als begnadeter Arzt, seine Heilerfolge wurden dementsprechend rasch verbreitet.

1764 beauftragte ihn van Swieten, Franz I. Stephan sowie die Erzherzöge Joseph und Leopold zur Kaiserkrönung nach Frankfurt zu begleiten. Ein Jahr später reiste Störck mit dem Kaiser nach Innsbruck und 1769 mit Erzherzogin Maria Amalia (1746–1804) nach Parma, um ihre kranke Tochter zu kurieren.

Als Maria Theresia an den Pocken erkrankte, ließ sie sich ebenfalls von Störck behandeln. Nach ihrer Genesung begann seine steile Karriere, unter anderem als »Erster Leibarzt« und als Leiter des gesamten Medizinalwesens in den österreichischen Ländern.

Störck galt als ein Pionier der experimentellen Pharmakologie. Er versuchte beharrlich, die verwirrende Vielfalt von Arzneimitteln und Rezepturen, die damals angewendet wurden, zu vereinfachen und möglichst Pflanzen aus der Heimat für Behandlungen zu nutzen. International bekannt wurde er durch seine Arzneimittelversuche mit Schierling, Stechapfel, Bilsenkraut, Herbstzeitlose und Eisenhut. Er erprobte Pflanzen und Pflanzenextrakte zunächst im Tierversuch, dann an sich selbst und zuletzt an Patienten und zeichnete Vergiftungs- sowie Wirksymptome auf, ehe er sie als Therapie einsetzte. Dieses Verfahren wurde nicht überall goutiert. Als eklatanter Gegner vor allem im »Schierlingsstreit« erwies sich Anton de Haen.

Für de Haen war eine vernünftige Lebensweise der Schlüssel zur Vermeidung von Krankheiten. Bei der Behandlung setzte auch er vorwiegend auf die Heilkraft der Natur und verurteilte wie Störck die damals übliche übermäßige Verabreichung von Medikamenten. Er bestritt jedoch die Heilwirkung bestimmter Kräuter wie Schierling bei Krebserkrankungen, Syphilis oder Skorbut, Herbstzeitlose bei Wassersucht oder die Echte Arnika bei Lähmungserscheinungen und Krämpfen. Stechapfel und Eisenhut waren ihm ebenso ein Dorn im Auge.

Als Störck 1760 eine Abhandlung über den Schierling veröffentlichte, fühlte sich de Haen, der den Schierling an sich ausprobiert hatte und zu dem Entschluss gekommen war, dieser sei gefährlich, genötigt, heftigst zu protestieren. Er bezeichnete die Verabreichung von Schierling als »schauderhaftes Unternehmen« und als »schmähliche Ketzerei«. Dies führte dazu, dass sich in Wien zwei Ärztelager bildeten: die »Schierlingsärzte«, wie man sie spottend nannte, und ihre Gegner. Der Zwist drang bis ins Herrscherhaus vor, doch de Haen blitzte ab. Störcks Schierlingstherapie wurde in vielen europäischen Ländern übernommen.

Auch bei anderen Pflanzen hatte Störck eine gewisse Einflusswirkung. Seine Idee, Stechapfel bei »Geisteskrankheit« zu verabreichen, dürfte sogar Samuel Hahnemann (1755–1843), den Begründer der Homöopathie, beeinflusst haben.

Ein weiterer Bereich der erbitterten Gegnerschaft war die Pockenimpfung. Störck trat entschieden für sie ein, de Haen bekämpfte sie vehement. 1789 beschrieb Störck in seinem Werk *Medizinisch-praktischer Unterricht für die Feld- und Landwundärzte der österreichischen Staaten* genauestens die Einpfropfung der Pocken sowie die Wirkung und betonte, dass eine solche Impfung »der Schönheit allemal unendlich zuträglich sei«.

De Haen wiederum lehnte die Einimpfung der Blattern aus voller Überzeugung ab. Seine Versuche, die Gefährlichkeit der Inokulation statistisch zu beweisen, scheiterten jedoch, denn es waren mehr Menschen durch die Variolation geschützt als Schaden nahmen. Daher probierte er es mit einem theologischen Einwand: »Von den Menschen hat niemand irgendein Recht auf sein eigenes Leben; und niemand hat so sehr ein Recht, sein Leben in klar ersichtliche Gefahr zu begeben. Die Inokulation bringt den Menschen in eine solche Gefahr. Also ist sie nicht zulässig.«

Nicht anders als bei der Corona-Pandemie war den Impfgegnern natürlich jede Argumentation recht, verhindern konnte de Haen die Durchführung der Pockenimpfung allerdings nicht, denn obwohl sich Störck gegen eine Impfpflicht aussprach, da nicht alle Inokulationen erfolgreich waren, vertraute ihm Maria Theresia und ließ die Anwendung der Inokulation zwar nicht »befehlen«, jedoch »empfehlen«.

Und es gab noch einen dritten großen Streitpunkt zwischen den beiden. Störck war ein erklärter Gegner des häufig angewandten Aderlasses, der seiner Meinung nach die Patienten nur unnötig schwächte, und forderte, dass man mit Brech- sowie Abführmitteln sorgfältiger umgehen solle, denn sie würden nur bei Magen- und Darmerkrankungen Sinn ergeben.

De Haen lehnte diese Ansicht ab. Das Enfant terrible unter den Leibärzten war im Umgang mit Kollegen generell nicht zimperlich, tadelte ungerecht und machte mit seinen bissigen und angriffslustigen Kritiken selbst vor van Swieten nicht Halt.

Ein weiterer Gegner Anton von Störcks war Franz von Mesmer (1734–1815). Mit ihm stand er in Konflikt, was die Anwendung des animalischen Magnetismus betraf. Darunter verstand man beispielsweise, dass sich Patienten im Kreis um einen magnetisierenden Behälter versammelten und sich die Hände reichten, damit »heilende Kräfte« durch sie strömen konnten. Auch Musiktherapie setzte er ein.

1777 verbreitete Mesmer, die seit ihrer Kindheit blinde 18-jährige Pianistin Maria Theresia Paradis (1759–1824), die als musikalisches Wunderkind galt, mit animalischem Magnetismus geheilt zu haben. Andere Ärzte, darunter Störck, waren bislang mit Anwendungen von Blutegeln oder Stromschlägen gescheitert. Paradis war nun in der Lage, Konturen wahrzunehmen. Allerdings reagierte sie empfindlich auf Licht und fürchtete sich selbst vor dem schwachen Anblick ihres Spiegelbildes. Das Sehen ihrer Finger auf den Klaviertasten irritierte sie so sehr, dass die Künstlerin ihre gewohnte intuitive Fingerfertigkeit einbüßte, worunter ihr Klavierspiel litt. Außerdem fürchtete der Vater, dass das Publikum das Interesse an seiner Tochter verlieren könnte, wenn diese nicht mehr blind war, und dann stünde das familiäre Einkommen auf dem Spiel.

Wie auch immer: Maria Theresia Paradis – ob tatsächlich kurzfristig sehfähig oder nicht – erlitt einen Rückfall, Mesmer wurde letztlich die weitere Behandlung verboten. Unter Hohn und Spott verjagte man ihn aus Wien.

Ferdinand von Leber über die Widersinnigkeit der Folter

Als Ferdinand von Leber (1727–1808) 1776 Leibchirurg Maria Theresias wurde, hatte er bereits rund 20 Jahre das Amt eines Folterarztes ausgeübt. Dabei war es seine Aufgabe gewesen, vor allem die körperliche Tauglichkeit der Häftlinge zu prüfen, die gefoltert werden sollten. Rasch erkannte er, »dass ein wirklicher, mit starken, gefühllosen Nerven versehener Verbrecher den schmerzhaften Martern Trotz bot und sich schuldlos log, während Schuldlose, überwältigt von der Heftigkeit des Schmerzes, sich zu Verbrechen bekannten, die sie nie begangen hatten«. Immer wieder machte Leber auf die Widersinnigkeit dieser Verfahren aufmerksam und schaffte es, »Gutes zu thun auch an den Scheusalen der Menschheit, so wie er auch manche

Unschuld an den Tag brachte, und Andere, bloß Verirrte, auf den rechten Pfad zurückleitete«. 1776 gelang es Leber, den Juristen und Staatswissenschaftler Joseph von Sonnenfels so zu beeinflussen, dass dieser die Abschaffung der Folter bei Maria Theresia durchsetzte.

Wie de Haen galt Leber als begnadeter Universitätslehrer. Der Wundarzt Andreas Wawruch dichtete über ihn: »Wie ungeheuer sind die Schaaren gelehrter Männer in dem Staat, die Er in vier und vierzig Jahren so rastlos unterrichtet hat.«

Leber zeichnete sich durch einen blühenden Vortrag aus, verzichtete auf unverständliche Fachausdrücke und stellte sich auf das Niveau der Schüler ein. Dazu ließ er praktische Beispiele in den Unterricht einfließen. Sein Ruf, dass selbst dem beschränktesten Kopf in seinen Vorlesungen nichts unklar blieb, brachte ihm allerdings von Kollegen den Vorwurf ein, seine Vorträge seien geistlos und unwissenschaftlich. Je älter er wurde, desto mehr las er aus dem Lehrbuch vor, oder er ließ sich überhaupt vertreten. Es kam nicht ganz von ungefähr, dass Johann Peter Frank 1798 über ihn sagte, er sei zwar ein »verdienstvoller, aber bereits mit Ruhm altgewordener Mann«.

Leopold Auenbrugger – von der Säftelehre zur Organpathologie

Eigentlich sagte man über van Swieten, dass »kein verborgenes Veilchen [...] seinem suchenden Blicke [entging], wo er ein stilles Talent tätig fand, da zog er es hervor, brachte es zu Ehren, weil Neid und Mißgunst seiner Seele fremd waren«. Einer, der das Gegenteil am eigenen Leib zu spüren bekam, war Leopold Auenbrugger.

Der Gastwirtssohn absolvierte sein Medizinstudium in seiner Geburtsstadt Graz sowie in Wien und wurde 1752 promoviert. Seine medizinische Karriere startete er im Spanischen Hofspital. Damals fielen ihm Schallunterschiede auf, die entstehen, wenn man an verschiedenen Stellen auf die Brustwand klopft. Dabei kam Auenbrugger zugute, dass er musikalisch interessiert war und in van Swietens Vorlesungen gelernt hatte, beispielsweise Bauchwassersucht durch das Beklopfen des Abdomens festzustellen.

Zur Idee des Abklopfens wurde er vermutlich auch in den familiären Gasthäusern »Zum Schwarzen Mohren« und »Zum Römischen Kaiser« inspiriert, sah er doch, wie sein Vater Getränkefässer mit den Fingern beklopfte, um zu hören, ob ein Fass gefüllt oder leer war beziehungsweise wie viel Inhalt noch vermutet werden konnte.

Auenbrugger verfolgte seine Beobachtungen mehrere Jahre lang und fand unterschiedliche Geräusche und Phänomene der Dämpfung, die er in Zusammenhang mit diversen »Brust-Krankheiten« brachte. »Die Zunahme des widernatürlichen Tones hängt von der krankhaften Materie ab, welche sich nach und nach an der entzündeten Seite ablagert, und zuweilen in solcher Menge angehäuft wird, dass selbe, meiner Beobachtung nach, oft mehr als zwei Drittel des Raumes in Einer Hälfte der Brusthöhle einnimmt.« Die Schallveränderung erklärte er mit einem verminderten Luftgehalt des Gewebes und listete eine Reihe von Veränderungen auf, bei denen er eine verstärkte Dämpfung des Klopfschalls wahrnahm. Dazu zählten Erkrankungen des Herzens, der Lunge, des Rippenfells oder Eiteransammlungen. Seine klinischen Befunde erhärtete er durch Obduktionen.

Damit war die Perkussion, das Beklopfen der Brust mit gerade gestreckten Fingerspitzen der flachen Hand, die bis heute neben der seit 1818 bekannten Auskultation, dem Abhören des Körpers mit dem Stethoskop, in der Kardiologie und in der Pulmonologie als wichtiges diagnostisches Hilfsmittel gilt, entdeckt. Doch zu Auenbruggers Zeiten fanden diese Erkenntnisse wenig Gehör. Weder van Swieten noch de Haen nahmen Notiz von der neuen Untersuchungsmethode und behandelten Lungenkrankheiten weiterhin, ohne die Perkussion auch nur zu erwähnen. Man konnte sich damals nur schwer vorstellen, dass Erkrankungen mit einem größenmäßig veränderten Organ zu tun hatten, sondern vertraute eher Anzeichen, die man beobachten konnte, wie Veränderungen beim Stuhl, Auswurf, Schweiß und Harn. Darüber hinaus verweigerten viele Patienten das Abklopfen als neumodische, lästige Maßnahme.

Nur Maximilian Stoll, der gemeinsam mit Auenbrugger im Spanischen Spital praktiziert hatte, vertrat die Untersuchung zumindest mit den Worten: »Es ist dafür dieses Zeichen, allein betrachtet, nicht hinlänglich, aber auch nicht zu verachten, indem es oft in Verbindung mit anderen zweifelhaften Anzeichen den Ausschlag gibt. Auch läßt sich daraus bestimmen, in welcher Brusthälfte das Übel sitzt.«

Auenbrugger selbst schrieb in der Vorrede seiner 1761 erschienenen Publikation *Inventum novum ex percussione thoracis humani ut signo abstrusos interni pectoris morbos detegendi (Neue Erfindung mittelst des Anschlagens an den Brustkorb, als eines Zeichens, verborgene Brust-Krankheiten zu entdecken)* dazu: »Wohl habe ich es vorausgesehen, dass ich mit der Veröffentlichung meiner Erfindung auf nichts weniger als unbedeutende Klippen stoßen werde. Denn nie hat es noch Männern, die in Wissenschaft und Kunst durch ihre Erfindungen neues Licht oder Vervollkommnung brachten, an dem Gefolge der düsteren Genossen des Neides, der Missgunst, des Hasses, der hämischen Verkleinerung, ja selbst der Verläumdung [sic] gefehlt.« Im Anschluss an seine Vorrede folgt eine »Erinnerung an alle Aerzte«, in der es heißt: »Durch eigene Erfahrung überzeugt, stelle ich die Behauptung auf, dass das Zeichen, von dem es sich hier handelt, nicht bloss für die Erkenntniss, sondern auch für die Behandlung der Krankheiten von grösster Wichtigkeit ist, und desshalb nach der Untersuchung des Pulses und des Athmens den nächsten Rang verdient. Denn ein widernatürlicher Ton der Brust ist einmal in jeder Krankheit ein sicheres Zeichen des Vorhandenseins grösserer Gefahr.«

Der Neid, der Auenbrugger entgegengebracht wurde, gipfelte in persönlichen Anfeindungen, sodass er das Spanische Spital verließ und als praktischer Arzt ordinierte. 1762 wurde er auch immer wieder als Hofarzt Maria Theresias genannt. Dann verschwand er in der Versenkung.

Erst 1783 tauchte er in Zusammenhang mit der Behandlung verschiedener Krankheiten mit Kampfer wieder auf. Aber es dauerte noch Jahre, bis Auenbrugger die Anerkennung der Perkussion erleben durfte. Dabei half ihm 1808 Jean-Nicolas Corvisart des Marets, der Leibarzt Napoleons I., der das Werk *Inventum novum* ins Französische übersetzte und entsprechend ergänzte. Die Bestätigung als Wegbereiter der physikalischen Diagnostik im Heimatland erfolgte erst mit Josef von Škodas Worten, »daß Auenbrugger mit dem vollsten Rechte den Ruhm verdient, als der Gründer der neuen Diagnostik angesehen zu werden«.

Zum Kreis um Anton von Störck, Anton de Haen und Leopold Auenbrugger zählte auch der in Baden-Württemberg geborene Wundarztsohn Maximilian Stoll. Eigentlich sollte er in die Fußstapfen seines Vaters treten und dessen Beruf erlernen, doch er verspürte schon als Kind eine Ablehnung gegen dieses Gewerbe. Als er dann noch seinem Vater bei der Versorgung eines Patienten, der sich beim Baumfällen die linke Hand abgetrennt hatte, helfen musste, graute ihm vor dem Anblick des Handstumpfs so sehr, dass der Vater jedes Vorhaben, den Sohn auszubilden, aufgeben musste.

Stoll begann eine geistliche Karriere, ehe er sich im Alter von 25 Jahren doch zum Medizinstudium entschloss. 1776 übernahm er für den erkrankten de Haen die Leitung im Bürgerspital. Dort setzte Stoll auf den praktischen Unterricht der Studenten und exakte Patientenbeobachtung, wie er es bei de Haen gelernt hatte. Zu seinen bekanntesten Studenten zählten Josef von Škoda und Carl von Rokitansky.

Darüber hinaus wurde Stoll der Arzt des Adels und der heimischen Prominenz. Zu seinen Patienten zählten Wenzel Graf Kaunitz-Rietberg sowie die Feldherren Andreas Graf Hadik von Futak und Gideon Ernst von Laudon, mit denen er bald auch freundschaftlich verkehrte.

Rasch erwarb er sich den Ruf, einer der besten Ärzte Europas zu sein, 1884 attestierte ihm der Medizinhistoriker Theodor Puschmann: »Stoll war ein musterhafter Lehrer und der hervorragendste Kliniker, welcher damals auf deutschem Boden lebte. Unter ihm erreichte seine Lehranstalt [...] eine Stufe der Vollkommenheit, auf der sie unbedingt als ein Vorbild aller klinischen Schulen aufgestellt werden konnte. Der Ruhm der Wiener Klinik verbreitete sich weit über die Grenzen des Staates hinaus [...].«

Zudem war Stoll ein erklärter Befürworter der Pockenimpfung. Jeden Sonntag mietete er einen Garten, wo er mit einem Kollegen jeweils 24 bis 30 Kinder aus allen Bevölkerungsschichten impfte.

Trotz seines Erfolgs hatte er es in Wien nicht immer leicht und fand seinen bedeutendsten Gegner in den eigenen Reihen. Als 1782 ein Aufruf an Wiener Ärzte erging, sich einem Wettbewerb zu stellen und für den damaligen Gebäudekomplex an der Alser Straße 4, wo chronisch und akut Kranke, Invalide, Mütter, Säuglinge, Arbeits- und Obdachlose, Studenten und Hilfsbedürftige wahllos nebeneinander untergebracht waren, ein Konzept für ein zentralisiertes Spital zu planen, reichte auch Stoll einen Vorschlag ein. Das Ziel von Joseph II. war es, dieses Armen- und Invalidenhaus in ein Großkrankenhaus umzubauen. Als Vorbild diente ihm das Pariser Spital Hôtel-Dieu, das er auf einer Reise kennengelernt hatte.

In Wien war man allerdings gewarnt. Das Pariser Zentralspital kämpfte aufgrund des engen Zusammenlebens ständig mit Infektionskrankheiten, die viele Opfer forderten. Außerdem mussten sich drei bis vier Patienten ein Bett, wenn auch ein etwas größeres, teilen, was die Ansteckungsgefahr noch einmal erhöhte.

Stoll plädierte dafür, nur Verwaltung, Küche, Apotheke, Badehaus und Sezierkammer zu zentralisieren und sonst einzelne Krankenabteilungen zu schaffen, um dem »Hospitalfieber« vorzubeugen. Eine Idee, die unter den Wiener Ärzten generell vertreten wurde. Außerdem galt die Devise: Jedem Patienten sein eigenes Bett.

Den Wettbewerb gewann jedoch Joseph von Quarin. Dieser wurde 1751 an der Universität Freiburg zum Doktor der Medizin promoviert. 1758 wurde er auf van Swietens Vorschlag zum Regierungs- und Sanitätsrat sowie zum Referenten des Sanitätswesens in Niederösterreich ernannt. Rund 20 Jahre später machte ihn Maria Theresia zum Leibarzt des Herrscherhauses. Diese Funktion behielt er unter Joseph II., Leopold II. (1747–1792) und Franz II. (I.). Quarins Krankenhaus, architektonisch umgesetzt von Josef Gerl, hatte 111 geräumige Krankenzimmer mit großen Fenstern und etwa 2000 Betten, eine Medizinische Klinik, vier medizinische und zwei chirurgische Abteilungen, eine Abteilung für Geschlechtskrankheiten und eine für Geburtshilfe. Dazu kam der Narrenturm als weltweit erster Spezialbau für psychisch Kranke.

1788 ließ Quarin das räumlich vom Allgemeinen Krankenhaus getrennte Findelhaus errichten. Das Spital stand allen Patienten offen. Je nach Zahlungsfähigkeit gab es eine erste, zweite und dritte Klasse.

Quarin, der das Vertrauen von Joseph II. genoss und zum ersten Direktor der neuen Spitalseinrichtung ernannt wurde, machte es Stoll nach dem Umzug ins Allgemeine Krankenhaus schwer. Stoll bekam nur sehr beschränkte Räumlichkeiten zur Verfügung gestellt, seine Ansuchen, Patienten aus anderen Spitälern für Unterrichtszwecke überstellen zu lassen, blieben oft ungehört. Das ging so weit, dass Stoll sogar sein Lehramt niederlegen wollte.

Mit Stolls Tod verblasste der Stern der Wiener Medizin. Man musste erkennen, dass sich die bis dahin fortschrittliche Medizin in Wien nach 1800 weder an der Universität noch im Allgemeinen Krankenhaus weiterentwickelte. So schrieb der spätere Professor für Geburtshilfe in Bonn Hermann Kilian 1828: »Doch diese glänzende Periode der Wiener Schule ist dahin […], dass kaum viel mehr als eine trübe Erinnerung, als ein Schatten jener so wohlthätig auf die allgemeine Aufklärung einwirkenden Anstalt geblieben ist.«

Insbesondere die Nachbesetzung Stolls als Kliniker an der Medizinischen Fakultät durch Jacob von Reinlein (1744–1816) schadete dem medizinischen Fortschritt. Reinlein kam über eine gewisse »Mittelmäßigkeit« nicht hinaus.

Johann Valentin von Hildenbrand (1763–1818), der 1811 zum Direktor des Allgemeinen Krankenhauses ernannt wurde, galt unter seinen Kollegen zwar als ausgezeichneter Praktiker, aber seine wissenschaftliche Leistung reichte ebenfalls nicht aus, »den bereits erloschenen Glanz der alten Wiener Schule wieder aufzufrischen«, wie August Hirsch in der *Allgemeinen Deutschen Biographie* schrieb.

Kaiser Joseph II. mag nicht ganz unschuldig gewesen sein an der vertrackten Situation, denn selbst wenn man den Widmungsspruch im Torbogen des Eingangs zum Allgemeinen Krankenhaus »Zum Heil und zum Trost der Kranken« als sein Lebensmotto bezeichnen kann, so ordnete er für das Medizinstudium an: »Muß nichts den jungen Leuten gelehret werden, was sie nachher entweder seltsam oder gar nicht zum Besten des Staates gebrauchen, oder anwenden können, da die wesentlichsten Studien in Universitäten für die Bildung der Staatsbeamten nur dienen, nicht aber bloß zur Erziehung Gelehrter gewidmet sein müssen.« Hier widersprach er gänzlich seiner Mutter, die die Heranbildung des effizienten Arztes in Verbindung mit Wissenschaftlichkeit in den Vordergrund stellte.

Kein Wunder, dass Carl von Rokitansky kritisierte, dass die Universitäten in der Habsburgermonarchie im Vormärz »von den Regierungen beaufsichtigte, bevormundete Staatsanstalten« waren, denen es an naturwissenschaftlicher Forschung fehlte und die sich wieder viel zu sehr auf alte Autoritäten wie die Humoralpathologie des Hippokrates stützten. Mit ihm, Josef von Škoda und Ferdinand von Hebra (1816–1880) sollte dann im 19. Jahrhundert ein frischer Wind wehen.

Die »medicinische Polizey« als Impuls für die moderne Gesundheitsfürsorge

»Vorbeugen ist besser als heilen.« Dieses Sprichwort des Mediziners Christoph Wilhelm Hufeland hat bis heute in der Gesundheitsvorsorge nichts an Aktualität eingebüßt. Prävention, Sozialpolitik und Gesundheitsförderung sind wichtige Schlagworte geworden und sollen dazu beitragen, Krankheitsrisiken, Invalidität oder Pflegebedürftigkeit zu vermeiden.

Viel zu lange setzte man auf die sogenannte Reparaturmedizin, anstatt die Erhaltung der Gesundheit in den Vordergrund zu stellen. Zählten zur klassischen Prävention bis zum 19. Jahrhundert vor allem Hygienemaßnahmen und Seuchenbekämpfung, so rückten im Lauf des 20. Jahrhunderts die Vermeidung von Risikofaktoren wie falsche Ernährung, psychische Belastung, Bewegungsmangel, Schadstoffeinflüsse am Arbeitsplatz, Suchtverhalten und Umweltbelastungen immer mehr in den Fokus des Interesses. Sie nämlich gelten häufig als Ursache für typische Zivilisationskrankheiten wie Bluthochdruck, Fettleibigkeit, Diabetes, aber auch für Berufskrankheiten und Burnout.

Für die Prävention braucht es jedoch Voraussetzungen wie die Versorgung mit Grundbedürfnissen, Bildung, Arbeit, entsprechende Wohnverhältnisse und das Bewusstsein der Menschen, dass sie ihr Wohlergehen selbst in die Hand nehmen und durch ihre Lebensweise dazu beitragen müssen, ihre Gesundheit zu verbessern beziehungsweise zu schützen. Die Rahmenbedingungen dafür müssen von Staat und Politik unterstützt werden.

Wien als Vorreiter der urbanen Gesundheitspolitik

Die Entwicklung einer strukturierten Gesundheits- und Wohlfahrtspolitik in Wien ist ab dem 20. Jahrhundert mit prominenten Namen wie Julius Tandler (1869–1936), Lois Weinberger (1902–1961), Alois

Stacher (1925–2013), Sepp Rieder, Elisabeth Pittermann-Höcker, Renate Brauner, Sonja Wehsely, Sandra Frauenberger und Peter Hacker verbunden. Sie trugen mit ihren Maßnahmen und Forderungen dazu bei, der Bevölkerung ein gesünderes und sozialeres Leben zu ermöglichen.

Julius Tandler übernahm 1921 das Wohlfahrtsamt, setzte sein Augenmerk auf die Jugendfürsorge mit der Errichtung von Mutterberatungsstellen, einer Kinderübernahmestelle, eines Zentralkinderheims und der Einführung des schulärztlichen Diensts. Der Tuberkulose wirkte er mit dem sozialen Wohnbau entgegen, sodass das Stadtbild Wiens heute noch in vielen Bezirken von teils großzügig angelegten Gemeindebauten geprägt ist. Ebenso kämpfte er gegen Arbeitslosigkeit und trat vehement gegen die Verbreitung von Geschlechtskrankheiten und gegen Alkoholmissbrauch auf.

Lois Weinberger musste das Gesundheitswesen nach dem Zweiten Weltkrieg reorganisieren, steht aber auch für die Förderung des Ausbaus von Zentren zur Gesundenuntersuchung.

Alois Stacher ist eng mit der Psychiatriereform in Wien verbunden. Zu verdanken sind ihm zudem die Errichtung von über 20 Pensionistenheimen, Eheberatungs- und Familienplanungsstellen sowie diverse gesetzliche Verankerungen betreffend Spitalversorgung und Altenhilfe.

Sepp Rieder initiierte die Spitalsreform mit dem Gesundheits- und Krankenanstaltenplan aus dem Jahr 1990 sowie den Verbund der Wiener städtischen Krankenanstalten und Pflegeheime. Bekanntheit erreichte er überdies durch eine umfassende Verbesserung der Pflege mittels Heimhilfen, Geriatriezentren, Tageszentren und Pflegeheimen sowie durch die Schaffung der ersten weisungsfreien und unabhängigen Patientenanwaltschaft, die Vorbild für ähnliche Einrichtungen in ganz Europa wurde. Für die Wiener Frauen leitete er 1998 eines der ersten weltweit eigens auf sie zugeschnittenen Gesundheitsprogramme in die Wege.

Elisabeth Pittermann-Höcker förderte den Ausbau der Altenpflege, unterstützte das Projekt der integrierten Krankenbetreuung nach Spitalsentlassungen und setzte das Wiener Frauengesundheitsprogramm um. Darüber hinaus trat sie scharf gegen Gewalt gegen Frauen und Kinder auf.

All diese Maßnahmen wurden unter Pittermann-Höckers Nachfolgerinnen Renate Brauner, Sonja Wehsely und Sandra Frauenberger fortgeführt, dazu kamen weitere Programme zur Gewaltprävention, Maßnahmen im Kampf gegen die Drogenproblematik, etwa am Wiener Karlsplatz, zur Flüchtlingspolitik, aber auch Projekte wie ein Geriatriekonzept oder die Einführung der Mindestsicherung. Teilweise waren diese Leistungen durch finanzielle und bautechnische Probleme sowie Verzögerungen beim Bau des Krankenhauses Wien-Nord überschattet. Beim Vollzug der Mindestsicherung deckte der Rechnungshof Mängel auf, und auf politischer Ebene wurde der Plan für den neuen Krankenanstaltenverbund kritisiert.

Seit 2018 führt Peter Hacker die Geschäfte des Gesundheits- und Sozialstadtrats, dessen Amtszeit von der Corona-Pandemie geprägt ist.

Johann Peter Franks Weg vom »Aberglauben« hin zur modernen Sozialmedizin

Seit der Corona-Pandemie sind viele soziale Maßnahmen der Habsburger bekannt geworden, darunter Hygieneverordnungen für die eigenen Wohnungen und Häuser, aber genauso für Straßen und Städte, die Errichtung von Kanalnetzen, Maßnahmen zur Seuchenbekämpfung, darunter Impfprogramme gegen die Pocken, der Bau der Hochquellenwasserleitungen und überhaupt die Einführung eines Seuchengesetzes 1913. Das erste Gesundheitsministerium in Europa wurde als Ministerium für Volksgesundheit 1917 in Wien errichtet, allerdings erst Ende Juli 1918 mit dem medizinischen Chemiker Ivan Horbaczewski (1854–1942) besetzt.

Diese Maßnahmen waren umso bemerkenswerter, wenn man bedenkt, dass bis weit ins 18. Jahrhundert hinein das Wissen über den menschlichen Körper noch relativ gering war. Die medizinischen Therapien erfolgten bis dahin vielfach auf Grundlage der Vier-Säfte-Lehre. Geschürt von Ärzten, war in der Bevölkerung die Ansicht weit verbreitet, Krankheiten würden von Gott als Strafe oder Mahnung für den Patienten geschickt.

In der Pharmakologie vertraute man neben Kräutern und Opium auf Arsen oder Quecksilber, also hochgiftige Substanzen. Noch bis in die 1840er-Jahre glaubte man, dass kosmische Einflüsse wie eine bevorstehende Sonnenfinsternis physiologische oder pathologische Veränderungen hervorrufen oder schuld am Ausbruch von Epidemien seien. Zudem schrieb man klimatischen Verhältnissen den Einfluss auf Zeugungsfähigkeit beziehungsweise Zeugungsunfähigkeit zu. Auch die Miasmentheorie, nach der die Luft verseucht sei und Giftstoffe durch die Winde verbreitet werden, hielt sich hartnäckig. Viele Stoffwechselprozesse, Bakterien, Viren oder Hormone waren noch völlig unbekannt.

Was man jedoch bereits seit der Antike wusste, war, dass Gesundheitsprobleme eng mit dem Zusammenleben von Menschen in Gemeinschaften, mit schlechten Lebensbedingungen, unzureichenden Nahrungsmitteln und fehlendem Trinkwasser sowie mangelnder ärztlicher Versorgung zusammenhängen.

Dazu kam, dass die medizinische Versorgung der Bevölkerung über Jahrhunderte schichtspezifisch war. Reiche konnten sich akademisch gebildete Ärzte leisten, der Adel sogar Leibärzte, während die meisten Menschen auf die Behandlung durch mehr oder weniger gut geschulte Bader, Scherer, Hebammen oder Wundärzte zurückgreifen mussten oder sich sogar an Kurpfuscher, Quacksalber und Kräuterweiber wandten, wobei die ärmste Bevölkerung nicht einmal diese bezahlen konnte.

Daher war es nicht weiter verwunderlich, dass sich ab der Mitte des 18. Jahrhunderts Ärzte für eine »Politiae medicae« einsetzten, für medizinische Richtlinien zum öffentlichen Gesundheitsschutz und für die allgemeine Gesundheitspflege. Professor Christian Rickmann (1741–1772) aus Jena forderte 1771 als einer der Ersten die Ärzte auf, eine »vollständige medicinische Polizey« vorzulegen und wurde damit zu einem wichtigen Impulsgeber. Diese neue Disziplin sollte ein möglichst breites Themenfeld abdecken und alle Bereiche inkludieren, die die öffentliche Gesundheit beeinflussen, und wirksame Konzepte entwickeln, wie diese verbessert werden könnte. Der Name »medicinische Polizey« resultierte daraus, dass der Gesundheitsschutz damals zu den Aufgaben der Polizei

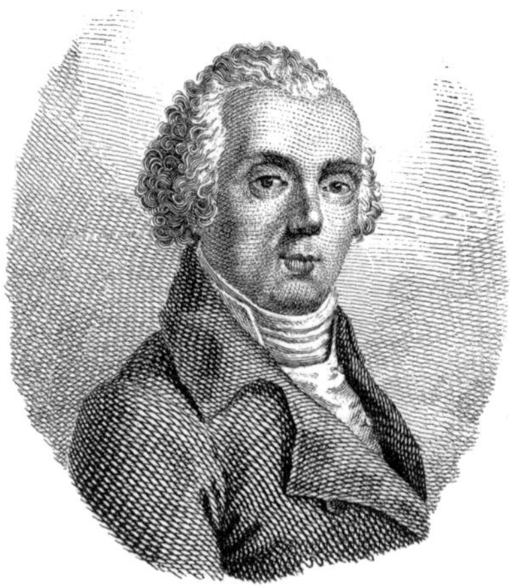

Johann Peter Frank, der Begründer der Sozialmedizin

gehörte. Heute würden wir eher von »medizinischer Policy« sprechen.

Als Pionier des öffentlichen Gesundheitsdiensts und somit gleichsam als Wegbereiter der Sozialmedizin in Wien gilt Johann Peter Frank. Mit einem seiner Leitsätze, »Der größte Teil aller Leiden, die uns bedrücken, kommt vom Menschen selbst«, der aus einer Akademischen Rede an der Universität Pavia aus dem Jahr 1790 stammte, trat Frank vehement gegen den Glauben auf, Krankheiten seien eine Strafe Gottes. Er betonte, dass manche Krankheiten vermeidbar seien, wenn sich Menschen anders verhalten. Aber dafür brauche es Institutionen, die ein präventivmedizinisches Wissen besitzen und vor allem die Macht haben, Maßnahmen durchzusetzen, die die Gesundheit der Bevölkerung fördern, erhalten und im Bedarfsfall wiederherstellen – Gedankenansätze, die zu Franks populärem mehrbändigen Werk *System einer vollständigen medicinischen Polizey* (1779–1819) führten, einem Maßnahmenkatalog, der beschrieb, was der aufgeklärte absolutistische Herrscher tun musste, um seine Bürger gesund zu erhalten.

Frank wurde in Rodalben in der damaligen Markgrafschaft Baden als elftes von 14 Kindern des Kaufmanns und Geschäftsführers zweier Glashütten Niklas Frank geboren. Sein Vater hatte französische Wurzeln, seine Mutter stammte aus einer pfälzisch-tirolischen Familie.

Seine Kindheit dürfte nicht gerade rosig gewesen sein, vor allem, weil der Vater ziemlich grob war. In seiner Autobiografie schrieb Frank über ihn: »Die Anfälle seines Aufbrausens waren für seine Kinder oft schreckend. In einem derselben befahl er meiner Mutter, die mich als ein neun Monate altes Kind an ihre Brust legen und damit mein lautes Geschrei stillen wollte, sie sollte das Zimmer mit mir alsogleich verlassen. [...] Der Befehl ward zum zweiten Male wiederholt, und als dieses nichts nützte, griff mich der Erzürnte bei der Brust und warf mich hastig zu der offenen Türe auf eine weite Strecke hinaus. Auf der Stelle sah er und bereute seinen Jähzorn. Ich lag inzwischen in Zuckungen, die mich erst nach neun Wochen verließen.«

Der kleine Johann Peter sammelte aber auch andere reichliche Erfahrungen mit Krankheiten, die vermutlich seinen späteren Lebensweg prägten. Als Vierjähriger wurde er von einigen Kindern niedergerannt und litt nach eigenen Aussagen aufgrund dessen bis zu seinem 18. Lebensjahr an einer immer wiederkehrenden »Engbrüstigkeit«. Sein Vater handelte mit Salz, das in der Familie reichhaltig konsumiert wurde. Dies führte bei Frank zu einem »sehr beschwerlichen Harnbrennen«, und eine »Geschwulst in der großen Halsdrüse« machte ihm ebenfalls zu schaffen. Schon rein körperlich schien er also nicht geeignet, in die beruflichen Fußstapfen seines Vaters zu treten.

Aber noch eine andere Charaktereigenschaft prädestinierte ihn, Arzt zu werden. Bereits als Kind stand er unbegründeten und wissenschaftlich seltsam anmutenden Behandlungen skeptisch gegenüber. So konnte er überhaupt nicht verstehen, warum er gegen eine langwierige fieberhafte Erkrankung einen Krebs verkehrt über seine Schulter in einen Bach werfen sollte, um das Fieber zu senken, und verweigerte diese »Therapie«.

Ab 1761 studierte er Philosophie an den Universitäten Metz und Pont-à-Mousson, 1763 wurde er promoviert. Im Rahmen seines Studiums entdeckte er sein Interesse für Physik und deren Teilgebiet Arzneikunde. Den Wunsch seiner Eltern, ein Theologiestudium zu absolvieren, schlug er aus und wandte sich stattdessen ab 1763 der Arzneilehre an den Universitäten in Heidelberg und in Straßburg zu.

In der französischen Universitätsstadt zeichnete er sich besonders in Anatomie und Pathologie aus, vertiefte sich aber ebenso in die Geburtenlehre. Bereits damals hatte er die Vorstellung, dass Medizin nicht nur Heilung von Krankheiten, sondern auch Prävention bedeutete. In seiner Biografie heißt es dazu: »Ein Gedanke, sagte ich, hat sich mir inzwischen vorzüglich aufgedrungen. Ich sehe, daß Ärzte solche Krankheitsursachen, welche entweder ins Große auf die Völker wirken [damit sind Epidemien gemeint] oder von der Willkür einzelner, noch so sorgfältiger Menschen nicht abhängen, selten zu heben im Stande sind. Viele davon könnten aber doch durch obrigkeitliche Vorsorge beseitigt werden.« Was zur Umsetzung noch fehlte, war die Einführung eines akademischen Fachs dazu. Zuerst musste Frank freilich in der wissenschaftlichen Welt einmal Fuß fassen.

1766 wurde er in Heidelberg zum Doktor der Medizin promoviert, danach praktizierte Frank als Landarzt. Bei der Bekämpfung einer Fleckfieberseuche im Jahr 1768 in Gernsbach im heutigen Baden-Württemberg erwarb er sich einen hervorragenden Ruf und wurde 1769 Leibarzt des Markgrafen von Baden. 1772 erhielt er eine Anstellung als Vorstand des Hebammenwesens im Badischen Land, im selben Jahr wurde er zum Stadt- und Landarzt in Bruchsal ernannt und drei Jahre später zum Leibarzt des Fürstbischofs von Speyer bestellt. Frank berichtete über diese Zeit: »In Bruchsal hatte ich das Garnisonsspital, ein in Altenbürg, eine halbe Stunde von der Stadt befindliches Versorgungshaus für alte, gebrechliche Menschen, das beträchtliche Zuchthaus, die Gefängnisse und sämtliche arme Kranke unentgeltlich zu bedienen. Zu dem Landphysikate gehörten übrigens noch 36 Ortschaften. Ich war vergnügt, mich in einer Stelle zu sehen, die mir so viele Gelegenheit zur Ausübung meiner Wissenschaft darbot.«

In Bruchsal und in Deidesheim leitete er Krankenhäuser. Außerdem richtete er eine Chirurgenschule ein, veranlasste Vorlesungen über Anatomie, Physiologie sowie Botanik, legte einen Botanischen Garten an und initiierte eine pathologische Sammlung. Darüber hinaus gründete er eine Hebammenschule.

Besonders wichtig war ihm jedoch die Konkretisierung seiner Ideen zur Medizinalpolizei. Noch konnte er allerdings nicht ahnen, dass ihn seine Absichten »einen Regenten zu lehren, wie er seine Untertanen gesund erhalten möchte« zu einem berühmten Mann würden werden lassen.

Zur Zeit Maria Theresias spielten Planung und Kontrolle der Bevölkerungsentwicklung eine wichtige Rolle. Mehr Bevölkerung bedeutete mehr Steuerzahler, mehr Soldaten und mehr Wirtschaftstreibende, die die Macht des Staates stärkten. So befasste sich Johann Peter Frank zunächst mit dem allgemeinen Gesundheitszustand der Bevölkerung und mit der hohen Kindersterblichkeit. Wichtige Anliegen waren ihm Eheschließungen als Grundlage für eine gut funktionierende Familienplanung, die Erziehung von jungen Frauen zu künftigen Müttern, die Unterweisung von Brautpaaren in den ehelichen Pflichten sowie Fragen zum Umgang mit psychischen Problemen, die auftraten, wenn Ehen und Ehepartner erzwungen wurden.

Und er wetterte gegen den Zölibat, wodurch sein Verhältnis zum Fürstbischof von Speyer stark getrübt wurde. Geburt, Schwangerschaftsvorsorge und menschliche Sexualtriebe zählten ebenso zu wichtigen Themen wie die außereheliche Zeugung und der Schutz der unehelichen Kinder, das Stillen, die Gesundheitspflege der Jugend sowie Präventionsmaßnahmen, um Unfälle im Kindesalter zu vermeiden. Desgleichen propagierte er die Bedeutung des Sports für die Gesundheit und Fitness, aber auch im Rahmen von Erziehungsmaßnahmen und Persönlichkeitsbildung und plädierte für die Notwendigkeit des Turnunterrichts in den Schulen. Zu seinen empfohlenen Sportarten zählten Spaziergänge, Wanderungen, Laufen, Springen, Eislaufen, Schlittenfahren, Ballspiele, Fechten, Reiten, Tanzen, Bogenschießen, Schwimmen in kaltem Gewässer, Stelzengehen und Klettern. Ferner befasste er sich mit gesunder, ausgewogener Ernährung, richtiger Aufbewahrung von Lebensmitteln oder den negativen Folgen von Völlerei.

Durchaus modern im Sinne der Präventionsmedizin war seine Anschauung, durch Sicherstellung einer geeigneten, ausreichenden Ernährung Krankheiten vorzubeugen, um hohe Kosten für die Behandlung von Patienten zu vermeiden. Er warnte vor den Gefahren des Alkohols, vor allem vor dem Branntwein, und umwelthygienische Maßnahmen wie die notwendige Pflege der Trinkwasseranlagen und Brunnen, die Reinhaltung der Wohnungen, der Luft und der Städte waren ihm ebenfalls ein Anliegen. So forderte er beispielsweise mehr städtische Grünanlagen.

Eindringlich warnte er vor Verletzungen der öffentlichen Sicherheit durch zwischenmenschliche Gewaltanwendungen, Feuer, Ertrinkungs- oder Einsturzgefahren, Tierbisse, gefährliche Spiele – und vor Wunderkuren, insbesondere, weil auf Jahrmärkten so manche Wunderheiler ihr Unwesen trieben.

Vergleicht man Franks Ansätze mit den Belangen der Gesundheits- und Wohlfahrtspolitik im 20. und 21. Jahrhundert, so galt er durchaus als modern.

Mit seinen Lehren schuf er sich aber nicht nur Freunde. Wegen seiner Einstellung zum Zölibat und weil er sich dagegen wehrte, Krankheiten von Gott als gesandte Strafen aufzufassen, fand er in der deutschen und österreichischen Geistlichkeit immer wieder erbitterte Gegner.

Anhänger der Aufklärung beschuldigten ihn, Staatsinterventionen und den jeweiligen Herrscherpersönlichkeiten zu huldigen, Gegner warfen ihm vor, den Jakobinern, quasi den »politisch Linken«, nahezustehen, die unter anderem für die Abschaffung der Monarchie eintraten. Er selbst beklagte: »Es ist übrigens auffallend genug, dass man der medizinischen Polizei zu viele Einschränkung der bürgerlichen Freiheit und Begünstigung der gesetzgebenden despotischen Macht zur Last lege […], aber nicht einsieht, wie sehr ich mich dadurch, dass ich die Menschheit gegen so mancherlei unbefugte Angriffe unüberlegter Gesetze und gemeinschaftlicher, obschon geheiligter Gebräuche zu verteidigen gesucht habe, der Gefahr ausgesetzt denken mochte, verschiedentlich selbst für einen Prediger allzu großer Freiheiten gehalten zu werden.«

Johann Peter Frank machte die medizinische Polizei, darunter auch Fragen zur Veterinärmedizin, zu einer eigenen Wissenschaft und begründete die Hygiene als universitäres Fach. Damit wurde er zu einem wichtigen Reformer, und es ist daher nicht verwunderlich, dass sich die damaligen Medizinischen Fakultäten um ihn rissen.

1784 nahm er ein Angebot der Klinik in Göttingen an, ging aber bereits ein Jahr später nach Pavia. Dort fand er als Professor an der

Medizinischen Klinik und als Direktor des Medizinalwesens in der österreichischen Lombardei und im Herzogtum Mantua ein reiches Betätigungsfeld, obwohl er eigentlich auf ein gut funktionierendes Gesundheitssystem zurückgreifen konnte, das nicht nur hygienische Maßnahmen und Seuchenüberwachung, sondern sogar Ansätze einer ländlichen Gesundheitsvorsorge umfasste. Das Spital ließ allerdings zu wünschen übrig, wie Frank selbst anlässlich eines Besuchs von Kaiser Joseph II. 1785 schilderte: »Den 12. Juni kamen des Kaisers Majestät mit des damaligen Großherzogs Leopolds von Toskana Königl. Hoheit unversehens nach Pavia. Nachdem der Monarch auch die Universität in Augenschein genommen hatte und dort von allen Professoren empfangen worden war, verfügten sich Höchstdieselben in das Krankenhaus und befahlen mir zu folgen. In einem Saale für kranke Weiber wurde der Kaiser einer kleinen Seitentür gewahr und fragte mich nach derselben Bestimmung. Ich sagte, es wären zwei kleine Stuben für Kranke. Da der Regent diese besuchen wollte, meldete ich, daß dieser Ort sehr ungesund und von ansteckenden Fiebern vollgepfropft sei. Dies tut nichts zur Sache, erwiderte der Menschenfreund und trat in die Zimmer. Der Anblick dieses abscheulichen Aufenthaltes machte, daß der Monarch sich gegen mich umwandte und ausrief: ›Frank! Ist es möglich, daß hieher Menschen verlegt werden! Auf der Stelle soll dieses Nebengebäude niedergerissen werden!‹ Dieser höchste Befehl mußte schon des andern Tages vollzogen werden. Nun besuchte der Kaiser das ganze Spital und ließ sich von den geringsten Umständen Bericht erstatten. Kaum waren sechs Wochen verflossen, als von Wien aus der höchste Befehl kam, ›allen von dem Monarchen bemerkten, auch kleinsten Gebrechen mit genauer Bestimmung der Mittel abzuhelfen‹.«

Frank erarbeitete neue Lehrpläne für die medizinisch-chirurgische Ausbildung, erhöhte die Anzahl der Vorlesungen, verstärkte den Unterricht in Anatomie, Physiologie, Hygiene sowie am Krankenbett und schuf ein Kabinett für pathologische Anatomie. Die innere Medizin wurde räumlich von der Chirurgie getrennt und ein Amphitheater eingerichtet, damit die Studenten bei Operationen zuschauen konnten.

Nach mehreren Reisen durch die Lombardei 1788 schmiedete er Pläne zur systematischen, flächendeckenden Einrichtung von Landarztstellen und Landkrankenhäusern sowie zur Neuorganisation des Apothekenwesens. Im selben Jahr erhielt er die Oberaufsicht über sämtliche Krankenhäuser der österreichischen Lombardei und des Herzogtums Mantua. Damit wurde er quasi zum »absolutistischen Herrscher« über Ärzte, Chirurgen, Apotheker und Hebammen.

Sein Direktorium wandelte sich von einer auf Konsens bedachten Berufsständeversammlung zum hierarchischen Kontrollapparat, der außer der öffentlichen Gesundheit auch die in den Heilberufen Agierenden ständig beobachten sollte. Dies allerdings war den Adeligen ein Dorn im Auge, und das sollte Frank noch bitter zu spüren bekommen.

Zunächst wandte er sich noch im Vertrauen an die herrschenden Persönlichkeiten: »Mögen die Herrscher von ihren Untertanen das Verderben ansteckender Seuchen, die von den Grenzen her drohen, abwenden, mögen sie die trefflichsten Männer in der medizinischen und chirurgischen Wissenschaft überall in den Provinzen aufstellen, mögen sie Spitäler errichten und ihre Direktion verbessern, über die Apotheken genaue Aufsicht halten und endlich noch eine Menge anderer Anstalten zur Wohlfahrt der Bürger treffen.« Vergessen dürfen sie zudem nicht, »den so reichen Urgrund der Krankheiten, das äußerste Elend des Volkes, zu zerstören oder es wenigstens erträglicher zu machen«. Und weil gerade epidemische Erkrankungen nach Frank bei ärmeren Bevölkerungsschichten verstärkt ausbrachen und genau diejenigen sich eine ärztliche Versorgung kaum oder gar nicht leisten konnten, führte er noch weiter aus: »Wenn man wirklich den aufrichtigen Wunsch hat, überall die Zahl der Lebenden zu vermehren, so soll man veranlassen, Eltern und Kindern ihre Existenz zu sichern, nicht gestatten, dass die Preise lebensnotwendiger Güter höher steigen, als schweißvolle Arbeit dafür bezahlen kann.« Mahnungen, die in ihren Grundzügen auch im 21. Jahrhundert nicht ungehört verhallen sollten.

Trotz all dieser fortschrittlichen Erkenntnisse und obwohl die Universität dank der Reformen damals zu einer der führenden in Europa zählte, stellte sich der Erfolg in Pavia nicht so ein, wie sich Frank dies gewünscht hatte.

Teile seiner Pläne scheiterten, weil sie dem Kaiser in Wien zu teuer waren. Die Studenten waren längst nicht so eifrig, wie er es aus Göttingen gewohnt war, und frönten lieber dem bekannt guten italienischen Kaffee, als rechtzeitig zum Unterricht zu erscheinen, wie er in seiner *Selbstbiographie* schrieb.

1790 wandte sich das Blatt komplett gegen Frank. Das lag einerseits am Regierungswechsel von Joseph II. auf Leopold II. und andererseits daran, dass in der italienischen Bevölkerung eine gewisse Abneigung gegen die österreichische Fremdherrschaft bestand. Außerdem hatte der mailändische Adel interveniert und daraufhin von Leopold II. die Leitung aller Spitalseinrichtungen zugesprochen bekommen. Frank war damit seines Einflusses »auf die Anstalten gnädigst enthoben«. Natürlich urgierte er, und Leopold II. beruhigte ihn, dass ihm sehr wohl die medizinische Aufsicht geblieben sei. Dennoch kam es zu Anfeindungen und Intrigen, man warf Frank – wie er in seiner *Selbstbiographie* schrieb – »schreckbare Vergehungen« vor, und in vielen, auch deutschen, Zeitungen galt er als Staatsverbrecher, den man in Italien bereits in Ketten gelegt hätte. Ein gerichtliches Urteil sprach Frank jedoch frei. Der Kaiser bestätigte ihn in allen seine Ämtern. Trotzdem fühlte er sich in der Lombardei nicht mehr wohl.

Da kam ihm die Situation in Wien rund um das Allgemeine Krankenhaus zu Hilfe. Bereits 1785, also schon ein Jahr nach der Eröffnung, hatte Frank dieses Spital besucht. Kein Geringerer als Joseph II. bat ihn damals um sein Urteil über die Krankenanstalt, und Frank meinte: »Vortrefflich«, aber so ein großes Uhrwerk gehe nur, »so lange nämlich ein so mächtiges Gewicht dasselbe in Gang setzt!« Dieses mächtige Gewicht war 1785 klarerweise noch Joseph II., dem das Wohl der Kranken und Verletzten stets ein persönliches Anliegen war.

Aber es gab auch bereits in den Anfängen des Krankenhauses nicht nur Positives. Neben üblen sanitären Zuständen kam es immer wieder zu finanziellen Schwierigkeiten, und der Kaiser musste für »sein« Spital mehrmals tief in die Tasche greifen.

Auch bei der Besetzung der Lehrkanzeln hatte man nicht immer ein glückliches Händchen. Beispielsweise erwies sich die Vergabe der Lehrkanzel für praktische Arzneikunde 1787 an Jacob von Reinlein – glaubt man zumindest dem Urteil des Medizinhistorikers Theodor Puschmann 1884 – als ein ordentlicher Fehlgriff: »Reinlein [...] vernachlässigte den klinischen Unterricht und liess einen Theil der ohnedem zu kleinen Klinik unbesetzt, weil sich dadurch die Ausgaben derselben, für deren Bestreitung er eine Pauschalsumme empfing, verminderten. Der Ruf der Wiener Klinik schwand daher und die fremden Studierenden blieben fort.«

Also musste man sich auf die Suche nach einem Mann machen, der die stolze Schöpfung von Joseph II. aufrechterhalten, das Allgemeine Krankenhaus vor dem Zusammenbruch bewahren und den internationalen guten Ruf, der sich insbesondere auf die Leistungen Gerard van Swietens und Maximilian Stolls begründete, wiederherstellen konnte. Die Wahl fiel 1795 auf Frank.

Dieser hatte abgesehen von seinem Urteil 1785 auch 1790 auf Verlangen Leopolds II. einen Bericht über das Allgemeine Krankenhaus vorgelegt, in dem er ebenfalls schwerwiegende Mängel aufzeigte, darunter die unzureichende Wasserversorgung, die Vermischung von infektiösen mit nichtinfektiösen Patienten oder die Unterbringung der Pferdestallungen im 2. Hof direkt unter den Krankenzimmern. In seiner Biografie schilderte Frank die Zustände im Allgemeinen Krankenhaus so: »Das medizinische Klinikum bestand damals, so wie das nebenanstoßende chirurgische, in zwei kleinen, nur auf einer Seite mit Fenstern versehenen und durch einen ziemlich finsteren, im Winter meistens mit Rauch angefüllten Gang von einander getrennten Stuben, in deren jeder sechs Betten, auf einer Seite für das männliche, auf der anderen für das weibliche Geschlecht aufgestellt waren. In der Mitte war ein besonderes, auch kleines, den chirurgischen Operationen gewidmetes Zimmer mit einem Bette.« Für den Unterricht am Krankenbett waren diese Zimmer viel zu klein und zu eng. Eine Qual für die Patienten, wenn Studenten und Ärzte ihre Fälle besprachen, und unmöglich für die Studenten, konzentriert dem Unterricht zu folgen. Man bemühte sich zwar, mit Lüften und Ventilatoren die teils mangelhaften sanitären Zustände zu verbessern und Ansteckungen mit Infektionskrankheiten zu vermeiden, dennoch kostete vor allem Typhus viele Studenten und Ärzte das Leben. Auch Franks Sohn Franz war unter den Opfern.

Besonders der Narrenturm erregte Franks Missfallen. Immerhin betrachtete man die ehemals als »Irre« bezeichneten psychisch

Erkrankten nun als Patienten und hielt sie nicht mehr wie Tiere aneinandergekettet, nur notdürftigst bekleidet wie zuvor im Gefangenenhaus am Salzgries, wo sie gemeinsam mit Verbrechern untergebracht waren und mit roher Gewalt »therapiert« wurden. Doch es waren trotz der 139 Zimmer im fünfstöckigen Gebäude des Narrenturms noch immer zu wenige und zu kleine Räume – mit unzureichenden hygienischen Bedingungen.

Frank stand mit seiner Meinung über das Allgemeine Krankenhaus nicht allein da. Der kaiserliche Leibarzt und Chef des Medizinalwesens in Wien Anton von Störck schloss sich seinen Forderungen an und ging sogar noch einen Schritt weiter, indem er die Auflösung des Spitals forderte. Als Alternative schlug er mehrere kleine Krankenanstalten vor. Dies wurde jedoch aus Kostengründen abgelehnt, andere Verbesserungsvorschläge scheiterten genauso am Geld. Trotzdem war sich Frank nicht nur als Spitalsdirektor, sondern auch in seiner Funktion als Professor der Medizinischen Klinik rasch im Klaren darüber, dass rigorose Veränderungen nötig waren – einerseits zum Wohle der Patienten und andererseits, um die Ausbildung im Sinne von van Swietens Reformbestrebungen für die Studenten zu garantieren.

Seiner Meinung nach hatte ein Spital wie das Allgemeine Krankenhaus drei Aufgaben: die Versorgung der Patienten, die Lehre und die Forschung – was übrigens heute noch gilt.

Frank kümmerte sich zunächst darum, dass die Chirurgie zwei geräumige Säle mit je 20 Betten erhielt. Zwischen diesen Räumen wurde, ähnlich wie er es schon in Pavia eingerichtet hatte, ein Saal mit amphitheatralischen Sitzreihen angelegt, der zugleich als Hörsaal und Operationssaal diente. Mit den ehemaligen Zimmern der Chirurgie konnte die Interne Klinik vergrößert werden und erhielt zwei helle Säle mit je zwölf Betten. Darüber hinaus verpflichtete er die Ärzte zur Dokumentation der Krankengeschichten.

Da viele Kinder in der damaligen Zeit unehelich geboren wurden, waren Kindesweglegungen an der Tagesordnung. Frank bemühte sich daher um die Etablierung von Findelhäusern und setzte sich generell verstärkt für die Kinderheilkunde ein.

Des Weiteren legte er 1796 eine pathologisch-anatomische Präparatesammlung an, die ein wichtiger Bestandteil im Pathologischen

Institut war und 1971 in den Narrenturm kam. Sie half, Symptome von Patienten und deren Leiden besser deuten und lindern zu können. Damit leistete Frank eine wichtige Vorarbeit für die künftig bahnbrechende pathologisch-anatomische Entwicklung in Wien unter Carl von Rokitansky.

Frank war auch klar, dass nicht die Behandlung allein für die Genesung ausschlaggebend war, sondern es einer umfassenden Pflege bedurfte. So ließ er Krankenzimmer für Rekonvaleszente einrichten, funktionierte den Narrenturm zur Pflegeabteilung um, kontrollierte Speisezettel und unterstellte die Spitalsküche, die bis dahin von einem Pächter betrieben worden war, eigenen Angestellten.

1798 legte Frank einen Entwurf für das Curriculum des Medizinstudiums einerseits und andererseits einen Plan für die Ausbildung von Chirurgen, Hebammen und Pharmazeuten vor.

Und letztlich trat er für eine engere Verbindung zwischen der Human- und der Veterinärmedizin ein. »Ich zeigte damals die Vorteile einer engeren Verbindung beider Wissenschaften [...] und erwies, daß die Arzneiwissenschaft, wenn man ihr nicht von jeher so enge Grenzen gesetzt und sie nicht bloß auf eine, obschon die edelste Gattung lebender Geschöpfe eingeschränkt hätte, schon lange einen höheren Grad von Vollkommenheit erreicht haben würde. Wie sehr, sagte ich, hat sich nicht die Lehre vom gesunden Zustande des Menschen und dessen Verrichtungen zu ihrem Vorteile verändert, seitdem man den Körperbau verschiedener Gattungen von Tieren, die Werkzeuge ihrer Verrichtungen genauer zergliedert und diese und jene miteinander verglichen hat?«

Auch in anderen Bereichen dachte er modern. Aus hygienischen Gründen verweigerte er das Tragen der damals üblichen Perücken und propagierte die Pockenimpfung in Wien, vermutlich aus eigener leidvoller Erfahrung, da er einen 1768 geborenen Sohn im Säuglingsalter an diese Krankheit verloren hatte.

Alles schien hervorragend zu laufen, bis im Jahr 1803 der damalige Leibarzt des Kaisers Franz II. (I.) Andreas von Stifft die Leitung des gesamten Gesundheitswesens übernahm und gleichzeitig zum Direktor der Medizinischen Fakultät ernannt wurde. Die beiden Mediziner konnten sich schlichtweg nicht leiden. Die Ablehnung gipfelte in einer Anklageschrift, die Stifft dem Kaiser vorlegte, in der er behauptete, dass sich Frank in seinen Vorlesungen über hohe und höchste Stellen im Staat in unehrerbietiger Weise äußere, die Studenten bei ihm nichts lernen und er den Brownianismus, nach dessen Konzept jede Krankheit durch Stimulierung oder Sedierung therapiert werden sollte, dulde, der aber vielen Patienten mehr Schaden als Nutzen zufüge.

Eine Audienz bei Kaiser Franz II. (I.) verlief mehr als unerfreulich. Der Kaiser machte keinen Hehl daraus, dass ihm Frank und sein Wirken ziemlich gleichgültig waren. Frank blieb nichts anderes übrig, als Wien 1804 zu verlassen.

Nach einer kurzen Zeit in Wilna wurde er 1805 Leibarzt von Zar Alexander I. (1777–1825) in St. Petersburg. Aber auch dort kam es zu Spannungen. James Wylie (1768–1854), der ranghöchste Sanitätsoffizier, stellte sich vehement gegen Franks Veränderungen an der Klinik und seinen neu eingeführten Lehrplan.

1808 ließ sich Frank aufgrund seines angegriffenen Gesundheitszustands in den Ruhestand versetzen und kehrte nach Wien zurück. Hier widmete er sich vor allem der Fertigstellung der letzten Bände seines Lebenswerks und ordinierte als Armenfürsorge- und als praktischer Arzt. Zu seinen Patienten zählten Ludwig van Beethoven und Joseph Haydn. Angebote von Napoleon I. (1769–1821), der ihn mit den Worten »Wir können einen solchen Mann wie Sie brauchen« nach Paris holen wollte, lehnte er ab.

Auch die Medizinische Fakultät in Wien hätte ihn erneut gebraucht, denn dort ging das, was Frank aufgebaut hatte, gerade den Bach hinunter. Stifft besetzte nämlich die Lehrkanzeln mit Personen, mit denen er familiär verbandelt war, und nicht nach Qualifikation. Johann Lukas Boër, dem es zu verdanken war, dass Wien damals zum Zentrum der Geburtshilfe wurde und der Frank nahestand, wurde von Stifft angefeindet und zwangspensioniert. Dazu kam, dass Stifft das sittliche Verhalten der Studenten regelmäßig überprüfte und an die Studienbehörde meldete, auch das Betragen der Professoren wurde strengstens überwacht. Insbesondere kontrollierte man, ob sich die Lehrenden in den Vorlesungen strikt an das vorgegebene Lehrbuch hielten. Eigenes Denken und die Auseinandersetzung mit wissenschaftlichen Thesen waren ihnen und damit auch den Studenten untersagt.

Diese Zugangsweise blieb die nächsten Jahre erhalten, sodass die Generation um Rokitansky, Josef von Škoda und Josef Hyrtl, die im Geist des Stifft'schen Unterrichtswesens studierte, 1846 urteilte, als eine Generation von Ärzten herangezogen worden zu sein, die man zu mechanisch agierenden Handwerkern degradierte. Zugutehalten kann man Stifft immerhin, dass er 1804 die Gerichtliche Arzneikunde und die Medizinische Polizei verpflichtend in den medizinischen Studienplan aufnahm.

Was Frank blieb, waren die lobenden Worte Alexander von Humboldts, der meinte, »daß selten ein Mann einen solchen Eindruck auf ihn gemacht hat«. Heute gilt Frank als einer der Väter der Sozialmedizin und der Sozialpädiatrie. Seine Lehren wurden noch im 20. Jahrhundert bei der Entwicklung der Sozialen Hygiene mitbedacht.

Carl von Rokitansky, Josef von Škoda und Ferdinand von Hebra – das geniale Dreigestirn der Wiener Medizin

Man schrieb das Jahr 1866: Carl von Rokitansky vollführte im Kreis seiner Freunde im Wiener Institut für pathologische Anatomie feierlich seine 30 000. durch ihn persönlich vorgenommene Leichenöffnung. Anatomische Vorführungen galten lange Zeit als gesellschaftliches Ereignis, wurden öffentlich angekündigt und fanden entweder in Spitälern oder in den sogenannten Anatomischen Theatern statt.

Erste wissenschaftliche Sektionen erfolgten in Alexandria im 3. vorchristlichen Jahrhundert, eine Art erste Anatomische Schule wurde dort im 2. Jahrhundert vor Christus errichtet und Obduktionen von menschlichen Körpern für Studienzwecke erlaubt. Sie galten trotzdem noch als Ausnahme, denn anatomisches Wissen wurde vielmehr durch Tiersektionen erworben und die so gewonnenen Erkenntnisse auf den menschlichen Körper übertragen, zumal viele gesellschaftliche Autoritäten menschliche Sektionen zumindest bis zum Beginn der Renaissance ablehnten.

Als europäischer Vorreiter galt Italien, wo 1316 die erste Lehrsektion in Bologna erfolgte. In Padua waren Sektionen ab dem 14. Jahrhundert üblich, und in Venedig war ab 1368 mindestens eine Obduktion jährlich vorgeschrieben.

Anatomie als Schauspiel

Die erste dokumentierte Leichenöffnung auf deutschem Boden fand in Wien am 12. Februar 1404 in der Badestube beim Heiligen-Geist-Spital in der Nähe des Kärntnertors statt. Ausgeführt wurde sie unter der Leitung des 1394 aus Padua nach Wien berufenen Anatomen Galeazzo di Santa Sofia. Die Obduktion war öffentlich, und man musste dafür zahlen – schon allein um die entstehenden

Kosten (Instrumente, Henker, Gerichtsdiener, Bestattung und Requiem) zu decken. Aber auch Bier, Wein und Konfekt für die Zuseher wurden bereitgestellt. Die Kosten waren hoch, sodass sogar unter den Studenten Geldsammlungen stattfanden. Nur Ärzte durften gratis zusehen.

Im 15. Jahrhundert erfolgten in Wien insgesamt acht dokumentierte Sektionen. Einen menschlichen Leichnam zu bekommen, war nicht einfach. Man musste beim Bürgermeister oder Stadtrichter anfragen. Daher verhallte 1455 eine Forderung der Studenten, zumindest jährlich eine »Zergliederung« durchzuführen, ungehört. Die meisten Studenten beendeten ihre Ausbildung, ohne je das Innere eines Menschen gesehen zu haben.

Bis zum 17. Jahrhundert durften nur Hingerichtete seziert werden, weibliche Körper ab dem Jahr 1452.

Die zweite Autopsie in Wien erfolgte 1418, ein dritter Versuch 1441. In jenem Jahr wurden am 17. März acht Verbrecher durch den Strang getötet. Ein Körper wurde der Medizinischen Fakultät für die anatomische Demonstration überlassen. Just als man mit der Obduktion beginnen wollte, regte sich die »Leiche« – man brachte den Patienten ins Heiligen-Geist-Spital. Der Verbrecher überlebte und wurde in die Freiheit entlassen.

Ein ähnlicher Vorfall ereignete sich 1492, als man ebenfalls am Seziertisch noch schwache Lebenszeichen des Betroffenen wahrnahm. Gemäß dem ärztlichen Credo ließ man den Patienten zur Ader und hatte mit den »Wiederbelebungsmaßnahmen« Erfolg. Auch damals wurde der Verbrecher in seinen Heimatort entlassen. Er wurde allerdings rückfällig und für seine Straftaten einige Jahre später gehenkt.

Bei den damaligen Sektionen handelte es sich noch um keine wissenschaftliche Untersuchung, sondern um ein Schauspiel. Ein Professor nahm oberhalb des Leichentischs Platz und las einschlägige Texte des griechischen Anatomen Galen von Pergamon oder des italienischen Arztes Mondino dei Luzzi vor – Letzterer hatte das erste weltweit verbreitete anatomische Lehrbuch verfasst–, während ein Diener mit einem Stab auf die betreffenden Organe zeigte, die ein Chirurg oder Bader freilegte. Ein solches Ereignis dauerte durchschnittlich drei bis vier, manchmal sogar acht Tage. Ab 1484 fanden Sektionen nur noch an der Universität statt.

Nach und nach wurde die Anatomie aufgrund der Beobachtungen, die der Arzt mit dem Seziermesser machte, immer mehr zur Grundlage des medizinischen Wissens, und so kam es nicht von ungefähr, dass die reichhaltigste Epoche der Wiener Medizin auf dem Obduktionstisch im Allgemeinen Krankenhaus ihren Anfang nahm. Zu verdanken war dies Carl von Rokitansky. Er galt als wohl schillerndste Persönlichkeit auf dem medizinischen Parkett des 19. Jahrhunderts. Gemeinsam mit Josef von Škoda und Ferdinand von Hebra gelang es ihm, die Medizin weg von der philosophisch-spekulativen Richtung hin zu einer naturwissenschaftlich begründeten Wissenschaft zu führen.

Aller Anfang ist schwierig

Carl von Rokitansky wuchs in bescheidenen Verhältnissen auf. Er inskribierte im Studienjahr 1821/22 Medizin an der Universität Prag und interessierte sich schon früh für Anatomie. Doch die Ausbildung ließ zu wünschen übrig. Der damalige Prosektor Jan Evangelista Purkyně (1787–1869), der später zum Begründer der experimentellen Physiologie und Mitbegründer der Histologie wurde, kümmerte sich kaum um seine Studenten, bei den Übungen war er oft nicht einmal anwesend. Auch über den Unterricht in Zoologie, Botanik, Mineralogie, Chemie und Physiologie meinte Rokitansky, dass man gerade das »Nothdürftigste zu sehen« bekam und vieles unverständlich blieb. Die Vorträge in allgemeiner Pathologie, theoretischer Chirurgie oder Geburtshilfe bezeichnete der Student überhaupt als reine Zeitverschwendung. Um zumindest die Ferienzeit sinnvoll zu nutzen, sezierte Rokitansky Vögel und kleine Säugetiere.

1824 wechselte er an die Universität Wien, allerdings war dort der Unterricht nicht viel besser, nachdem die Reformen von van Swieten und Frank zunichtegemacht worden waren und die Wiener Universität aufgrund von strenger Überwachung für Studierende und Professoren an Attraktivität verloren hatte. Kaiser Franz II. (I.) hegte nicht nur Misstrauen gegen Ausländer, Schriftsteller und geistig aktive Menschen, sondern ging so weit, dass er die Lehrenden, die sich erkühnten, »selbständig zu denken […], strafweise mit einem Hungergehalt« pensionierte. Also musste man selbst aktiv werden, wenn man etwas lernen wollte.

Noch während seines Studiums begann Rokitansky, als unbesoldeter Praktikant in der Prosektur des Allgemeinen Krankenhauses zu arbeiten, und führte erste Autopsien durch. 1828 erhielt er sein Doktorat, blieb aber weiterhin als unbesoldeter Praktikant in der Prosektur, zumal es keine anderen Bewerber für die pathologisch-anatomische Lehranstalt gab. Dazu war das Fach einfach zu unbedeutend. Selbst als Rokitansky 1834 die Leitung der Prosektur übernahm, hatte die pathologische Anatomie in Wien noch immer einen geringen Stellenwert, und so sah der begeisterte Anatom zwei wichtige Aufgaben als vordringlich an, nämlich erstens aus der »Zergliederungskunst« ein wissenschaftliches Fach zu machen, und zweitens, zu zeigen, dass und wie »die Thatsachen für die Diagnose am Lebenden zu verwerthen seyn«, denn eine fortschrittliche Lehre von den Krankheiten kann nicht auf die anatomische Basis verzichten.

Dass Sektionen eine wahre Fundgrube für neue, bisher unbekannte oder unbeachtete Symptome bei Krankheitsbildern waren und zu einer richtigen Diagnose verhelfen konnten, war für die meisten Professoren zu seiner Zeit allerdings völliges Neuland und stieß auf breite Ablehnung. Lediglich in Josef von Škoda fand Rokitansky zunächst einen wichtigen Mitstreiter, der ebenfalls die Ansicht vertrat, dass sich die medizinische Wissenschaft auf die Analyse von an Tatsachen orientierten Befunden stützen müsse.

Škoda, wie Rokitansky aus Böhmen stammend, wurde in Pilsen geboren. Er kam aus bitterarmen Verhältnissen und sollte Geistlicher werden. Doch er sah seinen Weg in der Medizin, und so ging er sogar zu Fuß von seinem Geburtsort nach Wien, um sich seinen Berufswunsch zu erfüllen. Dieser blieb auch dann aufrecht, als ihn der Mediziner und Botaniker Franz Xaver von Hildenbrand (1789–1849) bei einer Prüfung durchfallen ließ. Genau jener Hildenbrand, dessen Nachfolger Škoda später an der Medizinischen Klinik werden sollte.

Škodas gesamte Studienzeit war ein schwieriger Weg. Abgesehen von der Unterstützung einer Seidenzeugfabrikantin in Wien, die ihn aus seinem feuchten, kalten Zimmer, in dem im Winter »der Atem auf der Bettdecke gefror«, holte und bei sich wohnen ließ, musste sich der Student praktisch bis zu seiner Promotion 1831 durchhungern. Danach war Škoda kurzfristig als Choleraarzt in Böhmen eingesetzt, wenig später erhielt er eine unbezahlte Stelle als Sekundararzt im Allgemeinen Krankenhaus in Wien. Immerhin konnte er sich dort Herz- und Lungenerkrankungen widmen und Auenbruggers Perkussion sowie René Laennecs (1781–1826) Methoden der Auskultation weiterentwickeln.

Škoda war Autodidakt, er hatte in Wien keine Vorbilder und Lehrer, die die Perkussion oder Auskultation anwandten. Im Gegenteil, sein Horchen und Beklopfen wurden von den Humoralpathologen (Anhängern der Vier-Säfte-Lehre) abgelehnt, teilweise wurde er sogar verspottet, wie von Hildenbrand, der wenig schmeichelhaft verbreitete, Škoda tauge nicht zum Kliniker. Süffisant meinte Hildenbrand weiters: »Ich bin ein ausgezeichneter Musiker und habe feines Gehör, aber eine Pneumonie habe ich noch nie geigen gehört.«

Weil Škoda auch noch erkannte, dass die Perkussion zwar die physikalischen Veränderungen im Organismus aufgrund der Erkrankung nachweisen konnte, nichts aber über die Art der Krankheit aussagte, wurden seine Ansichten in Fachkreisen noch mehr kritisiert. 1836 wurde der Mediziner wegen seiner Abweichung von den damals üblichen Therapiemaßnahmen strafweise in die Irrenabteilung des Allgemeinen Krankenhauses versetzt. Škoda hatte sich nämlich erdreistet, ohne Genehmigung der Krankenhausdirektion einen Patienten, der zu ersticken drohte, mit einem Luftröhrenschnitt zu retten. Weil er bei einem Pockenkranken ohne Einwilligung des Primararztes das Gesicht mit nasskalten Kompressen bedecken ließ, drohte ihm sogar die Aberkennung seines Doktordiploms.

Als wäre das nicht schlimm genug, scheiterten Bewerbungen um Arztstellen in Oberhollabrunn und Waidhofen an der Thaya genauso wie in Brünn. Erst 1839 erhielt er eine Anstellung als Polizeiarzt in der Wiener Vorstadt St. Ulrich. Ein Jahr später bewilligte der damalige Referent für Medizinalangelegenheiten bei der Studien-Hof-Kommission in Wien Ludwig von Türkheim (1777–1846) für Škoda eine Abteilung für Brustkrankheiten im Allgemeinen Krankenhaus, allerdings unbesoldet.

Škoda hatte bis dahin jedoch bereits unzählige Beobachtungen und Notizen zur Unterscheidung und Deutung von Klopftönen gemacht und seine Ergebnisse mit Rokitanskys Beobachtungen nach Sektionen verglichen, sodass er 1841 zumindest zum Primararzt ernannt wurde und neben der Abteilung für Brustkranke auch jene für innere Krankheiten und Hautausschläge leitete. Dabei kam ihm zugute, dass er mit Rokitansky nicht nur wissenschaftlich, sondern ebenso räumlich eng verbunden war. Rokitansky bewohnte nämlich eine Dienstwohnung im ersten Stock des Stöcklgebäudes des Wiener Allgemeinen Krankenhauses. Genau im Stockwerk darüber befand sich Škodas Brustambulanz. Der Junggeselle Škoda war daher oft privater Gast im Hause Rokitansky.

1846 wurde Škoda zum Professor und Vorstand der Klinik für Innere Medizin berufen. Ein Gewinn für die Medizin oder wie es Rokitansky ausdrückte: Škoda galt als »Leuchte für den Lernenden, als ein Muster für den Strebenden und als Fels für den Verzagenden«. Letzteres zeigte sich auch darin, dass Škoda, der zwar oft als hantig und unnahbar bezeichnet wurde, nie jedoch seine soziale Herkunft vergaß und stets ein offenes Ohr und einen offenen Geldbeutel für mittellose Studenten hatte. Seine Vorlesungen, in denen er sich als Erster statt der lateinischen der deutschen Sprache bediente, basierten verstärkt auf physikalischen Untersuchungsmethoden. Die bis dahin praktizierte Harnschau, also die Beurteilung des Aussehens, Geruchs und Geschmacks von Urin zu diagnostischen Zwecken, war abgelöst.

Im eigenen Land verpönt, im Ausland hochgejubelt

Stießen Rokitansky und Škoda im eigenen Land vielfach auf Ablehnung, waren sie international erfolgreicher. Ab den späten 1830er-Jahren bot Rokitansky in Wien sechswöchige anatomische Privatkurse für jeweils acht bis zwölf Teilnehmer an. Dazu meinte er selbst:

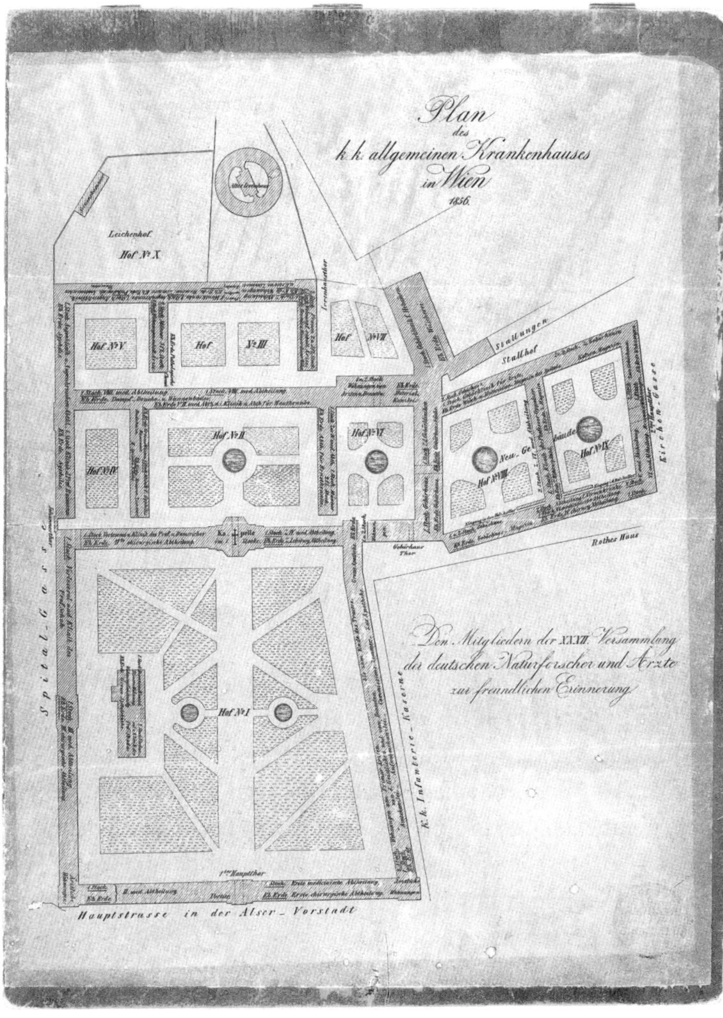

Plan des Allgemeinen Krankenhauses in Wien, 1856

»Der Zudrang vom Auslande, Deutschland, England, Schweden, Holland, Amerika, Russland war von Zeit zu Zeit ganz ausserordentlich, und verschaffte mir frühzeitig einen Ruf, wie ihn in Wien wohl Niemand seit den Zeiten Peter Frank's genossen hatte.« Der deutsche Internist und Medizinhistoriker Carl August Wunderlich (1815–1877) beispielsweise, der sich bei Rokitansky und Škoda fortbildete, emp-

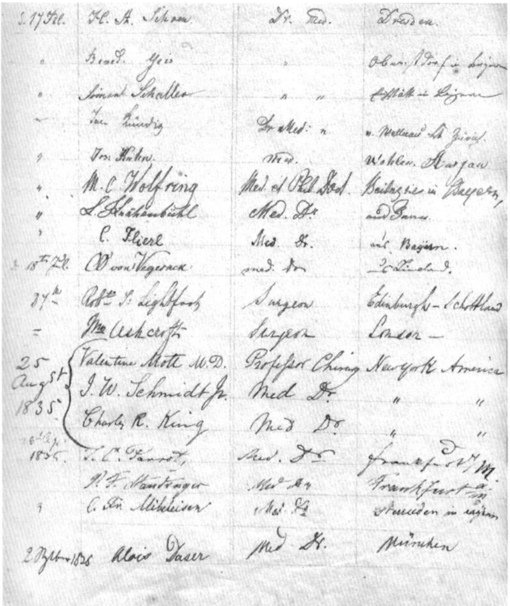

Auszug aus dem Gästebuch von Carl von Rokitansky, anhand dessen man den Zustrom von ausländischen Medizinern zur Fortbildung in Wien sieht

fahl seinen Kollegen: »Man gehe selber hin und sehe«, denn in Wien gebe es Dinge zu sehen, die man an anderen Orten vergeblich suche. Dort könne man etwas lernen. Und so strömten, wie Leopold Wittelshöfer 1878 schrieb, »die Wissensbegierigen und Strebsamen aus allen Welttheilen [...] nach Wien, um aus dem Becher der Erkenntnis und des Wissens, den die zwei Männer [Rokitansky und Škoda] kredenzten, wenn auch nur einen einzelnen Tropfen zu trinken«. Nur die Wiener Ärzte blieben fern.

Die gesetzliche Basis für Rokitanskys Forschungen schuf Kaiser Franz II. (I.) in einem Erlass aus 1811/12, in dem geregelt wurde, dass alle im Allgemeinen Krankenhaus verstorbenen Patienten obduziert werden mussten. Somit kamen rund 20 bis 30 Leichen täglich aus verschiedenen Abteilungen mit einer vom behandelnden Arzt gestellten Diagnose und der aufgezeichneten Krankengeschichte in die unweit vom Narrenturm gelegene Sezierbaracke. Diese bestand aus zwei kleinen, im Winter kaum beheizbaren Kammern und einer Kammer für die Aufbewahrung der Leichen. Etwas schockiert waren die ausländischen Gäste vom Anblick, dass diese nackt auf dem

Boden gelagert wurden und das gesamte Ambiente eher einem Kohlenkeller glich als einer Stätte der Wissenschaft.

In Rokitanskys 47 Dienstjahren wurden fast 60 000 Befunde angefertigt, und wenn auch nicht alle von ihm persönlich stammten, wurden sie zumindest von ihm überprüft und abgesegnet. Dazu kamen noch rund 25 000 sanitätspolizeiliche und gerichtsmedizinische Sektionen. Carl August Wunderlich pries Rokitanskys Schreibstil in seinen Artikeln und Sektionsprotokollen, weil »eigenthümlicher [...] Geist in diesen scheinbar trockenen Artikeln herrschte, der sie belebte und sie hoch über die Stufe der gewöhnlichen Sectionsprotokolle erhob«, dabei verwendete er so anschauliche Begriffe wie »himbeergeleeartig«, »erpsenpüreeähnlich« oder »kaffeesatzartig«, sodass man sich plastisch etwas vorstellen konnte.

Rokitansky konzentrierte sich aber nicht nur auf Organveränderungen, sondern analysierte auch Blut, Blutplasma, Blutserum, Sekrete, Exkrete, Lymphe sowie Exsudate (meist entzündlich bedingte Absonderungen bei Wunden, Ergüssen oder Abszessen). Bei den Sektionen gelang es dann sogar, dem eher trockenen, auf die Wissenschaft konzentrierten Rokitansky ab und zu ein Schmunzeln zu entlocken. Als beispielsweise eines Tages sein Diener Hanns mit dem Aufsägen eines Kopfs weitaus größere Probleme hatte, als er es gewohnt war, rief er seinem Chef zu: »Ach, Herr Hofrath, das ist gewiß wieder so ein böhmischer Dickschädel«, vielleicht nicht zuletzt eine kleine Anspielung auf Rokitanskys böhmische Herkunft, aber genauso auf seine Hartnäckigkeit, seinen Weg in der Wissenschaft zu gehen. Jedenfalls konnte sich der Herr Hofrat ein Lächeln nicht verkneifen.

Rokitansky entwickelte auf Basis der Sektionen ein Modell, das zur Verwissenschaftlichung der Medizin führte. Damals war es noch üblich, dass der behandelnde Arzt Krankheiten nach dem für ihn auffälligsten Symptom diagnostizierte (also etwa Gelbsucht bei gelblicher Haut, ohne eine damit im Zusammenhang stehende Erkrankung der Leber zu beachten). Für Rokitansky waren jedoch die Symptome des Patienten äußerlich sichtbare Zeichen einer inneren Organerkrankung, die mit dem Fortschreiten der Erkrankung oft stärker wurden. So rekonstruierte er den Verlauf einer Krankheit vom Ausbruch bis zum Tod des Patienten, ergründete den Auslöser der Krankheit anhand der anatomischen Erkenntnisse und brachte vom Seziertisch aus Klarheit in die Diagnostik.

Anhand der großen Anzahl an durchgeführten Obduktionen gelang es weit besser als früher, Organe in verschiedenen Krankheitsstadien zu beobachten und die Veränderungen im Körper zu vergleichen. Mussten Ärzte früher froh sein, wenn sie alle paar Monate einen Patienten mit einer Lungenentzündung auf dem Seziertisch hatten, gab es unter Rokitansky beinahe täglich solche Fälle. Aus der Vielfalt der Krankheitsbilder konnten Gesetzmäßigkeiten abgeleitet und durch Vergleich und Ausschluss eindeutige Diagnosen erstellt werden. Damit konnte Rokitansky den bis dahin teilweise obskuren Deutungen von Erkrankungen ein Ende setzen.

Weiters legte er Wert darauf, dass die Leichenschau nicht mehr vom behandelnden Arzt durchgeführt wurde, neigte dieser doch dazu, die Ergebnisse der Obduktion so anzupassen, dass er seine klinische Diagnose bestätigt fand. Der Pathologe sollte jedoch unabhängig agieren, Irrtümer in der Diagnose herausfinden und Fehler in der Therapie beheben. Der Chirurg Eduard Albert bezeichnete Rokitanskys Herangehensweise daher nicht zu Unrecht als »wissenschaftliche Revolution«.

1844 erhielt Rokitansky das erste Ordinariat für pathologische Anatomie im deutschsprachigen Raum. Damit wurde dieses Fach auch ins Medizinstudium aufgenommen. Aber erst 1862 konnte er seine Sezierbaracke gegen das neu errichtete Institut für pathologische Anatomie tauschen, wo dann bis ins 20. Jahrhundert hochkarätige wissenschaftliche Forschung betrieben wurde. Der Pathologe Hermann Chiari (1897–1969) meinte dazu treffend, dass »die von ihm [Rokitansky] betriebene Wissenschaft bei seinem Amtsantritt in einer armseligen Hütte Platz fand; am Ende seines großen Lebens war ein großes Institut notwendig […]«. Sein Ziel, »die klinische Medizin […] auf eine feste, unwandelbare, physikalische Grundlage zurückführen«, hatte Rokitansky erreicht, vor allem in Zusammenarbeit mit Škoda und Hebra.

Ähnlich wie Rokitanskys Sezierbaracke wurde Škodas Abteilung mit 42 Betten für akut und chronisch Brustkranke zu einer Stätte internationaler Aus- und Fortbildung. Zahlreiche Ärzte nahmen in Wien sogar Privatunterricht, um sich in die Geheimnisse des Abklopfens und Abhorchens einweihen zu lassen, nicht zuletzt deshalb, weil Škoda 1840 eine medizinische Sensation gelang. Damals stellte er mithilfe des Abklopfens bei einer Patientin einen Herzbeutelerguss fest. Er ersuchte seinen Freund, den Wundarzt Franz Schuh (1804–1865), den Herzbeutel zu punktieren und die Flüssigkeit abzulassen. Die Operation gelang und bestärkte Škodas internationalen Ruf.

Nur im eigenen Land wollte man weiterhin nichts von ihm wissen. Dabei war er ein glänzender Diagnostiker. Er überlegte stets alle Diagnosevarianten, schloss dann aus, was eher unwahrscheinlich war, erörterte das Wahrscheinlichste und kam so zum endgültigen Befund, und das oft blitzschnell.

Kritik brachte ihm seine Theorie des therapeutischen Nihilismus ein. Als sein Denkansatz galt, dass man in der Regel einem Patienten mehr schadet, wenn man ihn wegen einer Krankheit behandelt, die er vielleicht gar nicht hat, als wenn man ihn gut pflegt und den Rest der Natur überlässt, also lieber auf Therapie verzichtet, als eine anzuwenden, die nichts bringt, weil man zu wenig anatomisches oder chemisches Hintergrundwissen hat. Wohl zu Recht wehrte er sich gegen die seiner Meinung nach widerlichen, schweißtreibenden, abführenden und Erbrechen auslösenden Mittel und gegen den kraftraubenden Aderlass, weil diese Verfahren oftmals zum Tod führten.

Diesbezüglich fand Škoda seinen Gegner insbesondere in dem Leiter der II. Medizinischen Klinik Johann Oppolzer (1808–1871). Oppolzer, den man als therapeutischen »Aktivisten« bezeichnen könnte, stand Škodas Behandlungsansatz völlig konträr gegenüber und meinte: »Gewaltig irren diejenigen, die da meinen, ein Arzt des neuesten Standpunktes sei derjenige, welcher seine Kranken mit der größten Genauigkeit untersucht, selbe beklopft und behorcht, und sich damit zufriedenstellt, daß er seine Diagnose in der Leiche bestätigt findet. Ein solcher Arzt hat nicht begriffen, daß höchstes Ziel aller medizinischen Forschung das Heilen sei.« Oder anders formuliert: »Einem Kranken bleibe nichts anderes übrig, als sich von Škoda eine Diagnose stellen zu lassen, die dann von Rokitansky bestätigt werden könne.«

Trotz aller internationaler Erfolge hatte Rokitansky mit einer der Größen der deutschen Medizin hart zu kämpfen. Und dies war kein Geringerer als der Begründer der Zellularpathologie sowie der modernen Sozialhygiene in unserem Nachbarland Rudolf Virchow.

Rokitanskys Forschungen gipfelten in seinem dreibändigen *Handbuch der pathologischen Anatomie*, das in den 1840er-Jahren veröffentlicht wurde. In diesem Lehrbuch beschrieb er die Erkrankungen jedes einzelnen Organs und erklärte, anhand welcher sichtbaren, tastbaren oder abhörbaren Merkmale eine Diagnose erstellt werden konnte. Für ihn war die pathologische Anatomie »die Grundlage nicht nur des ärztlichen Wissens, sondern auch des ärztlichen Handelns«. Das Werk fand rasch internationale Verbreitung und wurde ins Englische, Russische, Italienische und Holländische übersetzt. In der Habsburgermonarchie war es Pflichtlektüre für alle Medizinstudenten, und selbst Kaiser Franz Joseph I. hatte es in seiner Privatbibliothek stehen.

Aber nicht die gesamte Fachwelt konnte sich mit der Publikation identifizieren. Vor allem der dritte Band wurde stark kritisiert. Darin beschrieb Rokitansky Erkrankungen des Eiweißes, heute unter anderem bekannt als Paraproteinämie, Amyloid (Oberbegriff für Protein-Fragmente) und Immundefekte, sowie Erkrankungen des Faserstoffs, also Blutgerinnungsstörungen. Weiters befasste er sich mit dem Einfluss von Proteinen auf Entzündungen und der Wirkung von erkrankten Blutbestandteilen auf das menschliche Gewebe. Diese Wechselwirkung wollte er in seiner sogenannten Krasenlehre, nach der die Mischung des Bluts für die Entstehung von Krankheiten verantwortlich sei, bewusst machen. Dabei handelte es sich nicht um die traditionelle Vier-Säfte-Lehre, sondern um eine Vorform der heutigen Immunitätslehre.

Rokitansky war gedanklich seiner Zeit aber weit voraus, viele Erreger von Infektionskrankheiten waren noch gar nicht bekannt. So konnte er seine wissenschaftlichen Ansätze chemisch nicht beweisen und wurde verhöhnt, ganz besonders von Rudolf Virchow. Dieser lehnte die Humoralpathologie so und so gänzlich ab und verfasste eine vernichtende Rezension über das Werk, die 1846 in der *Medizi-*

nischen Zeitung Berlin erschien. Besonders kritisierte er, dass »Erkrankungen chemischer Körper, wie des Eiweißes und des Faserstoffes [...], nach der heutigen naturwissenschaftlichen Anschauung tiefe ontologische Irrtümer« seien. Darüber hinaus warf er Rokitansky vor, dieser habe zu wenig Ahnung von Chemie und Naturwissenschaften, um seine Theorien aufzustellen, er kenne bereits vorhandene Fachliteratur nicht oder zitiere sie nicht und sei in einer »Vergrößerungssucht« in fremde Fachgebiete eingedrungen. Resümierend stellte Virchow fest: »Fassen wir schließlich unser Urtheil über das Buch zusammen, so müssen wir gestehen, dass wir selten ein für die Medicin gefährlicheres gesehen« haben.

Diese harten Aussagen beruhten wohl auch auf einem starken Konkurrenzdenken in der Entwicklung der pathologischen Anatomie in Wien und Berlin. Man wusste in Deutschland ganz genau, dass in Wien gerade bahnbrechende Entwicklungen stattfanden. Virchow wurde sogar zu Rokitansky nach Wien geschickt, um auszuspionieren, was jener dort so treibe, denn es gehe gar nicht, dass die Deutschen »von den Wienern überflügelt sind«. Virchow blieb zehn Tage in Wien und verfasste anschließend ein Programm über die pathologische Anatomie. Wie er es in Wien gesehen hatte, forderte er zur Umsetzung des Programms Leichen, Präparate, Zeichnungen, Instrumente und entsprechende Räumlichkeiten, also ein pathologisches Institut. Er unterstrich die rasche Notwendigkeit, denn Frankreich hätte ein solches bereits realisiert, Österreich war dabei, ein großes modernes pathologisches Institut zu errichten, nur Deutschland habe dem noch nichts Adäquates entgegenzusetzen.

Virchow dürfte hier nicht ganz uneigennützig gehandelt haben, da er zu diesem Zeitpunkt die Karriereleiter hinaufklettern wollte und um eine vorzeitige Zulassung zur Habilitation kämpfte. Normalerweise war ein solches Verfahren erst drei Jahre nach bestandenem Staatsexamen möglich. Virchow schloss diese Prüfungen erst 1846 ab, doch bereits im Februar 1847 genehmigte der preußische Kultusminister den »Antrag auf vorzeitige Meldung der Habilitation«. Als Begründung wurde Virchow seitens der preußischen Regierung zugutegehalten, dass es ihm gelungen sei, an einer der »Säulen« der Wiener Schule zu rütteln.

Auch wenn es positive Kritiken zu Rokitanskys Handbuch gab und zum Beispiel der Mediziner Gustav Zimmermann in seinem Lehrbuch *Ueber die Analyse des Blutes und die pathologischen Krasenlehren* 1847 ausführte, dass Rokitanskys Blutuntersuchungen »wie mit einem elektrischen Schlage alle diejenigen traf, die von dem Eifer beseelt waren, hinter die Geheimnisse der pathologischen Prozesse selbst zu gelangen«, war Virchows Rezension schuld daran, dass Rokitansky das Kapitel über die Krasenlehre aus seinem Buch strich. Aber er setzte sich für die Gründung zweier neuer Lehrkanzeln ein, nämlich für ein Institut für medizinische Chemie und eines für allgemeine und experimentelle Pathologie, um die Forschung auf diesen Gebieten voranzutreiben.

Ungeachtet der Kritik an den in Deutschland wenig schmeichelhaft als »Tschechen-Clique« bezeichneten Wiener Ärzten rund um »Vater Roki« strömten Schüler und Ärzte in die Hauptstadt der Habsburgermonarchie, um hier zu lernen. Der Glanz der Pariser Schule aus dem beginnenden 19. Jahrhundert, der auch noch auf viele Ärzte aus dem Wiener Allgemeinen Krankenhaus große Anziehungskraft ausgeübt hatte, war erloschen, Wien hatte Paris als Ausbildungszentrum überflügelt. Der spätere Professor für Hygiene Henry K. Oliver (1800–1885) betonte 1857, dass er im Allgemeinen Krankenhaus in Wien in sechs Monaten mehr gelernt hatte als in einem Jahr in Paris.

»A Schuster is er, und Krätz hat er«

Der dritte bedeutende Mediziner der damaligen Zeit war Ferdinand von Hebra. Er entdeckte seine Begeisterung für die Dermatologie an Škodas Abteilung für Innere Medizin, wo damals Patienten mit Hautausschlägen und Geschlechtskrankheiten mitversorgt wurden.

Hebra wurde in Brünn als Ferdinand Schwarzmann geboren. Er war der uneheliche Sohn von Feldkriegskommissär Johann Hebra und Aloysia Slawik und erhielt den Mädchennamen seiner Mutter. Erst 1840 adoptierte ihn sein Vater und gab ihm den Namen Hebra.

Nach seiner Promotion an der Universität Wien 1841 betraute Škoda Hebra mit der Aufsicht über das »Aussätzigenzimmer«, das mit Patienten mit schweren Hautkrankheiten überfüllt war. Damals war die Dermatologie in Wien ein Stiefkind. Den Sinn von Hautkrankheiten sah man lediglich darin, dass sich das Blut seiner krankhaften, von der Krätzmilbe und von Herpes verursachten Verunreinigungen entledigte. Weil man sich besonders vor der Ansteckungsgefahr mit Blattern, Syphilis oder Aussatz fürchtete, waren viele Patienten isoliert. Jobs in dieser Abteilung waren alles andere als begehrenswert und wurden daher in Wien traditionellerweise immer den jüngsten Medizinern zugeschoben. Meist fanden Untersuchungen nur zweimal pro Woche statt, dazwischen waren die Patienten sich selbst und ihren Wärtern überlassen.

Hebra hatte vor allem Patienten, die an Krätze litten, zu behandeln. Er ließ sich von der Aufgabe nicht abschrecken, sondern nutzte im Gegenteil die Chance, zu forschen und zu therapieren, wodurch der Grundstein für die moderne Dermatologie gelegt werden konnte.

Bereits ab 1842 hielt er dermatologische Kurse, nicht nur für Studenten, sondern primär für ältere Kollegen und Primarärzte, und initiierte somit die Lehre von den Hautkrankheiten als Unterrichtsfach. Innerhalb von zwei Jahren besuchten rund 100 Hörer seine Kurse. 1844 wurde er dafür mit der Dozentur belohnt.

Daneben bemühte er sich intensiv, den Auslöser für Skabies (Krätze) zu finden. Dass die Krätzmilbe etwas mit der Krankheit zu tun haben musste, war schon seit Langem bekannt, aber noch verband man den Ausbruch mit einer fehlerhaften Mischung der Körpersäfte. Hebra wollte einschlägige Beweise. Neben der Beobachtung von Tausenden Patienten musste ein Selbstversuch her: »Nun setzte ich mir eine, früher unter dem Mikroscope betrachtete lebende Milbe an die Innenfläche des Mittelfingers der linken Hand.« Acht Tage später verspürte er Juckreiz am gesamten Körper, und an beiden Händen brachen sogenannte Krätzblüten auf. Dennoch verzichtete Hebra zwei Monate lang auf eine Behandlung, »um mich genau von dem Gange der Krankheit zu belehren«. Im Unterschied zu früheren Forschungen in Italien oder Frankreich erkannte Hebra den Parasiten als alleinigen Auslöser für die Krätze.

Spätestens jetzt war man sich an der Abteilung für Innere Medizin ganz sicher, dass die Dermatologie in Wien einen Forscher wie Hebra benötigte, und so wurde 1845 das »Aussätzigenzimmer« in eine eigens für ihn errichtete kleine Abteilung für Hautkrankheiten umgestaltet. 1849 berief man Hebra zum außerordentlichen Professor und gleichzeitig zum Vorstand der neu gegründeten ersten Dermatologischen Klinik im deutschsprachigen Raum. Die Ernennung zum Ordinarius erfolgte allerdings erst 20 Jahre später.

Einige Monate vor der Errichtung der Klinik für Hautkrankheiten wurde bereits eine Klinik für Syphilis im Allgemeinen Krankenhaus angesiedelt und mit dem Venerologen und Hygieniker Carl Ludwig Sigmund von Ilanor (1810–1883) besetzt. Nun waren die Patienten mit Geschlechtskrankheiten von jenen mit den übrigen Hautkrankheiten getrennt.

Mit diesen Entwicklungen hatte sich in Wien nach Paris und London die dritte dermatologische Schule in Europa etabliert, und jeder Dermatologe, der internationale Reputation erlangen wollte, musste die »Grand Tour« absolvieren, also die Kliniken in Paris, London und Wien besuchen.

Aus seiner Klinikzeit, wo er sich auch intensiv mit Berufskrankheiten beschäftigte, stammt Hebras geflügeltes Wort: »A Schuster is er, und Krätz hat er.« Diese Aussage nimmt auf seinen sicheren diagnostischen Blick Bezug. Anhand von Schwielen an Händen und Füßen und anderen kleineren Symptomen konnte er meist rasch auf den Beruf seiner Patienten schließen. Grundsätzlich war er jedoch kein Mann von Schnelldiagnosen. Ähnlich wie Rokitansky und Škoda setzte er auf umfassende Beobachtungen von Hautveränderungen, teils mithilfe des Mikroskops. Dadurch gelang es ihm, bei einer Vielzahl von Krankheitsbildern den typischen Verlauf zu beschreiben und sie vor allem aufgrund der pathologischen Anatomie voneinander zu unterscheiden. So differenzierte er die bis dahin salopp als »allgemeine Ausschläge« bezeichneten Prozesse als Krankheiten eines eigenen Organs, nämlich der Haut, und beschrieb unter anderem die Juckblattersucht, das Erythema exsudativum multiforme (eine akut entzündliche Erkrankung der Haut oder Schleimhaut, oft infolge von Infektionen wie Herpes simplex), die Knötchenflechte, die Autoimmunerkrankung Dermatitis herpetiformis, das Rhinosklerom (eine chronisch bakterielle Entzündung der Nase, der Mundschleimhaut und der oberen Atemwege) oder Schuppenbildungen. Zur Erforschung der Lepra fuhr er 1852 eigens nach Norwegen.

Zwölf Klassen wurden es letztendlich, in die er die Hautkrankheiten einteilte, darunter die Pergamenthaut, Geschwüre, Nervenkrankheiten der Haut sowie parasitäre Erkrankungen. Dabei distanzierte er sich von der alten Humoralpathologie und vertraute dem Experiment: »Wir gestehen, dass wir [...] in Bezug auf die Therapie im Allgemeinen, sowie insbesondere jene der Hautkrankheiten nur auf jene Mittel einen Werth legen, welche bei genauer Kenntniss des Krankheitsprocesses, nach wiederholten Versuchen eine vorteilhafte Veränderung desselben, d. i. Genesung des Kranken herbeizuführen im Stande sind.« Einen weiteren Seitenhieb gegen die humoralpathologisch angehauchten Kollegen gab es mit dem Ausspruch: »Zweimal einen Eßlöffel zu verschreiben und einzunehmen ist leicht, ein Hautarzt muß mehr können.«

Obwohl Hebra oft vorgeworfen wurde, dass er seine Patienten primär lokal behandelte – eine Therapieform, die noch heute in der Dermatologie große Bedeutung hat –, versuchte er sogar einen Zusammenhang zwischen Erkrankungen des Darms, der Leber und der Sexualorgane mit Hautveränderungen herzustellen, auch wenn er seiner Ansicht nach »leider nur höchst selten in der Lage [war], den eigentlichen Zusammenhang zwischen dem producirenden Leiden des inneren Organs und dem producirten Hautübel darzuthun«. Dennoch führten seine Erkenntnisse zu wesentlichen Änderungen und Verbesserungen bei vielen Behandlungen, darunter mit Quecksilber-, Arsenik-, Zink-, Blei-, Kupfer-, Schwefel- oder Teerpräparaten.

Verbrennungen kurierte er mit einer Bleipflastersalbe. Mithilfe von Peelings aus Karbolsäure, Krotonöl oder Salpetersäure in verschiedenen Kombinationen behandelte er Sommersprossen und andere Pigmentstörungen.

Die Entwicklung des Wasserbetts, zunächst für die Versorgung von Verbrennungsopfern und später auch für Patienten mit Dekubitus (Druckgeschwüren durch Aufliegen), geht ebenso auf ihn zurück. Nach Hebras Vorstellungen sollten Brandschorfe im Wasserbett aufgeweicht und in Folge der angesammelte Eiter aus den Wunden abgeleitet werden. Dadurch hoffte er, Wundinfektionen zu verhindern.

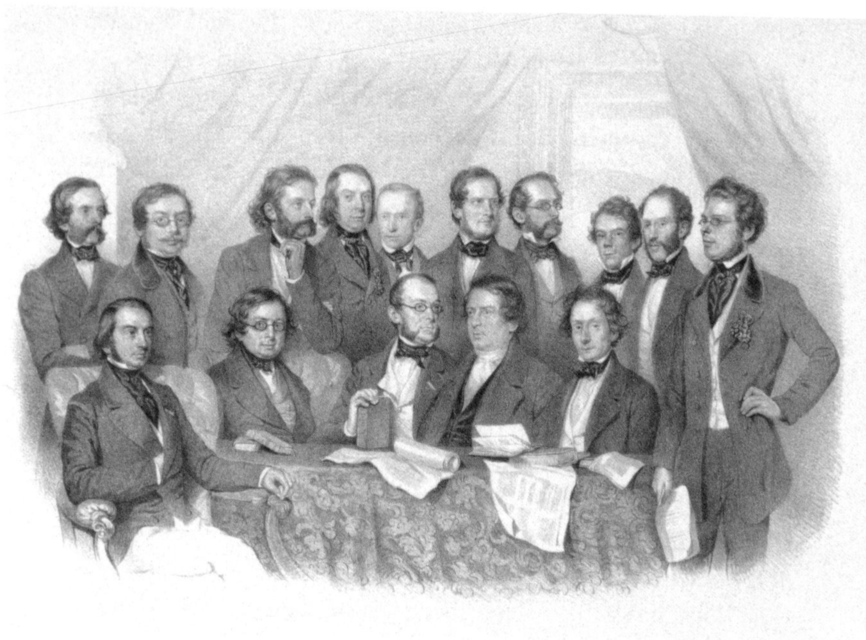

Das Professorenkollegium der Medizinischen Fakultät der Universität Wien, 1870. V. l. n. r. sitzend: Johann Dumreicher von Österreicher, Josef von Škoda, Carl von Rokitansky, Anton von Rosas und Franz Schuh. V. l. n. r. stehend: Johann Dlauhy, Ferdinand von Hebra, Theodor Helm, Johann von Oppolzer, Ernst Wilhelm von Brücke, Carl Haller, Franz Unger, Joseph Redtenbacher, Carl Ludwig Sigmund von Ilanor und Joseph Hyrtl

Außerdem brauchte man keine Verbände anzulegen, und das ersparte den Verbrennungsopfern Schmerzen. Um den Patienten die bestmögliche Versorgung zu bieten, probierte Hebra aus, wie lange ein gesunder beziehungsweise ein erkrankter Mensch in einem warmen Bad liegen konnte, ohne dass sich das nachteilig auf den Gesundheitszustand auswirkte. Dazu ließ er ein Bett konstruieren, das in seiner Form einer Badewanne ähnelte, und dieses mit Zinkblech beschlagen. Mittels höhenverstellbarer Gurte konnte der Patient darin ganz bequem liegen. Aus einem Kupferkessel wurde kontinuierlich warmes Wasser in dieses Bett geleitet, über eine Spalte am Fußteil floss die oberste Schicht des Wassers laufend ab. Hebra fand heraus, dass selbst ein längerer Aufenthalt im Wasserbett nicht gesundheitsgefährdend war. Damit gehörte auch ein für alle Mal die früher angewandte Therapie, einen Verbrennungspatienten mit heißem Öl zu übergießen, unter dem Motto »Das Schlechte muss mit Schlechtem ausgemerzt werden« der Vergangenheit an.

Wie viele neue Erfindungen war Hebras Wasserbett sofort umstritten, vor allem, was die Wassertemperatur betraf. Dennoch führten seine Erkenntnisse 1877 zur Etablierung des ersten Wasserbettzimmers im Allgemeinen Krankenhaus, 1917 erfolgte die Eröffnung einer eigenen Wasserbettstation.

Und noch eine Errungenschaft verdankte ihm die Dermatologie: die Einführung einer Fachsprache.

Hebra selbst hatte stets ein offenes Ohr für alles Neue in der Medizin, sofern es seriös schien, glaubte aber nicht an Genialität, sondern ausschließlich an harte Forschungsarbeit und bekräftigte das mit den Worten: »Es ist viel einfacher, sich etwas auszudenken, als es durch Arbeit und Ausdauer zu beweisen.« Alles in allem hatte er es geschafft, der Dermatologie ein neues Ansehen zu verleihen, denn: »Ausschläge verunreinigter Säfte, die man gefürchtet hatte, in das Körperinnere zurückzutreiben, waren behandelbare Hautkrankheiten geworden.«

Wien als Vorreiter für Spezialkliniken

»Was haben Oesterreichs Aerzte in der praktischen Heilkunde seit van Swieten geleistet?« Diese Preisfrage stellte der Chirurg und kaiserliche Leibarzt Franz de Paula Wirer von Rettenbach (1771–1844) 1841, als er zum Präsidenten der Gesellschaft der Ärzte in Wien gewählt wurde. Die Beantwortung sollte mit 100 Golddukaten belohnt werden.

Die Frage war berechtigt, bedenkt man den Einbruch der Wiener Medizin nach der Zeit von Gerard van Swieten und Johann Peter Frank. Aber des Rätsels Lösung war offensichtlich nicht so einfach. Bis 1843 wurde nämlich kein einziger Beitrag eingereicht, und Wirer beschloss, das Geld in die Tuberkuloseforschung zu stecken.

Ganz so schlecht, wie es den Anschein hat, war es um die Medizin in Wien damals allerdings nicht bestellt. Trotz personeller Fehlbesetzungen, Neid und Missgunst unter den Ärzten, wodurch so mancher Fortschritt nur mühevoll oder damals noch gar nicht umgesetzt werden konnte, und trotz der Versuche von Andreas von Stifft, jedes aufkeimende Talent im Keim zu ersticken, erfolgten richtungsweisende Entwicklungen und Entdeckungen sowie weltweit erstmalige Instituts- und Klinikgründungen. Dass vieles dabei alles andere als friktionsfrei war, sollen die Fachgebiete Augen-, Hals-, Nasen- und Ohrenheilkunde (HNO), die Kehlkopfforschung, die Urologie sowie die Neurologie zeigen.

Joseph Beers medizinischer Blick in die Welt

Am 6. Mai 1812 war in der *Wiener Zeitung* zu lesen: Seine Majestät, »stäts für das Wohl Ihrer Unterthanen, so wie für die Verbreitung und Vervollkommnung wahrer Kunst und Wissenschaft vaterlich besorgt, haben dem Doktor der Arzeneykunde, und Augenarzt der Stadt-Armen, Joseph Beer, […] die Erlaubnis ertheilet […], öffentliche Vorlesungen über die Augenkrankheiten, in Verbindung mit dem klinischen Unterrichte, im hiesigen allgemeinen Krankenhaus zu halten«. Damit war der Grundstein für die Errichtung der ersten Universitäts-Augenklinik der Welt gelegt. Gleichzeitig ermöglichte dies der Augenheilkunde, sich aus ihrem Schattendasein der Chirurgie und der Anatomie herauszulösen. Doch bis es so weit war, hatte Beer viele Hindernisse zu überwinden.

Joseph Beer wurde 1763 in Wien geboren und stammte aus ärmlichen Verhältnissen. Zunächst musste er sich gegen seinen Vater, den Verwalter des Königin-Klosters am Josephsplatz, durchsetzen, der für seinen Sohn eine geistliche Laufbahn mit Theologiestudium vorgesehen hatte und dessen Interesse für Malerei, Musik und die Natur völlig missachtete. Beer gelang es, den Vater umzustimmen, und so besuchte er zunächst die Malschule der Akademie der Künste in Wien, gab diese Ausbildung aber bald wieder auf und begann trotz finanzieller Schwierigkeiten 1782 mit dem Medizinstudium. Als Student des Anatomen und Augenarztes Joseph Barth (1745 oder 1746–1818) wurde Beer dessen Zeichner und Demonstrator (Vorzeiger).

Mit Barth beginnt die eigentliche Geschichte der Wiener Augenheilkunde. Geboren in Valetta, wurde er von van Swieten nach Wien geholt und 1772 hier promoviert. Ab 1773 unterichtete er Augenheilkunde, ein Jahr später wurde er zum ersten Professor für Ophthalmologie an der Universität Wien ernannt. In seiner privaten Augenheilanstalt führte er rund 3000 Staroperationen durch. Barth hatte sich sein Wissen bei ausländischen Staroperateuren, darunter dem weltbekannten, ebenfalls nach Wien geholten Baron Michael von Wenzel dem Älteren (1724–1790), angeeignet.

Wenzel galt damals als einer der besten Augenchirurgen in Europa und rettete einer Hofdame Maria Theresias mit einer Operation, an die sich sonst niemand gewagt hatte, das Augenlicht. Freilich ließ er sich dies großzügig bezahlen, aber das nahm man in Kauf, denn Habsburgs Regentin wusste, dass die Augenheilkunde in Wien im Argen lag. Deshalb ersuchte sie Wenzel, Barth entsprechend auszubilden.

Das war ihm offenbar gut gelungen, denn man hielt viel von Barth, vor allem, nachdem er Joseph II. von einer langwierigen, schmerzhaften Augenentzündung geheilt hatte. Barth erhielt sogar eine Son-

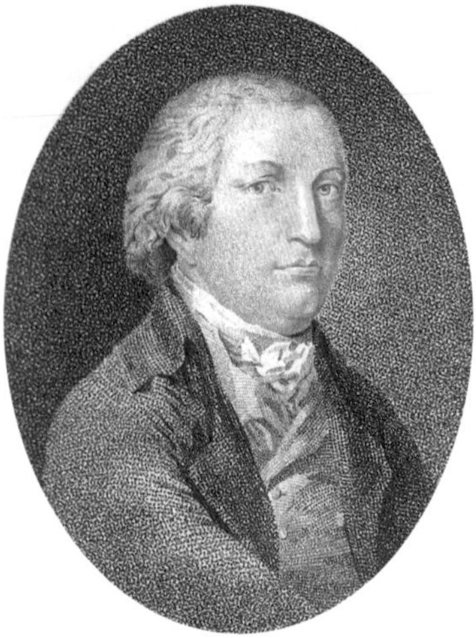

Georg Joseph Beer, der Begründer der weltweit ersten Universitäts-Augenklinik

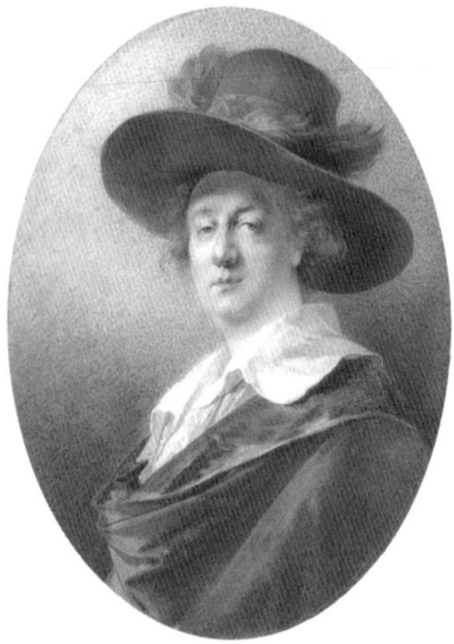

Joseph Barth, erster Professor der Augenheilkunde in Wien, gezeichnet von Heinrich Friedrich Füger

derstellung als Leibaugenarzt des Kaisers. Joseph II., der jahrelang mit Augenproblemen kämpfte, wusste also aus eigener bitterer Erfahrung, wie dringend man geschickte Ärzte aus diesem Fachgebiet benötigte. Daher betraute er Barth mit der weiteren Ausbildung. Zwei Augenärzte pro Jahr mussten es sein, einer für den zivilen Bereich und einer für das Militär. Darunter waren Johann Adam Schmidt (1759–1809) und Joseph Beer.

Barth schätzte Beers malerische Fähigkeiten, der »Künstler« zeichnete in einem von Barth verfassten Lehrbuch über Anatomie für die Illustrationen von Augenmuskeln verantwortlich. Die Zusammenarbeit hätte sich also eigentlich als Glücksgriff für Beer erweisen müssen, wäre sein Interesse an der Augenheilkunde nicht gar so erkennbar gewesen. Barth war nämlich der Meinung, dass ein Augenarzt in Wien völlig genügte, und das war nun einmal er, und eventuell noch sein vertrauter Schüler Johann Adam Schmidt für die Armee. Trotz der kaiserlichen Anordnung, für mehr Augenärzte in Wien zu sorgen, unternahm Barth alles, um Beers Versuche, sich in der Augenheilkunde zu etablieren, zu verhindern.

Nach seiner Promotion 1786 blieb Beer zwar noch als Zeichner bei Barth, aber die fehlende Unterstützung seines Lehrers führte unweigerlich zu heftigen Diskrepanzen. Barth bemühte sich intensiv, all sein Wissen für sich zu behalten, doch Beer hatte ihm so einiges heimlich abgeschaut beziehungsweise Fachgespräche von Barth belauscht. Seine gewonnenen Kenntnisse ließen ihn 1790 das augenärztliche Examen an der Universität Wien bestehen. In seiner Wohnung eröffnete er eine Praxis mit zwei Krankenzimmern und ordinierte als Stadtarmenarzt. Ab 1793 durfte Beer im Mai und Juni mittellose Patienten, die an Grauem Star (Katarakt) litten, im Allgemeinen Krankenhaus operieren. Diese beiden Monate, so glaubte man damals, waren für die Durchführung von Operationen und den Heilungsprozess besonders geeignet.

1802 habilitierte sich Beer als Privatdozent, 1806 wurde seine Praxis in eine augenärztliche Ambulanz umgewandelt und er als erster Armen-Augenarzt mit einem Fixgehalt bestätigt. Ankündigungen von Beers Operationen erfolgten sogar in der *Wiener Zeitung*. So hieß es beispielsweise am 22. Februar 1809: »Nachricht für Staarblinde: Vom 1. März bis letzten August d. J. wird der Unterzeichnete wieder solche Staarblinde in seiner Augenheilanstalt am Michaelerplatz Nr. 3 im dritten Stocke operiren, welche ihre Verpflegung bestreiten, und die Operation honoriren können. Diejenigen aber, welche bloß die Verpflegung zu bezahlen, die Operation aber nicht zu honoriren im Stande sind, müssen ein von ihrer Ortsobrigkeit angefertigtes Zeugniß der Mittellosigkeit mitbringen.«

Rasch galt der erfahrene Chirurg als *der* Spezialist für Kataraktoperationen. Hierfür verfeinerte er chirurgische Instrumente, darunter ein keilförmiges Starmesser, das präzisere Einschnitte ermöglichte. Für den Laien verfasste er ein Buch zur Augenhygiene. Darin warnte er vor den schädlichen Einflüssen von grellem Licht und Dämpfen. Gegen Überanstrengung riet er zu Augenspülungen und Ruhephasen.

Patienten aus der gesamten Habsburgermonarchie strömten zu ihm, obwohl er nach wie vor von Barth und Schmidt angefeindet wurde. Aber auch Beer sparte nicht mit Kritik an Kollegen. 1815 etwa schrieb er in einem Kommentar zur Publikation *Monographie des grauen Staares* seines ehemaligen Schülers Traugott Wilhelm Benedict, der als Professor für Chirurgie und Augenheilkunde in Breslau tätig war: »Wahrlich! Erzeugte ein jedes Schuljahr eine einzige solche Missgeburt bei Schülern, man müsste es bald mehr als satt werden zu lehren.«

Auch wenn Joseph Beers Karriere gut zu verlaufen schien, erwies sich die Erreichung seines großen Ziels, die Augenheilkunde zum selbstständigen Fachgebiet zu erheben, als schwieriger denn erwartet. Bereits Ende des 18. Jahrhunderts hatte er einen Plan für eine Augenklinik vorgelegt, aus dem jedoch nichts wurde. Jahrelang scheiterten weitere Vorschläge und schriftliche Anträge zur Errichtung eines Lehrstuhls und einer Klinik. Sein Wissen konnte er nur in Privatkursen weitergeben.

Dass die Medizinische Fakultät so ablehnend reagierte, lag sicherlich am Einfluss des Physiologen Georg Prochaska (1749–1820), der, nachdem sich sein Lehrer Barth in den Ruhestand zurückgezogen hatte, Augenheilkunde in Verbindung mit Anatomie unterrichtete. Prochaska befürchtete, das Fach Augenheilkunde zu verlieren, wenn es einen eigenen Lehrstuhl gäbe. Diese Angst war begründet, und Jahre später sollte ihn genau dieses Schicksal treffen. Darüber hinaus waren Andreas von Stifft, der mit der Leitung des Gesundheitswesens betraut war, und Beer nicht gerade Freunde, weil Stifft sich auch gegen diese Neuerung querlegte. Schließlich wurden noch Argumente, wie man solle einen Professorentitel nicht unnötig vergeben und es wäre eine Verschwendung von Ressourcen, wenn man für jedes Teilgebiet der Wissenschaft ein eigenes Lehramt an den Universitäten einrichtete, angeführt. All dies stand der Tatsache gegenüber, dass Beer unzähligen Starblinden das Augenlicht gerettet hatte.

1812 hatte Beer endlich doch Erfolg. Trotz der Gegnerschaft zu Stifft wurde Beer von diesem zum außerordentlichen Professor für Augenheilkunde ernannt und die Augenklinik im 4. Hof des Allgemeinen Krankenhauses genehmigt. Diese Ernennung hatte Beer eigentlich seinem Mitbewerber, dem Augenarzt und Chirurgen Johann Nepomuk Rust (1775–1840), zu verdanken, weil Stifft dessen unbändigen Drang zum Operieren noch mehr verabscheute als die

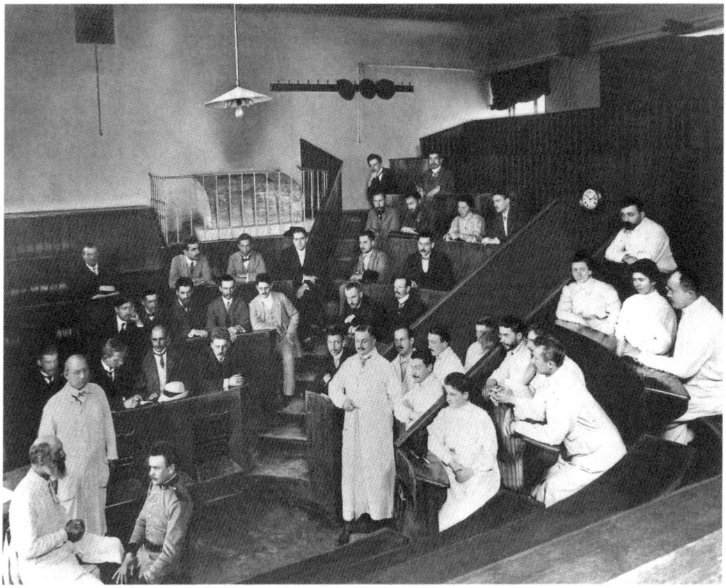

Hörsaal der II. Universitäts-Augenklinik in Wien: Die Augenklinik in Wien blieb auch nach Joseph Beer eine bedeutende Ausbildungsstätte, so etwa unter Prof. Ernst Fuchs im Jahr 1900 mit den ersten Medizinstudentinnen.

Person Beer. So konnte die »Mutterstätte der europäischen Augenheilkunde« ihren Betrieb definitiv am 19. Jänner 1813 aufnehmen.

Die Klinik bestand aus zwei Zimmern mit je acht Betten und wurde rasch zum Anziehungspunkt für Studenten und Ärzte aus aller Welt, darunter nicht nur Fachvertreter, sondern ebenso Chirurgen. Beer galt als scharfer Beobachter und hatte »unübertroffene Fähigkeiten als Chirurg«, wie ihm von vielen Kollegen bestätigt wurde. Vor allem seine Weiterentwicklungen der operativen Behandlung des Grauen Stars und der Iridektomie (operativer Eingriff zum Ausgleich des Augeninnendrucks) stießen auf reges Interesse, wie auch die Behandlung von posttraumatischen Entzündungen. Und er erkannte bereits die Gefährlichkeit des Grünen Stars.

Der Zustrom von Medizinstudenten und Ärzten aus nicht habsburgischen Ländern war allerdings Andreas von Stifft ein Dorn im Auge, denn die Ausbildung sollte den »Einheimischen« vorbehalten bleiben. Johann Christian Jüngken (1793–1875), der später als der

»berühmteste Augenarzt Norddeutschlands« galt, berichtete über seine Studienreise nach Wien, München und Italien: »Nur in der Beerschen Klinik war es den Ausländern erlaubt, Kranke zu behandeln – eigentlich durften sie dies in keiner Klinik tun, da man diese vorzüglich als praktische Bildungsanstalt für die Eingeborenen betrachtete.«

Wollte man in der Augenheilkunde weiterkommen, war es geradezu ein Muss, bei Beer in Wien gewesen zu sein. Der hervorragende internationale Ruf war sicherlich mit ein Grund, dass Beer 1818 die ordentliche Professur erhielt. Wien war damit zum weltweiten Vorbild geworden. Fortan musste das Fach Augenheilkunde verpflichtend im Medizinstudium gelehrt und geprüft werden. Damit war die Augenheilkunde erstmals in ihrer Bedeutung den Fächern Chirurgie und Innere Medizin gleichgestellt.

Beer war sich der Verantwortung, die er hier übernahm, durchaus bewusst: »Das Amt des öffentlichen Lehrers ist schwer; das Amt des clinischen Lehrers eines der schwersten, denn er muss die Haltbarkeit seiner vorgetragenen Lehrsätze an den Kranken selbst nachweisen.« Er hatte diese »Prüfung« bestanden.

Der »Türckenkrieg« beflügelt die Laryngologie

Spätestens, als im Jahr 1870 im Wiener Allgemeinen Krankenhaus weltweit die erste Klinik für Kehlkopfkrankheiten eingerichtet wurde, wusste man, dass der Streit zwischen Ludwig Türck und Johann Nepomuk Czermak über die Vorreiterrolle in der Kehlkopfforschung einen Sinn hatte. Erbitterte Feindschaft verhalf dem Teilgebiet, das sich mit Erkrankungen und Verletzungen des Kehlkopfs befasst, der Laryngologie, zur eigenständigen Wissenschaft.

Ludwig Türck, geboren 1810 in Wien, entstammte einer gut situierten Juweliersfamilie, die auch den kaiserlichen Hof betreute, und erhielt sein medizinisches Doktorat 1837 in seiner Heimatstadt. Bald übernahm er eine Stelle als Sekundararzt im Allgemeinen Krankenhaus, ein alles andere als einfacher Job. Türck hatte alle Hände voll zu tun, Wundärzte, Praktikanten, Wärterinnen und Wärter, die heutigen

Pflegekräfte, unter einen Hut zu bringen und die Erfüllung ihrer Dienstverpflichtung zu kontrollieren. Dazu kamen Nachtdienste, das mühselige Ausfüllen der Krankenrapporte sowie überfüllte Spitalszimmer mit bis zu 45 Betten in einem Raum. Die Spitalskost war schlecht, die Bezahlung noch schlechter. Sie reichte kaum zum Überleben, doch Türck ließ sich nicht unterkriegen.

Er interessierte sich zunächst für die Anatomie und Pathologie des Nervensystems sowie für die Augenheilkunde in Zusammenhang mit Erkrankungen des Nervensystems, zum Beispiel für Netzhautveränderungen bei Nierenkranken. 1846 gründete Ludwig von Türkheim für Ludwig Türck eine kleine Abteilung für Nervenkranke, die dieser 13 Jahre leitete.

1857 wandte sich Türcks Interesse verstärkt dem Kehlkopf zu. War er bereits in der neurologischen Wissenschaft innovativ unterwegs, so bereicherte er die Kehlkopfforschung in höchstem Maße. Durch Zufall kam er auf die Idee, einen Spiegel zu verwenden, um Nervenlähmungen am Kehlkopf besser untersuchen zu können, und das war nur eine seiner Spitzenleistungen.

Bei der Vermarktung seiner Erkenntnisse hatte Türck allerdings kein glückliches Händchen. Kurz gesagt: Er kam immer zu spät. Als er seine Entdeckung des »Prinzips der sekundären Degeneration der Fasersysteme des Zentralnervensystems« am 29. November 1849 in der Gesellschaft der Ärzte vorstellte, war ihm der Engländer Augustus Volney Waller (1816–1870) genau um eine Woche zuvorgekommen und hatte ähnliche Experimente, die er an Fröschen durchgeführt hatte, in der britischen Gelehrtengesellschaft zur Wissenschaftspflege, der Royal Society, bereits publik gemacht. Das Phänomen der sekundären Degeneration des Rückenmarks wird daher in erster Linie mit Wallers Namen in Verbindung gebracht.

Bei seinen Versuchen zur Feststellung von Sensibilitätsstörungen nach Halbseitenläsion des Rückenmarks kam Türck der Neurologe Charles-Édouard Brown-Séquard (1817–1894) um ein Dreivierteljahr zuvor. Türck hatte wieder zu lange mit der Veröffentlichung gewartet, auch wenn man ihm zugutehalten muss, dass er stets eine gewissenhaft geprüfte These aufstellte, bevor er seine Forschungsergebnisse verbreitete.

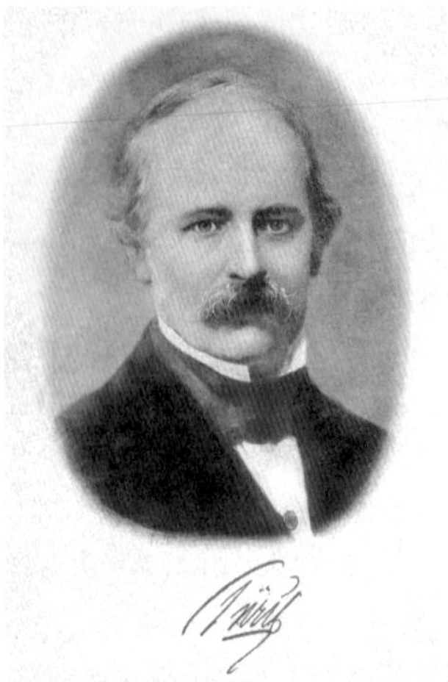

Ludwig Türck als Kontrahent von Johann Nepomuk Czermak

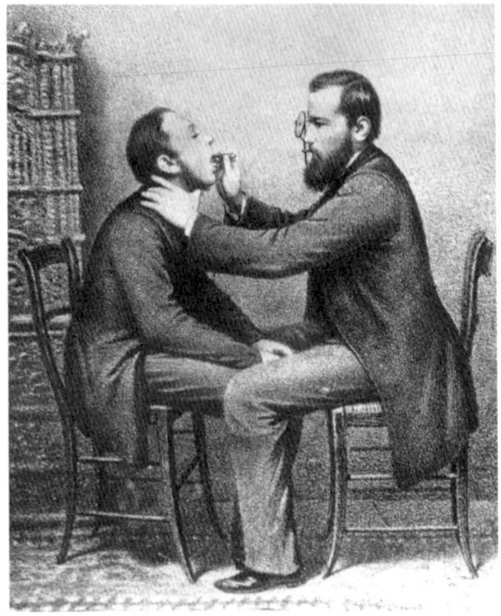

Johann Nepomuk Czermak bei einer Untersuchung mit dem Kehlkopfspiegel, um 1870

Eine erbitterte Auseinandersetzung lieferte sich Ludwig Türck mit dem in Prag geborenen Physiologen Johann Nepomuk Czermak. Nachdem Czermak in Wien, Breslau und Würzburg Medizin studiert hatte, erhielt er an letzterer Universität sein Doktorat. Seine Karriere begann er in Prag, setzte sie dann in Graz, Krakau, Pest, wieder in Prag und zuletzt in Jena und Leipzig fort.

Im Sommer 1857 begann Türck bei seinen Patienten Kehlkopfuntersuchungen und Operationen mit einem von ihm konstruierten Spiegel, dem Laryngoskop, unter Ausnutzung des Sonnenlichts durchzuführen. Czermak war da gerade in Krakau.

Den Kehlkopf mittels Spiegel sichtbar zu machen, war nicht neu. Solche Versuche gab es bereits ab der Mitte des 18. Jahrhunderts, jedoch ohne große Erfolge. Dem Spanier Manuel García junior (1805–1906), einem Gesangslehrer und Opernsänger, gelang es Mitte der 1850er-Jahre, mit zwei Spiegeln bei seinem eigenen Kehlkopf die Bewegungen beim Singen zu beobachten. Grund genug, ihn bis heute oft als den Erfinder der Kehlkopfspiegelung zu bezeichnen. Türck hatte allerdings keine Kenntnis über die spanischen Experimente und García im Gegensatz zu Türck kein medizinisches Interesse.

Türck aber tüftelte an der Weiterentwicklung von Kehlkopfspiegeln, um sie für den diagnostisch-klinischen Bedarf brauchbar zu machen. Weil er dabei das Sonnenlicht ausnutzte, musste er seine Forschungen im Winter unterbrechen. Und dann bekam er völlig unerwartet und daher umso schmerzlicher zu lesen, dass ein anderer wieder schneller mit einer Publikation zur Laryngologie war.

Türck hatte seinen Spiegel Czermak auf dessen Bitte hin zur Verfügung gestellt, und genau dieser veröffentlichte im März 1858 in der *Wiener medizinischen Wochenschrift* mit dem Artikel »Ueber den Kehlkopfspiegel« die Erfindung des Laryngoskops. Der Beitrag basierte auf Selbstversuchen, die Czermak an seinem Kehlkopf im Winter mit Türcks Spiegelchen bei künstlicher Beleuchtung durchgeführt hatte. Und das reichte ihm auch schon als Erwähnung von Türck. Czermak rückte vielmehr die Untersuchungen Garcías in den Mittelpunkt.

Diesmal konnte Türck nicht stillhalten. In einer Sitzung der Gesellschaft der Ärzte am 9. April 1858 erhob er Anspruch auf »seine« Erfindung. Wenige Tage später gab Czermak nach und gestand Türck die führende Rolle in der Entwicklung der Laryngoskopie zu, zog seine diesbezüglichen Aussagen allerdings bald wieder zurück.

Hier standen sich zwei Mediziner gegenüber, die wohl nicht unterschiedlicher hätten sein können: Türck, zögerlich, gehemmt sowie schwerfällig im Verfassen von Publikationen, ein »Zauderer aus Gewissenhaftigkeit«, Czermak redegewandt, weltoffen und experimentierfreudig.

Die Folge des »Türckenkriegs« war eine Flut von Publikationen und Gegenpublikationen. Auf Czermaks Publikation über den Kehlkopfspiegel im März antwortete Türck im Juni 1858 mit einer Arbeit über die Anwendung des Kehlkopfrachenspiegels. Als Czermak im Februar des Jahres 1859 sieben pathologisch-laryngologische Patientenfälle schriftlich demonstrierte, konterte Türck im März mit ebenfalls sieben Fallbeispielen.

Anfang 1860 erschien Czermaks Broschüre *Der Kehlkopfspiegel und seine Verwerthung für Physiologie und Medicin*, Ende des Jahres war wieder Türck mit seiner *Praktische[n] Anleitung zur Laryngoskopie* dran. Beide Werke wurden ins Französische übersetzt, und, wie könnte es anders sein, jenes von Czermak zuerst. Und damit war die Auseinandersetzung noch lange nicht vorbei.

Doch was wie ein endloses Hickhack anmutete, erwies sich letztlich als Segen für die Laryngologie. Das Fachgebiet war mit einem Schlag international in aller Munde, Wien wurde zur Wiege des Kehlkopfspiegels. Czermak, der durch viele Vortragsreisen international sicherlich bekannter war, nutzte zudem die Fotografie und Stereoskopie für die neue Wissenschaft und präsentierte der Kaiserlichen Akademie der Wissenschaften in Wien 1861 die ersten drei laryngoskopischen Aufnahmen des Kehlkopfs. Nicht zuletzt begründete er auch das Fach Rhinologie (Erkrankungen der Nase und Nebenhöhlen). Türck hingegen setzte 1863 einen mutigen Schritt, indem er als Erster versuchte, einen Kehlkopf mit einer Mischung aus Morphium, Alkohol und Chloroform zu anästhesieren.

Angesichts der fruchtbaren Entwicklung in Wien war es nur recht, dass Türck und Czermak den Monthypon'schen Preis der Académie de médecine in Paris 1861 gemeinsam erhielten. Auch wenn Türck das nicht so sah.

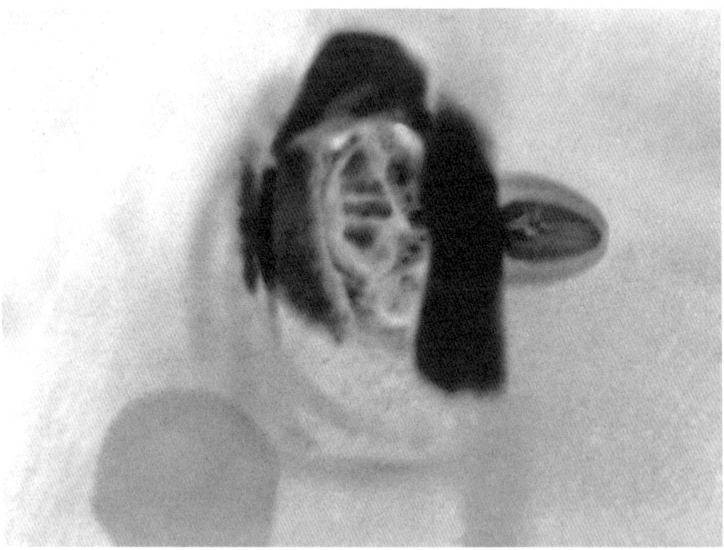

Aufnahme des Kehlkopfs von Johann Nepomuk Czermak, präsentiert in der Kaiserlichen Akademie der Wissenschaften in Wien, 1861

Die aus seiner Sicht begründete Vorrangstellung bekräftigte er 1866 in der Vorrede seines viel beachteten Lehrbuchs *Klinik der Krankheiten des Kehlkopfes und der Luftröhre*: »Nicht lange, nachdem es mir gelungen war, an die Stelle der bis dahin von mehreren Andern versuchten praktisch beinahe gänzlich unbrauchbaren, verschieden geformten Kehlkopfspiegel ein praktisch brauchbares Instrument zu setzen, welches ich Kehlkopfrachenspiegel nannte, hat dieses Instrument in der ganzen Welt Verbreitung gefunden, und zahlreiche Aerzte bedienen sich dessen [...]. Die auf Spiegeluntersuchungen gegründeten hier mitgetheilten Thatsachen sind zum grössten Theil von mir aufgefunden.«

Seine nachhaltigsten Erfolge, die Etablierung des ersten Lehrstuhls für Laryngologie an der Medizinischen Fakultät und die Gründung der weltweit ersten Laryngologischen Klinik im Allgemeinen Krankenhaus 1870, durfte Türck allerdings nicht mehr erleben. Er starb 1868.

Bereits ein Jahr nach Türcks Tod erging der Auftrag des Ministeriums für Kultus und Unterricht an die Medizinische Fakultät, Pläne zur Errichtung einer Klinik für Kehlkopfkranke einzureichen.

Die Klinik war anfangs klein: ein Krankensaal, der durch eine Zwischenwand geteilt wurde, wo auf jeder Seite acht Betten standen. Auch ambulante Patienten wurden dort versorgt. Zum Vorstand wurde Leopold Schrötter von Kristelli (1837–1908) ernannt, der weltweit erste Dozent für Laryngologie und ein Pionier der Endoskopie der Atemwege. Schrötter setzte Türcks Lebenswerk praktisch nahtlos fort, mit wichtigen Arbeiten zu Hals- und Brustkrankheiten, als begnadeter Operateur des Kehlkopfs – auch unter Ausnutzung der von Carl Koller (1857–1944) entdeckten Kokainanästhesie – und als sozial engagierter Mediziner in der Tuberkulosefürsorge. Dazu kam, dass er ein hervorragender Lehrer war, der sich nicht scheute, im Unterricht seinen eigenen Kehlkopf als Demonstrationsobjekt zu nutzen. Außerdem hatte er an seiner Klinik eine Patientin, die sich ebenfalls gerne für Übungen zur Verfügung stellte. Sie war gegen das Einführen des Kehlkopf- und auch eines Nasenspiegels höchst unempfindlich, sodass selbst ungeübte Studenten und Ärzte an ihr herumexperimentieren durften. Kein Wunder, dass die Klinik bereits drei Jahre nach der Eröffnung viel zu klein geworden war für die Tausenden hilfesuchenden Patienten und die Menge an Ärzten, die von überallher zur Fortbildung nach Wien reisten.

Schrötters Nachfolger Carl Stoerk (1832–1899), ein Pionier der Speiseröhrenspiegelung und Verfechter operativer Behandlungen, war in der Entwicklung von Kehlkopfinstrumenten, darunter Ätzmittelträger, Pinzetten, Pinsel, Larynxmesser oder Quetschschlingen, federführend, sodass »Wien der Hauptbezugsplatz für laryngologische Instrumente« wurde. Für seine Experimente hatte er sich in Ottakring sogar einen eigenen Tierstall eingerichtet. Wo er offensichtlich scheiterte, war die Lehre. So berichtete der britische Laryngologe Sir Felix Semon (1849–1921) über Stoerk: »Hielt er aber einen systematischen Vortrag, so ging oft genug die Lebhaftigkeit seines Naturells mit seinem Thema durch; er gerieth vom Hundertsten ins Tausendste und war nach fünf Minuten Meilen weit von seinem eigentlichen Gegenstande entfernt.«

Wien blieb jedoch ein Magnet für studieneifrige und wissbegierige Kehlkopfforscher. 1911 wurde unter Stoerks Nachfolger, dem gebürtigen Prager Ottokar von Chiari (1853–1918), der 1899 die Leitung der Universitätsklinik für Kehlkopf- und Nasenkrankheiten übernahm, ein neues, hochmodernes Klinikgebäude eröffnet. Chiari, ein Schüler von Rokitansky, Škoda, Hebra und Schrötter, gelang es, die Laryngologie durch die Angliederung der Rhinologie und die Einbeziehung von Schädel- und Halsoperationen zu einem eigenständigen Fach mit starkem chirurgischem Einschlag auszubauen. 1912 wurde mit ihm erstmals ein ordentlicher Universitätsprofessor für Laryngologie ernannt. Damit war ein steiniger Weg von den Anfängen der Kehlkopfforschung bis zur Etablierung als wissenschaftliches Fach gelungen.

Die Eigenständigkeit der Laryngologie sollte indes nicht lange währen. Bereits damals gab es Bestrebungen, die Fachrichtung mit der Ohrenheilkunde zusammenzuführen. Chiari allerdings trat vehement dafür ein, die Lehre der Erkrankungen der oberen Luftwege strikt von der Ohrenheilkunde getrennt zu lassen und wurde dabei von vielen Laryngologen unterstützt. Auch wenn die Untersuchungen in beiden Fächern teilweise ähnlich waren, war das jeweilige

Fachwissen mittlerweile so umfangreich geworden, dass es Spezialisten in der einen wie in der anderen Richtung brauchte. Wäre eine Vertiefung in die Krankheiten, Untersuchungs- und Therapiemöglichkeiten und in die jeweilige wissenschaftliche Fachliteratur seitens der Ärzte nicht mehr möglich, befürchtete der Laryngologe Leopold Réthi in der *Wiener medizinischen Wochenschrift* im Jahr 1919, so würde »Wien, das einstige medizinische Emporium [der Kehlkopfforschung], auf das Niveau einer kleinen Provinzstadt« herabsinken.

Chiari und Réthi sollten mit ihrem Wunsch scheitern. Nach dem Ersten Weltkrieg, insbesondere in den 1930er-Jahren, erfolgte in Wien sukzessive die Verschmelzung der Fachgebiete Laryngologie und Otologie (Ohrenheilkunde).

Die Ohrenheilkunde – von der unscheinbaren Disziplin zum akademisch anerkannten Fach

Am 4. Juni 1873 »wurde die neu errichtete, mit allen wissenschaftlichen Hilfsmitteln ausgestattete Ohrenklinik im allgemeinen Krankenhause eröffnet«, schrieb die *Neue Freie Presse* drei Tage später. Diese Klinik ging aus dem otiatrischen Ambulatorium hervor, das 1862 für den Ohrenarzt Josef Gruber eingerichtet worden war. Damals bestand diese erste öffentliche Ambulanz für Ohrenkranke aus einem armseligen Zimmer, und auch jetzt erfolgte die Gründung der Ohrenklinik mit bescheidenen Mitteln. Aber immerhin hatte Wien nun als erste Stadt der Welt eine eigene Ohrenklinik, sogar mit zwei Abteilungen.

Zu den beiden Vorständen wurden Adam Politzer und Gruber bestimmt. Beide wurden 1871 zu außerordentlichen und 1894 zu ordentlichen Professoren ernannt. 1892 gründeten sie die Österreichische Otologische Gesellschaft, Gruber wurde erster Präsident. 1903 wurde die Ohrenheilkunde in die damalige neue Studienordnung aufgenommen. Bis sich die Wiener Ohrenheilkunde allerdings von einer unscheinbaren Disziplin zum akademisch anerkannten Fach entwickelte, war es ein langer Weg, geprägt von Politzers und Grubers Konkurrenzdenken.

Mitte des 19. Jahrhunderts etablierte sich in Wien eine Reihe von Einzelfächern wie die pathologische Anatomie, die Dermatologie oder die Geburtshilfe. Andere Fächer wie die Augenheilkunde wurden gefestigt. Von der Ohrenheilkunde hörte man nichts.

Der Grund lag freilich nicht darin, dass es in Wien keine Ohrenärzte gegeben hätte. Ignaz Gulz (1814–1874) beispielsweise wurde bereits 1845 als erster Dozent für Ohrenheilkunde an der Universität Wien habilitiert, praktizierte jedoch auch als Augenarzt und trat in diesem Fachgebiet mehr hervor. Ignaz Gruber (1803–1872) hatte sich zwar in seiner Praxis auf die Behandlung von Ohrenerkrankungen spezialisiert und 1838 sogar den abgespaltenen Ohrtrichter zur Untersuchung des Trommelfells eingeführt, aber damit hatte es sich schon. Wissenschaftliche Leistungen waren von beiden nicht zu erwarten, diese fanden zur damaligen Zeit eher in England und Deutschland statt. Also brauchte man dringend einen führenden Otologen, der die Ausbildung nachfolgender Ohrenspezialisten organisieren konnte.

Die entscheidende Initiative setzte nun Universitätsprofessor Johann von Oppolzer, der das Interesse für die kleinen Spezialfächer förderte und Adam Politzer für den geeignetsten Mann hielt. Politzer stammte aus Alberti in Ungarn und erhielt 1859 sein Doktorat in Wien. Im Labor von Carl Ludwig (1816–1895) lernte er die experimentelle Physiologie kennen. Bei Rokitansky bildete er sich zum Spezialisten für die pathologische Anatomie des Ohrs aus. Erfahrungen mit Patienten sammelte er als Stadt-Armenarzt. Berühmt wurde er für sein nach ihm benanntes Verfahren der Lufteinblasung ins Mittelohr zur Behandlung der Schwerhörigkeit, das weltweit angewandt wurde. Um zu überprüfen, ob die Ohrtrompete Luft vom Nasen-Rachen-Raum ins Ohr strömen lässt, löst der Arzt einen gezielten Druckausgleich aus. Dabei steckt er den Aufsatz eines Gummiballons (Politzer-Ballon) in ein Nasenloch des Patienten und drückt das andere mit den Fingern zu. In dem Moment, wo der Patient schluckt oder ein Wort mit K-Lauten spricht (wie »Kuckuck«), drückt der Arzt den Ballon zusammen und erhöht so den Druck im Nasen-Rachen-Raum. Ist die Ohrtrompete frei, kann der Arzt hören, wie Luft zum Druckausgleich ins Mittelohr strömt. Gelingt der Druckausgleich nicht, ist die Ohrtrompete verlegt.

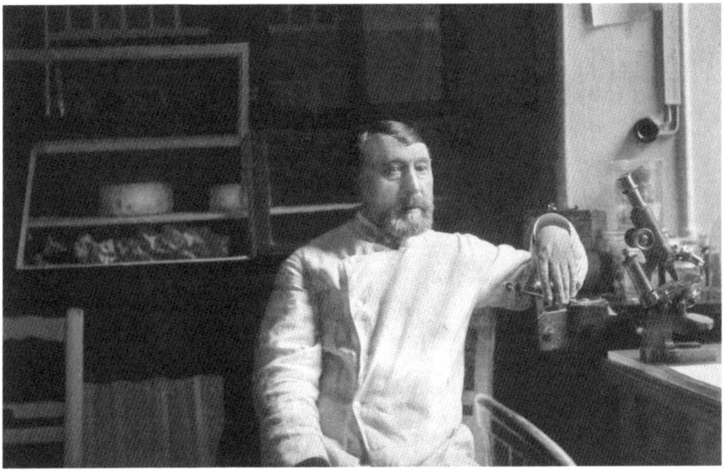

Der Ohrenarzt Adam Politzer in seinem Arbeitszimmer

Um dieses Verfahren anzuwenden, brauchte es keine Ohrenärzte als Spezialisten, das konnte jeder praktische Arzt. Damit war ein wichtiger Schritt für die Akzeptanz der Ohrenheilkunde gesetzt, denn bis dahin wurden Mediziner meist milde belächelt, wenn sie zugaben, sich für Ohrenkrankheiten zu interessieren.

Politzers Kontrahent war Josef Gruber. Geboren im böhmischen Kosolup, arbeite er nach seiner Promotion 1855 an der Universität Wien an verschiedenen Abteilungen im Allgemeinen Krankenhaus, ehe er das otiatrische Ambulatorium übernahm. Zu dieser Zeit entbrannte der Wettstreit der beiden Wegbereiter der Ohrenheilkunde.

1864 war Politzer Mitbegründer der ersten deutschsprachigen Fachzeitschrift, dem *Archiv für Ohrenheilkunde*. Gruber musste nachziehen und wurde Mitherausgeber der 1867 ins Leben gerufenen *Monatsschrift für Ohrenheilkunde*. Das klingt noch relativ harmlos. Die Fronten verhärteten sich jedoch, als es um einschlägige wissenschaftliche Publikationen und um Prioritäten in der Forschung ging. Gruber erhob den Anspruch, bereits bevor Politzer seine Luftdusche bekannt gemacht hatte, ein solches Verfahren an Patienten angewendet zu haben. In seinem 1870 erschienenen *Lehrbuch der Ohrenheilkunde* heißt es: »Es leben in Wien nicht wenige Menschen, welche gerne das Zeugnis abgeben werden, dass ich, bevor Politzer über dieses Verfahren schrieb, an ihnen dasselbe übte, jedoch ohne Wasser schlingen zu lassen.« Politzer wiederum polemisierte in seinem *Lehrbuch der Ohrenheilkunde* gegen Gruber und warf ihm vor, vergessen zu haben, seinen Konkurrenten zu zitieren.

Noch brisanter wurde es vor allem für Rokitansky, Präsident des Obersten Sanitätsrats, als der Drang zu einer Klinik für Ohrenheilkunde immer lauter wurde. Wie sollte er zwei Kontrahenten, die beide eine von der Internen Klinik getrennte Arbeitsstätte und Unterrichtsmöglichkeit verlangten, befriedigen? Angesichts der Rivalität wären zwei Kliniken besser gewesen, aber das kam nicht infrage. So musste Gruber einen herben Rückschlag einstecken, sein bisher allein genutztes Ambulatorium aufgeben und das Zimmer fortan mit Politzer teilen.

Eine Zwischenwand wurde aufgezogen, Gruber erhielt elf Männer-, Politzer acht Frauenbetten. Die Assistenten arbeiteten für beide, der Raum war Krankenzimmer, Ambulatorium, Operationsraum und Hörsaal zugleich. Erst 1898 kamen zwei Räume, ein Ambulatorium und ein Operationsraum, hinzu. Doch gerade aus diesem kleinen Bereich strömte das Wissen der Ohrenheilkunde in alle Welt hinaus. Als Politzer 1907 vom Lehramt ausschied, waren es nicht weniger als 366 Ohrenärzte aus 21 Staaten, die ihn als ehemalige Schüler mit einer Abschiedsadresse ehrten.

Wien als Weltstadt der Erforschung von Harnwegserkrankungen

1872 fanden Studenten im Amtsblatt zur *Wiener Zeitung* unter der Rubrik »Chirurgie« ein neues Angebot: einen sechswöchigen Kurs »Ueber Krankheiten der Harnorgane mit besonderer Berücksichtigung der mikroskopisch-chemischen Diagnostik und mit Uebungen im Handlaboratorium der allg. Poliklinik«, abgehalten von Robert Ultzmann (1842–1889) in der Wipplingerstraße 29.

Der frischgebackene Privatdozent übernahm 1872 die Leitung der Abteilung für Chirurgie und Krankheiten der Harnorgane an der neu gegründeten Allgemeinen Poliklinik, einer Einrichtung, die vor allem für die ambulante Versorgung mittelloser Patienten gedacht war. Mit der dortigen ersten urologischen Spezialabteilung – es gab davor nur eine derartige Abteilung am Hôpital Necker in Paris – ebnete Ultzmann Wien den Ruf als urologische Weltstadt.

Freilich hatte sich die Wiener Urologie schon vor Ultzmann entwickelt, anfänglich, wie wir es von anderen Fächern her kennen, eng verwoben mit der Chirurgie. Bereits Anfang des 19. Jahrhunderts war der Vorstand der I. Chirurgischen Klinik Vincenz von Kern (1760–1829) als »Steinoperateur« anerkannt. Sein wichtigstes Werk *Die Steinbeschwerden der Harnblase, ihre verwandten Übel und der Blasenschnitt bei beiden Geschlechtern* aus dem Jahr 1828 zeigt aber schon einen Trend der Urologie, sich von der Chirurgie loszulösen. Damals hat wohl niemand gerechnet, dass es noch über 150 Jahre bis zur endgültigen Errichtung einer Urologischen Universitätsklinik im Wiener Allgemeinen Krankenhaus dauern sollte.

Kern rühmte sich, die Öffnung der Harnblase zur Entfernung eines Harnsteins insgesamt 334 Mal durchgeführt zu haben. Nur 31 Mal ging der Blasenschnitt schief. Der Erfolg machte ihn über die Grenzen Österreichs hinaus bekannt. Mit dieser Methode stand er ganz im Gegensatz zu seinem Schüler und Nachfolger Joseph Wattmann von Maëlcamp-Beaulieu (1789–1866), der vehement für die Zertrümmerung der Steine in der Harnblase eintrat.

Kern hatte aber nicht nur Gegner in der Heimat, sondern führte auch einen internationalen Disput mit dem französischen Chirurgen Jean Civiale (1792–1867), quasi dem Erfinder der Lithotripsie. Kern hatte das von Civiale und le Roy 1826 in Paris vorgestellte Verfahren, bei dem Steine in der Harnblase zermalmt wurden, vernichtend kritisiert. Civiale reagierte mit einer umfassenden Gegendarstellung. Er monierte, dass die Patienten vor Kerns Operation Angst hatten: »Der Kranke sieht sich einem Verbrecher gleich geknebelt und von mehreren Gehülfen in einer höchst peinlichen Lage festgehalten; wie sehr man sich auch immer hüten mag, seinen Augen alle Zurüstungen der Instrumente zu entziehen, es bleibt ihm doch nicht unbewußt, daß man ihm eine tiefe Wunde beibringen wird, mit welcher nur allzuhäufig die größte Gefahr verbunden ist.« Civiale bezeichnete daher den Eingriff als »eine der schrecklichsten Operationen der ganzen Wundarzneikunde«.

Kern konnte er von der Steinzertrümmerung nicht überzeugen, dafür aber neben Joseph Wattmann von Maëlcamp-Beaulieu auch Victor von Ivánchich (1812–1892), der in der *Wiener medizinischen Wochenschrift* 1856 schrieb: »Was noch vor kaum etwas über 30 Jahren für Fata morgana galt, ist seither schon lange zur Wirklichkeit geworden, – ich meine die […] Lithotripsie. […] Die Lithotripsie hat jetzt schon Welttour gemacht und ist zum Gemeingut der Chirurgie geworden.«

1842 wurde im Allgemeinen Krankenhaus für Ivánchich ein Saal abgeteilt, in dem er Männer und Frauen »zur Behandlung nichtsyphilitischer Krankheiten der Harnorgane« aufnehmen konnte.

Nach wie vor war die Urologie jedoch fest in Händen der Chirurgie, Inneren Medizin, Dermatologie und Neurologie. Erst der aus Mähren stammende Leopold von Dittel (1815–1898), ab 1861 Leiter der III. Chirurgischen Abteilung des Allgemeinen Krankenhauses, etablierte dort die Urologie als selbstständiges Spezialfach mit verbesserten Operationsmethoden und neuen diagnostischen und therapeutischen Möglichkeiten durch das Zystoskop, einen »Blasenbetrachter«.

Dittel war auf Umwegen zur Urologie gekommen. Aus finanziellen Gründen musste er nach seiner Promotion in einer privaten orthopädischen Anstalt und als Badearzt ordinieren. Das so verdiente Geld steckte er in seine weitere Ausbildung in den Wiener Kliniken. Erst mit 33 Jahren bekam er eine Stelle als Sekundararzt im Allgemeinen Krankenhaus. In den 1850er-Jahren verfasste er eine Reihe von Arbeiten zur Orthopädie, etwa über den Klumpfuß oder über Skoliose (Wirbelsäulenverkrümmung), habilitierte sich dann für Chirurgie und wurde 1865 zum außerordentlichen Professor ernannt.

Der Billroth-Freund, der auch den Komponisten Johannes Brahms und den Dichter und Dramatiker Henrik Ibsen zu seinen Gästen in seiner Wohnung im Direktionsstöckl des Allgemeinen Krankenhauses zählte, zog ein internationales Ärztepublikum nach Wien, wollten doch viele bei dem geistvollen Lehrer und dem »Meister der Chirurgie« lernen.

Damals gab es eigene Reiseführer und Reiseberichte, die über die Fortbildungsmöglichkeiten in verschiedenen Universitätsstädten informierten. Wien war die urologischen Aus- und Weiterbildungsangebote betreffend viele Jahre darin führend. So verfasste 1844 Wilhelm Herzig *Das Medicinische Wien. Wegweiser für Aerzte und Naturforscher, vorzugsweise für Fremde, mit einem Plane von Wien*, aber auch rund 80 Jahre später, 1927, gab es noch Publikationen dieser Art, wie etwa von J. Friedmann: *Das medizinische Wien. Die medizinischen Fortbildungskurse, medizinische Einrichtungen, Wohlfahrtspflege, Sehenswürdigkeiten Wiens.*

Der Siegeszug der Endoskopie

Als einer der Pioniere der Endoskopie und Begründer der modernen Harnspiegelung gilt der in Ungarn geborene Syphilidologe Josef Grünfeld (1840–1810). Noch bevor Leopold von Dittel 1879 in Anwesenheit des Dresdner Mediziners Maximilian Nitze (1848–1906) und des Wiener Instrumentenmachers Joseph Leiter (1830–1892) deren Konstruktion eines Zystoskops in der Gesellschaft der Ärzte vorstellte, hatte Grünfeld ein solches Medizinprodukt bereits konstruiert.

Grünfelds Modell bestand aus einem Metalltubus, durch den er mit einem Stirnreflektor Strahlen einer beliebigen Lichtquelle, oft nutzte er dazu die Sonne, in die Harnröhre warf. 1876 gelang es ihm erstmals, allerdings nur bei Frauen, die Harnleitermündung zu sehen, 1885 entfernte er zum ersten Mal unter Sicht kleine Blasentumore durch einen offenen Tubus.

Das von Nitze und Leiter präsentierte Diagnoseinstrument hatte gegenüber früheren Konstruktionen den Vorteil, dass die Lichtquelle

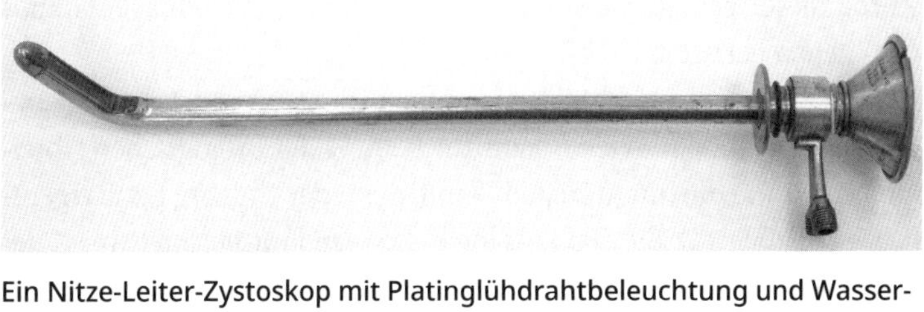

Ein Nitze-Leiter-Zystoskop mit Platinglühdrahtbeleuchtung und Wasserkühlung zur Untersuchung der Blase

in die Blase eingeführt und das Gesichtsfeld durch ein optisches System erweitert wurde. Da aber zunächst ein Platinglühdraht als Lichtquelle verwendet wurde, der einer aufwendigen Kühlanlage mit einem zwei Meter hohen Wasserturm bedurfte, schlug Dittel anstelle dessen ein Mignonglühlämpchen vor. Somit konnten auch ungeübtere Ärzte leichter endoskopieren.

Diese Untersuchungsmethoden wurden sukzessive bei anderen Körperhöhlen angewandt. Heute ist die Endoskopie aus der Medizin nicht mehr wegzudenken.

Vom Kosten und Riechen zum wissenschaftlich fundierten Fach

Hatte man lange Zeit Krankenbefunde nach Geruch, Geschmack und Farbe des Harns ermittelt, so spielte ab der Mitte des 19. Jahrhunderts neben der instrumentellen Entwicklung die urologische Labordiagnostik eine immer größere Rolle. Auf diesem Gebiet gilt Robert Ultzmann als Wegbereiter. Ihm gelang der Nachweis, dass Harnkonkretionen, also Steinbildungen vor allem im Bereich der Niere und der Blase, kristallinischen Ursprungs sind. Sein diesbezügliches Hauptwerk *Die Harnconcretionen des Menschen und die Ursachen ihrer Entstehung* (1883) wurde ins Englische, Französische, Italienische, Spanische, Ungarische, Polnische und Russische übersetzt. Dieses internationale Interesse an der Fachpublikation spiegelte sich auch bei seinen Schülern wider. Zwischen 1873 und 1884 kamen nachweislich 906 junge Ärzte aus 33 Nationen zu Ultzmann an die Poliklinik, allein 324 aus Nordamerika und 104 aus Russland. Leider wurde dieser geniale Geist viel zu früh durch einen Schlaganfall aus dem Leben gerissen.

Einen würdigen Nachfolger fand man in Anton von Frisch (1849–1917). Der gebürtige Wiener kam zur Leitung der urologischen Abteilung quasi wie die Jungfrau zum Kind, denn der Chirurg hatte eigentlich ein Faible für die Bakteriologie. So war ihm beispielsweise der Nachweis der Identität von Hadernkrankheit (Berufskrankheit aufgrund von Verarbeitungsprozessen bei der Textilienherstellung) und

Milzbrand gelungen. 1882 entdeckte er den Rhinosklerombazillus (chronisch bakterielle Entzündung der oberen Atemwege). Mit der Urologie hatte er sich wenig beschäftigt. Also befasste er sich auch im Rahmen der Urologie mit bakteriologischen Fragen, um sich dann mit Otto Zuckerkandl (1861–1921) zusammenzutun. Zuckerkandl, den späteren Primararzt im Rothschild-Spital, könnte man als Allround-Urologen bezeichnen mit einem besonderen Interesse für die Prostatahypertrophie. Ihm und Frisch war es zu verdanken, dass ab 1909 regelmäßig urologische Diskussionsabende stattfanden, in deren Rahmen wissenschaftliche Fragen und Fallbeispiele thematisiert wurden. Daraus entwickelte sich 1919 die Wiener Urologische Gesellschaft.

Zuckerkandl war sich bewusst, dass noch einiges in der Entwicklung der Urologie fehlte. Es gab weder ein Ordinariat noch einen ordentlichen Professor, und beides hätte dieses Spezialfach wohl längst verdient. Seine bereits 1917/18 gestellte Forderung verhallte allerdings ungehört. Man gab dem Ersten Weltkrieg die Schuld.

Bereits 1896 hatte Ultzmanns Schüler Josef Englisch (1835–1915) in einem offenen Brief an den Vorstand der I. Chirurgischen Universitätsklinik Eduard Albert eine eigene Lehrkanzel für die Urologie gefordert. Natürlich war auch er gescheitert. Albert wehrte sich beharrlich dagegen, dass sich Teilgebiete aus der Chirurgie abspalteten. Immerhin hatte man der II. Chirurgischen Universitätsklinik 1910 eine urologische Abteilung angegliedert, später auch der I. Das war aber schon alles, was man der Urologie in Wien im universitären Bereich trotz ihres internationalen Rufs zubilligte.

Was der Augenheilkunde bereits 1812 gelungen war, nämlich die Trennung von der Chirurgie, gelang der Urologie erst 1962. Damals wurde die Urologische Universitätsklinik im Allgemeinen Krankenhaus begründet, und es dauerte noch einmal fünf Jahre, bis sie zum Ordinariat erhoben wurde. Damit war ein langer Weg von der Harnschau über die handwerklich ausgerichtete Urologie bis hin zum wissenschaftlich fundierten Fach abgeschlossen.

Von der »Musteranstalt für Pflege und Behandlung Gemütskranker« zum »Neurologischen Institut«

»Die Kaiserstadt entbehrt noch immer einer ihrer Würde und der Großartigkeit sonstiger Institute irgend adäquaten Irrenheil- und Pflegeanstalt«, kritisierte der deutsche Psychiater Heinrich Damerow 1844 Wiens Umgang mit psychisch kranken Patienten und verurteilte, dass die Primarärzte der »Irrenabtheilung des großen k. k. allgemeinen Krankenhauses [...] meist nur vorübergehende Irrenärzte aus Zufall, nicht aus Nothwendigkeit und innerem Beruf« seien.

Er hatte leider recht. Auch wenn gelegentlich das eine oder andere psychiatrische Thema behandelt wurde, praktische Anwendung fand das Fachgebiet nicht. Wien war noch immer geprägt vom Narrenturm mit seinen 139 Zimmern und vergitterten Fenstern sowie von dem Gedanken, die »Tollen« vor sich selbst und die Gesunden vor ihnen schützen zu müssen.

Wie menschenunwürdig die Situation war, bewies, dass diese »Narren« eine Wiener Attraktion waren. Gegen Eintrittsgeld konnte man sich die Patienten am Sonntagnachmittag anschauen, gleichsam wie die Tiere im Schönbrunner Zoo. Auch wenn Johann Peter Frank bereits 1795 einen Garten im Narrenturm angelegt hatte, damit die Insassen wenigstens zeitweise »lustwandeln« konnten, war man sich wohl bewusst, dass nur ein Neubau eine Verbesserung in der Pflege und Behandlung von psychisch Kranken bewirken konnte. Alle diesbezüglichen Pläne Anfang des 19. Jahrhunderts scheiterten jedoch. 1817 gab es einen kleinen Erfolg zu verzeichnen, als der Narrenturm einen ständigen ärztlichen Leiter erhielt und nicht mehr vom jüngsten Primar mitbetreut werden musste.

Die Wende zum Besseren schaffte der aus Trier stammende Architektensohn Bruno Görgen (1777–1842). Er war selbst von 1796 bis 1814 als junger Primararzt dazu vergattert worden, den Narrenturm zu leiten. Aufgrund der dort gemachten Erfahrungen sprach er sich strikt gegen die gebräuchlichen Zwangswesten sowie das Festgurten von Patienten aus, und es reiften Gedanken in ihm, eine Heilanstalt nach englischen und französischen Vorbildern, also ohne Ketten, zu errichten. 1819 gründete er die erste »Privat-Heilanstalt für Gemüths-

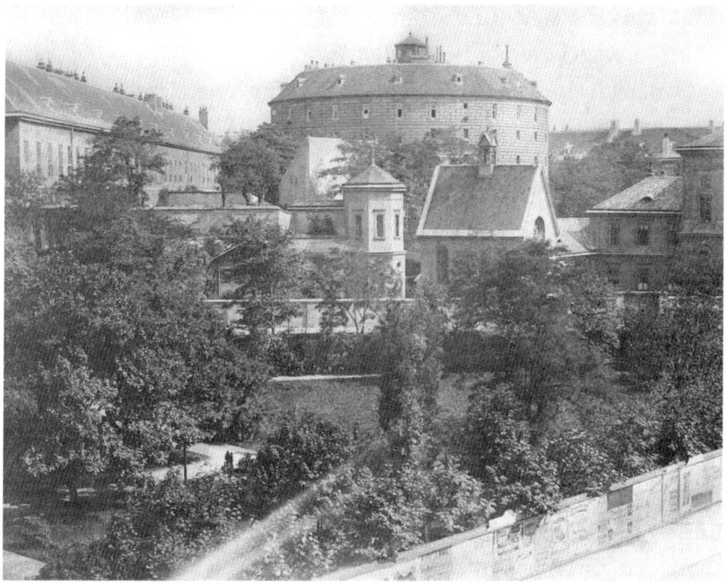

Der Narrenturm in Wien. Er besitzt heute die weltweit größte pathologisch-anatomische Sammlung.

kranke« in Wien. In der zunächst im Gumpendorfer Mollardschlössl eingerichteten und 1831 nach Oberdöbling in die Heniksteinvilla übersiedelten Institution erhielten die Patienten eine für damalige Verhältnisse moderne Beschäftigungstherapie. Sie konnten Sport betreiben, Musik hören, selbst musizieren, es gab die Möglichkeit zum Billard- und Kartenspiel oder man plauderte einfach. Und es gab eine Werkstätte. Zudem sollten sich die Patienten möglichst frei bewegen dürfen, sofern das Krankheitsbild dies zuließ.

Das Pflegepersonal wurde nach strengen Kriterien ausgesucht, musste ein hohes Bildungsniveau, Fremdsprachenkenntnisse und musische Begabung vorweisen. Die im Durchschnitt 70 bis 80 Betreuer für rund 100 Patienten waren nämlich mehr Gesellschafter und Begleiter als Therapeuten.

Natürlich war das nicht gratis. Die angebotene »Behandlung« erfolgte je nach Höhe der Bezahlung. Obwohl der Tagsatz zwischen drei und fünf Gulden im Vergleich zu 18 Kreuzer im Narrenturm betrug, gab es einen Ansturm auf diese Privatheilanstalt, die rasch zu einer Musteranstalt für die Pflege und Behandlung von psychisch Kranken avancierte.

Und noch einen eklatanten Unterschied im Vergleich zum Narrenturm gab es: Görgen ließ seine Patienten mit Messer und Gabel aus Silber essen. Allerdings unter strenger Aufsicht eines Wärters, der dafür verantwortlich war, dass alle Patienten ihr Besteck nach dem Essen wieder abgaben. So verhinderte man, dass jemand ein Messer behielt, um sich etwas anzutun. Im Narrenturm dagegen waren die Speisen vorgeschnitten, die Insassen mussten mit den Fingern essen.

Nach Görgens Tod trat sein Sohn Gustav (1815–1860) in seine Fußstapfen. Und scheiterte an einem seiner berühmten Patienten, dem Politiker und Unternehmer István Széchenyi, der unter anderem die Schiffbarkeit der Donau verbessert hatte und die erste Hängebrücke in Budapest erbauen hatte lassen, aber auch stark gegen den Adel polemisiert und diesem vorgeworfen hatte, keine Steuern zu zahlen und somit den Fortschritt in Ungarn zu hemmen. Széchenyi litt an schweren Depressionen und beging trotz Behandlung Selbstmord. Das wurde Gustav Görgen angelastet. Es kam zum Skandal, Görgen ging.

1860 übernahm Maximilian Leidesdorf (1818–1889) gemeinsam mit Heinrich Georg Obersteiner (1820–1891) die Leitung der Anstalt. Letzterer war nicht nur selbst Nervenheilarzt, sondern dürfte die Liebe zur Medizin und insbesondere zur Neurologie an seinen Sohn Heinrich Benedikt (1847–1922) weitergegeben haben. Obersteiner junior inskribierte 1865 an der Medizinischen Fakultät der Universität Wien. 1870 promoviert, folgte er bereits 1872 seinem Vater nach und wurde einer der Leiter der Döblinger Heilanstalt. 1898 wurde er zum ordentlichen Professor für Anatomie und Pathologie des Nervensystems ernannt. Leidesdorf war inzwischen sein Schwiegervater geworden.

45 Jahre lang blieb Obersteiner nicht nur Direktor, sondern praktizierte in der Döblinger Privatanstalt als Arzt und Psychiater und wohnte mit seiner Familie im Anstaltsgebäude. Gehobene Bürger und Adelige aus allen Teilen der Monarchie sowie viele Ausländer suchten dort Hilfe, darunter Luise Freiin von Eichendorff, die Schwester des Dichters Joseph von Eichendorff und langjährige Brieffreundin von Adalbert Stifter, der Hofbäcker Roman Uhl junior, der

General der Kavallerie Wilhelm Albrecht Fürst von Montenuovo, der 1848 an der Seite von Feldmarschall Josef Wenzel Radetzky von Radetz unter anderem bei Santa Lucia, Vicenza sowie Custozza und 1859 bei Magenta und Solferino kämpfte, oder der Maler und Bühnenbildner Josef Fux. Während des Ersten Weltkrieges wurde die Anstalt auf Obersteiners Verfügung in ein Militärspital für Kopfverletzte und Nervenkranke umfunktioniert.

Wie aus Heinrich Obersteiners »Kasten« das Klinische Institut für Neurologie wurde

Der Name von Heinrich Obersteiner junior ist aber noch viel enger mit dem »Universitätsinstitut für Anatomie und Physiologie des Centralnervensystems« verbunden. 1882 reichte er bei der Behörde ein Ansuchen um einen Raum zur Gründung eines neurologischen Instituts ein. Die Antwort war lapidar: »Damit Euer Wohlgeboren jedoch die nötigen Präparate und Apparate dauernd aufbewahren können, wird die Aufstellung eines geräumigen Kastens hinreichen, zu welchem Ende Sie sich mit der einen oder anderen der mit den Lokalitäten im genannten Institute (Pathologie) vertrauten Personen ins Einvernehmen setzen wollen.« Das war alles, wofür die offizielle Seite bereit war. Ein finsteres Hofzimmer einer ehemaligen Gewehrfabrik Ecke Währinger Straße/Schwarzspanierstraße diente als Tierstall, Präparatezimmer und Hörsaal zugleich. Das staatliche Budget war knapp und hätte gerade einmal für den Spiritus zum Präparieren gereicht. Also brauchte es Obersteiners private finanzielle Mittel, um das Institut zu gründen, das heute als das weltweit erste Hirnforschungszentrum und als ein Vorläufer des 1993 errichteten Klinischen Instituts für Neurologie gilt.

Trotz des miserablen Bauzustands dauerte es nur wenige Jahre, bis sich Obersteiners Institut zu einer Lehr- und Forschungsstätte ersten Ranges und zu einem Ort des wissenschaftlichen Austausches für in- und ausländische Studierende und Ärzte entwickelt hatte. Sein primäres Ziel war erreicht. Die Wissenschaft dort konzentrierte sich auf die morphologische Hirnforschung, die Physiologie des Nervensys-

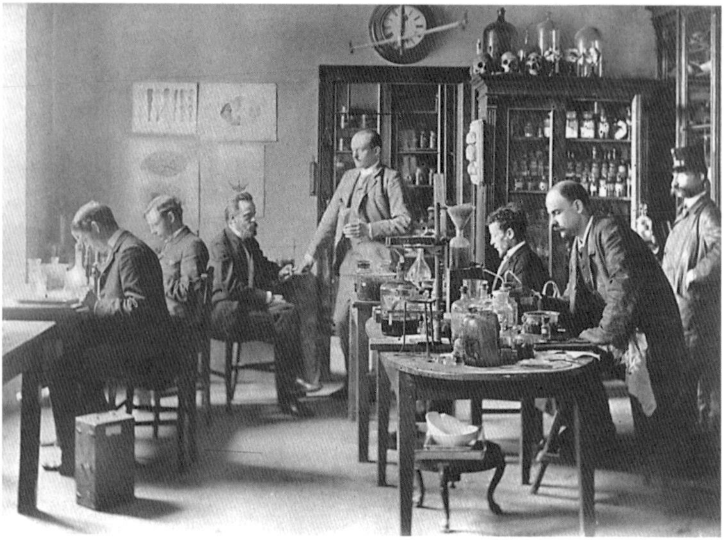

Heinrich Obersteiner (3. v. l.) und Otto Marburg (4. v. l.) im Laboratorium des Neurologischen Instituts in Wien

tems sowie die normale, vergleichende und pathologische Anatomie. Kurz gesagt war Obersteiner der Vater der modernen Neurowissenschaften.

Als Lehrer zog er »keine Schranken zwischen sich und seinen Schülern. […] dem Jüngsten schenkt er gleich Gehör wie dem Ältesten, und sein Wohlwollen besiegt jede Schwäche des Anfängers.« Seine zu Lebzeiten 22 Bändchen umfassenden *Arbeiten aus dem Neurologischen Institute an der Wiener Universität* (1900 wurde die Einrichtung auf seinen Wunsch hin umbenannt) zeugen davon, dass es nicht darauf ankam, in welchen desolaten Räumlichkeiten ein Institut untergebracht war, sondern auf den Geist, der in diesem herrschte. Obersteiners Lehr- und Forschunganstalt wurde zum Vorbild für Einrichtungen dieser Art in Zürich, Amsterdam, Frankfurt, Berlin, Leipzig, München, Budapest und Philadelphia. Obersteiner selbst wurde in zahlreiche international renommierte Fachgesellschaften aufgenommen.

Doch es wäre nicht die Wiener Medizin, wäre alles problemlos verlaufen. Seitens der Wissenschaftsbürokratie in Österreich wurde

Obersteiners Forschung wenig Interesse entgegengebracht. Obwohl das Institut für den Ansturm an Studierenden und Ärzten rasch viel zu klein war, wurden räumliche Erweiterungen abgelehnt. So waren häufig Übersiedelungen nötig, die das ohnehin geringe Budget noch mehr belasteten. Obersteiner musste nach wie vor oft selbst tief in die Tasche greifen. Aber er ließ sich nicht entmutigen und engagierte sich weiter für einen Neubau.

Es war nicht einmal selbstverständlich, dass man für seine Arbeit bezahlt wurde. Obersteiners Assistent Otto Marburg (1874–1948) erhielt erst 1903 eine Dotierung aus öffentlichen Mitteln, Obersteiner selbst erst 1917. Das war auch jenes Jahr, in dem das Institut in seine endgültigen Räumlichkeiten in der Schwarzspanierstraße 17 übersiedelte. Nach Obersteiners Pensionierung 1919 übernahm Marburg die Leitung.

Obersteiner hatte sein Ziel erreicht, aber der Preis war hoch. Infolge des Ersten Weltkrieges verlor er fast sein gesamtes Vermögen und musste seine, wenn auch wenig bewohnte, Villa veräußern, um seiner Ehefrau eine halbwegs würdige Existenz zu sichern. Er starb verarmt.

Die Basis – Diagnose und Therapie

Sich unters Messer zu legen«, ist für viele Menschen noch immer eine Horrorvorstellung, vor allem, wenn es sich dabei um eine Operation unter Vollnarkose handelt. Die Überwachung des Herzschlags, des Blutdrucks und der Sauerstoffsättigung durch moderne Gerätschaften macht eine Operation heute allerdings viel sicherer als noch vor 100 Jahren. Passt etwas nicht, schlagen die Geräte Alarm. Die Narkosemittel sind verträglicher geworden, und dass man künstlich beatmet worden ist, merkt man oft nur daran, dass man nach der Operation heiser ist oder Halsschmerzen hat.

Bis man in der Medizin jedoch so weit war, waren viele Forschungen teils mit Selbstversuchen nötig und Höhen und Tiefen sowie bürokratische und finanzielle Schwierigkeiten zu meistern.

Die Pioniere der Kreislaufphysiologie in Wien

Bei einer Visite in einem Wiener Spital in der zweiten Hälfte des 20. Jahrhunderts. Dozent zum Sekundararzt: »Haben Sie bei dem Patienten schon Blutdruck gemessen?« Der Sekundararzt: »Nein, ich halt' nichts vom Blutdruckmessen, denn schauen S', Herr Dozent: Wenn Sie den Blutdruck messen, und er is' normal, war der Arbeitsaufwand umsonst. Is' der Blutdruck nicht normal, wird ma' nur nervös.« Wen wundert's, dass der Dozent wortlos ging.

Wortgewandt musste hingegen im 19. Jahrhundert Samuel von Basch (1837–1905) sein. Der Erfinder des ersten brauchbaren Blutdruckmessgeräts am Krankenbett hatte sich mehr als einmal zu rechtfertigen, warum so eine Messung überhaupt notwendig sei. Heute steht der Blutdruck als ein wichtiger Wert für die Erkennung von Krankheiten, aber auch bei vorbeugenden Maßnahmen in der Medizin außer Zweifel.

Mehr als 1000 Jahre prägte der römische Arzt Galen von Pergamon das Wissen über das Blut und den Blutfluss im Körper. Er ging von der irrigen Annahme aus, dass die Leber das Blut aus Nahrungsbestandteilen erzeugt und dass das Blut auf seinem Weg durch den Körper völlig verbraucht wird. Der bekannte Anatom Andreas Vesalius sprach sich im 16. Jahrhundert gegen diese Theorie aus und musste daraufhin die Universität Padua verlassen.

In den 1620er-Jahren gewann der englische Anatom William Harvey Kenntnisse, wie das Herz das Blut im Kreislaufsystem zirkulieren lässt. Seit damals weiß man, dass das Herz eine Pumpe ist, das Blut unter Druck fließt und immer wieder zum Herzen zurückkehrt. 100 000 Kilometer lang sind unsere Blutgefäße. Bestätigt wurden Harveys Kenntnisse vom englischen Landpfarrer und Naturforscher Stephen Hales, und zwar anhand von Pferden. Hales führte 1713 Glasrohre in die Halsschlagadern lebender Pferde ein, beobachtete das aufsteigende Blut und maß den Druck. Diese noch ziemlich blutrünstige Angelegenheit ließ immerhin erkennen, dass der rote Saft auf acht Fuß, also umgerechnet etwa 2,5 Meter stieg.

In Wien war Johann Wilhelm Mannagetta von Lerchenau, kaiserlicher Leibarzt und zwischen 1633 und 1662 mehrmaliger Rektor der Universität, einer der Ersten, der sich mit dem Blutkreislauf befasste. Als Pionier der Kreislaufphysiologie und Entdecker der klinischen Blutdruckmessung gilt jedoch der in Prag geborene Samuel von Basch.

Basch erwarb sein Doktorat 1862 an der Universität Wien. Eigentlich wollte er pathologischer Anatom werden, aber daraus wurde nichts. Eine Bewerbung als Assistenzarzt bei Rokitansky scheiterte. So versuchte er sein Glück in Mexiko. Basch hatte nämlich Friedrich Semeleder (1832–1901) in die Kunst des Mikroskopierens eingeführt, und genau dieser Semeleder ging als Leibarzt mit Kaiser Maximilian I. (1832–1867) nach Mexiko. Dort sollte Semeleder verschiedene medizinische Lehrkanzeln errichten und bot Basch jene der pathologischen Anatomie an. Basch sah seine Chance und folgte nach. Allerdings wurde er zunächst Kommandant des Militärspitals in Puebla, und seine Laufbahn endete als Leibarzt Maximilians. Als solcher erwarb er traurige Berühmtheit, als er die Leiche des erschossenen Kaisers nach Österreich überführen musste.

Erfolgreicher waren seine revolutionierenden Ansichten über die damalige Kreislauflehre. Aber auch seine Beschäftigung damit war ein steiniger Weg. Um seine Forschungen in Wien finanziell betreiben zu können, musste er in den Sommermonaten als Kurarzt in Marienbad arbeiten und privat ordinieren. 1878 erhielt er in Wien zwar die außerordentliche Professur, seine Bemühungen, ein eigenes Laboratorium für experimentell-pathologische Forschungen zu errichten, scheiterten jedoch. Zwei ehemalige Stallräume durfte er für seine Untersuchungen nutzen, die Einrichtung musste er selbst bezahlen, ebenso die Instrumente, die er für seine Versuche benötigte.

Enttäuscht verließ Basch die Donaumonarchie und versuchte sein Glück in Berlin. Dort war er höchst willkommen. 1880 entwickelte er am Berliner Institut für Physiologie das erste brauchbare Blutdruckmessgerät. Dieses Sphygmomanometer zur nichtinvasiven, also unblutigen Messung, war das erste derartige Instrument, das auch am

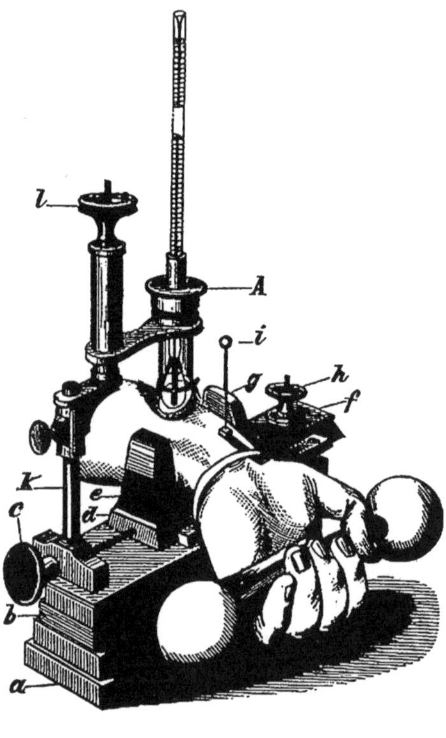

Samuel von Baschs Sphygmomanometer zur Messung des Blutdrucks

Krankenbett verwendet werden konnte. Dabei handelte es sich um ein Modell mit Schraubenkompressorium, einer leicht platzenden Pelotte und einer mit Flüssigkeit gefüllten Kautschukmembran, die mit einem Quecksilbermanometer verbunden war. Mittels der auf das Handgelenk aufgebrachten Pelotte wurde der Puls zum Verschwinden gebracht und der dafür erforderliche Druck mit dem Manometer gemessen. Als Ergebnis bekam man den systolischen Wert.

Natürlich war dieses Gerät noch mehr als unhandlich, und Basch arbeitete laufend an Verbesserungen, vor allem an einer tragbaren Version. Dabei halfen ihm sein selbst gebautes Kreislaufmodell und Tierversuche. Mit der Blutdruckmessung zu unterschiedlichen Tageszeiten sowie unter verschiedenen Bedingungen gelang es ihm, einen normalen Kreislauf von krankhaften Veränderungen zu unterscheiden. Im Tierexperiment gewann er wichtige Erkenntnisse zur Funktion des Lungenkreislaufs. Darüber hinaus befasste er sich mit dem »Nutzeffekt der Herz- beziehungsweise Atemarbeit«, mit Atemnot infolge von Herzerkrankungen, mit den Auswirkungen von Nikotin auf die Herzleistung, und er erkannte Bluthochdruck als Risikofaktor für Arteriosklerose. Vehement stellte er sich gegen seinen Lehrer in Berlin Ludwig Traube (1818–1876), der der Meinung war, alle Herzfehler seien eine Folge der Verlangsamung des Blutstroms.

1881 kehrte Basch als Vorstand der internen Abteilung der Allgemeinen Poliklinik nach Wien zurück. Doch auch jetzt war nicht alles eitel Wonne. Er erhielt zwar endlich ein Laboratorium und eine jährliche Unterstützung in der Höhe von 200 Gulden, dazu den Professorentitel, aber nicht alle Kliniker konnten sich mit seinen Experimenten anfreunden. Insbesondere mit Ottomar Rosenbach (1851–1907) kam er sich ins Gehege. Hier prallten Baschs mechanistisch-physikalische Ansätze auf Rosenbachs energetisch-biologische. Als Rosenbach eine abnormale Kreislauffunktion biologisch ganzheitlich als chemische, thermische, mechanische und nervöse Reaktion im Sinne seiner Energetik deutete, entgegnete Basch: »Bei ihm kompensiert Alles. Es kompensiert der linke und rechte Ventrikel, der linke Vorhof, die Lunge, das Gewebe, die Säfte usw. Sie alle tanzen wie im wilden Reigen und feiern Etwas, was ich eine Kompensationsorgie nennen möchte.« Rosenbach warf Basch wiederum vor, seine Lehren nur

»an künstlichen, aus Schläuchen und Röhren bestehenden Kreislaufapparaten« zu gewinnen. Letztlich erwies sich hier die Labormedizin aber als wichtige Ergänzung zur Untersuchung am Krankenbett.

Nach Basch entwickelte in Wien 1899 Gustav Gärtner (1855–1937) ein Tonometer zur Blutdruckmessung am Finger. Dieses Gerät bestand aus einem pneumatischen Ring, einem Manometer und einem Gummiball. Es beruhte auf dem Prinzip, das Wiedereinschießen des Bluts in ein vorher blutleer gemachtes Fingerglied als Kriterium für die Blutdruckmessung auszuwerten.

Das Blutdruckmessgerät mit Oberarmmanschette und Quecksilbermanometer, wie wir es heute kennen, stammt aus 1896 und wurde von dem italienischen Kinderarzt Scipione Riva-Rocci entwickelt.

Der diastolische Blutdruckwert geht auf den Militärarzt Nikolai Sergejewitsch Korotkow zurück. Er beschrieb um 1905 den Einsatz des Stethoskops beim Abhören der nach ihm benannten Korotkow-Geräusche (pulssynchrone Geräusche, die beim langsamen Ablassen des Drucks in der Manschette wahrnehmbar sind).

Wie der Blutdruck gehört die Kontrolle des Pulses in der Medizin zu den Standardmesswerten. »Anfälle mit äußerst heftigen Schmerzen, Puls im Anfalle ganz verschieden; einmal langsam, zirka 56 bis 60, ganz regelmäßig […], dann wieder beschleunigt, 80 bis 90 ziemlich gleich und regelmäßig, endlich […] mit ganz wechselnder Spannung«, so beschrieb der Internist Hermann Nothnagel seine Zustände knapp vor seinem Tod. Die Diagnose: koronare Herzkrankheit. Der ursprünglich aus Deutschland stammende Apothekerssohn, der 1863 in Berlin zum Dr. med. promoviert worden war, kam 1882 nach Wien. In seiner Antrittsvorlesung betonte er vor den Studenten: »Nur ein guter Mensch kann ein großer Arzt sein.« Darüber hinaus musste der große Arzt etwas von Pulsdiagnostik verstehen. Die war nämlich Nothnagels Leidenschaft, und darauf mussten auch seine Studenten besonderen Wert legen. Nothnagel galt zwar als milder Prüfer, aber wenn man den Puls nicht richtig fühlte und beurteilte, verstand er keinen Spaß. Nicht zuletzt rühmte er sich, »dreimal hunderttausend Pulse in der Hand gehabt zu haben«.

15 Sekunden, länger dauerte eine Beinamputation auf dem Schlachtfeld in der ersten Hälfte des 19. Jahrhunderts nicht – sofern der Chirurg geübt war. Die Oberschenkelarterie wurde unterbunden, dann kam das Knochenmesser. Der Patient bekam alles mit. Wenn er Glück hatte, unter Opiumeinfluss, oder aber er kollabierte vor Schmerz.

Welch ein Segen für Patienten und Chirurgen, dass am 16. Oktober 1846 der Zahnarzt William Morton (1819–1868) einen Patienten aus einem von ihm entwickelten Gerät einige Minuten lang Ätherdampf einatmen ließ, bevor ihm am Bostoner General Hospital ein Tumor am Unterkiefer entfernt wurde. Der Patient schlief ein und konnte schmerzfrei operiert werden. Nach der Operation erzählte er, dass er nichts gespürt habe außer einem Gefühl, als wäre er mit einem stumpfen Gegenstand berührt worden.

Inspiriert zur Äthernarkose wurde Morton auf einem Jahrmarkt, wo er beobachtete, wie sich Menschen am Äther berauschten und kleinere Verletzungen offensichtlich nicht mehr spürten. Die Operation war ein Meilenstein, der allerdings zunächst von vielen europäischen Chirurgen als »typische nordamerikanische Windbeutelei« abgetan wurde. Morton blieb der Ruhm zu Lebzeiten versagt. Jahrelange Streitigkeiten um Patentrechte trieben ihn in den finanziellen Ruin.

Einer, der die bahnbrechende Leistung erkannt hatte, war der Wundarzt Franz Schuh. Er lernte die neue Maßnahme auf einer Studienreise nach England kennen, begann rasch mit Versuchen und erprobte die amerikanische Äthernarkose an Tieren sowie gesunden Menschen. Am 27. Jänner 1847 führte er als einer der Ersten auf dem europäischen Kontinent eine Amputation unter Anwendung des neuen Narkoseverfahrens durch. Josef von Škoda schrieb über diesen sensationellen Eingriff zwei Tage später an seinen Bruder: »Gestern wurde bei Schuh eine Amputation gemacht. Etwa eine Minute athmete der zu Operierende vorher Schwefeläther, wurde ganz gefühllos und wußte nach dem Erwachen nach etwa drei Minuten, während welcher Zeit der Fuß abgenommen war, nichts von dem Vorgefallenen.«

Am 15. September 1884 stellte der Augenarzt Joseph Brettauer auf der 16. Versammlung der Ophthalmologischen Gesellschaft in Heidelberg die Kokain-Lokalanästhesie vor. Eingeführt hatte diese der Sekundararzt an der II. Wiener Augenklinik Carl Koller. Nur vier Tage vor der Versammlung war ein Patient mit Grauem Star mittels Lokalanästhesie operiert worden, nachdem ihm Koller eine zweiprozentige Kokainlösung in den Bindehautsack geträufelt hatte. Eine Sensation.

Dass man mit Kokain experimentierte, war jedoch einer anderen österreichischen Pionierleistung zu verdanken, nämlich der ersten groß angelegten österreichischen Weltumsegelungsmission, der Novara-Expedition von 1857 bis 1859, die von der Kaiserlichen Akademie der Wissenschaften initiiert worden war. Da der deutsche Chemiker Friedrich Wöhler (1800–1882) schon seit Längerem den Kokablättern Bedeutung zugeschrieben hatte, ersuchte er, von der Expedition eine größere Menge mitzubringen, weil er »die chemischen Bestandtheile dieser höchst merkwürdigen Pflanze genauer, als dies bisher geschehen« war, untersuchen wollte. 1860 gelang dann dem Apotheker Albert Niemann (1834–1861) im Rahmen seiner Doktorarbeit in Wöhlers Labor die Isolierung des Kokains aus der Kokapflanze. Ähnliche Forschungen sollen bereits 1855 in Deutschland und Ende der 1850er-Jahre in Italien erfolgt sein. Aber noch dauerte es ein paar Jahre, bis das Kokain in der Medizin seinen Durchbruch erlebte.

Carl Koller, der 1882 in Wien promoviert worden war, arbeitete schon während seiner Studienzeit im Labor des Experimentalpathologen Salomon Stricker (1834–1898). Dort hatte ihn Sigmund Freud ersucht, ihn bei Untersuchungen des Kokains zu unterstützen. Freud interessierte sich für die Wirkung von oraler Verabreichung von Kokain. »Coca-Koller«, wie Koller von Freud bezeichnet wurde, wollte bewusst Schmerzreize ausschalten. Dazu hatte er bereits mit verschiedenen anderen Substanzen herumprobiert. Chloral, Chrompräparate oder Morphium, das alles brachte aber nicht den gewünschten Erfolg. Doch Koller ließ sich nicht entmutigen, denn: »Obschon erfolglos, hatten diese Versuche doch die Wirkung, daß ich vorbereitet war, die Gelegenheit zu erfassen, sobald ich einem wirklichen

Lokalanästhetikum begegnen würde.« Und das war im Sommer 1884. Koller und Freud standen mit einer Gruppe junger Ärzte im Hof des Allgemeinen Krankenhauses. Einer klagte über Zahnschmerzen, und Freud gab ihm ein paar Tropfen vom Extrakt der Kokapflanze. Der Schmerz verschwand im Nu. Damit hatte Koller seine Substanz gefunden: Eine zweiprozentige Kokainlösung genügte, um die Bindehaut und die Augenhornhaut eines Versuchstiers zu anästhesieren. Berührung, chemische, thermische und elektrische Schmerzreize lösten keine Reaktion mehr aus. Selbstversuche folgten und dann schließlich die entscheidende Anwendung am Patienten.

Nun sollte einer von Koller lang ersehnten Assistentenstelle in Wien nichts mehr im Weg stehen, doch da kam es zu einem Zwischenfall. Koller ließ sich von seinem Kollegen Friedrich Zinner provozieren. Dieser hatte ihn wegen seiner jüdischen Herkunft beleidigt. Koller versetzte ihm einen Faustschlag ins Gesicht, in weiterer Folge kam es zu einem damals bereits verbotenen Säbelduell. Koller blieb unverletzt, Zinner trug zwei tiefe Wunden davon. Damit hatte sich Kollers Karriere in Wien erledigt.

Das Kokain als Lokalanästhetikum aber fand rasch Eingang auch in andere medizinische Fächer wie zum Beispiel in die Laryngologie.

Schlafgas oder Lachgas?

Hermann Theodor Hillischer (1850–1926) ist eine Reihe von Innovationen zu verdanken: 1878/79 ließ er das erste Kieferspital in Wien errichten. 1884 führte er die heute allgemein gebräuchliche Bezeichnung der Zähne ein, und fünf Jahre später konnte er seine erste selbst konstruierte Zahnbohrmaschine präsentieren, wie er überhaupt mit einigen Erfindungen die Zahnmedizin bereicherte.

1886 zeigte er auf einer Tagung der Gesellschaft deutscher Naturforscher und Ärzte in Berlin die Anwendung des von ihm erfundenen Schlafgases für länger dauernde Operationen. Dazu hatte er einen tragbaren Narkoseapparat konstruiert, der mit einem Sauerstoff-Lachgas-Gemisch betrieben wurde, von Hillischer selbst als Schlafgas bezeichnet.

Lachgas an sich war schon länger bekannt und wurde ab 1868 bei Operationen verwendet. Hillischer nannte als Vorteil seines Schlafgases, dass die Patienten länger unter Narkose gehalten werden konnten, weniger Probleme mit Sauerstoffmangel hatten, als wenn sie nur Lachgas bekamen, und dass Patienten, die beide Narkosevarianten erfahren hatten, jene mit Schlafgas bevorzugten. Der einzige Nachteil war, dass »die Dauer bis zum Eintritte der Narcose bei der Inhalation des Lustgas-Sauerstoffgemisches (Schlafgases) etwas länger [war] als bei der Atmung mit reinem Lustgas«.

Hillischer forderte sogar, die reine Lachgasnarkose zu verbieten und auch Äther- und Chloroformnarkosen durch das Schlafgas zu ersetzen.

Ein Gemisch von 50 Prozent Lachgas und 50 Prozent Sauerstoff wurde übrigens 2008 in Österreich und Deutschland als Fertigarzneimittel Livopan® zur Behandlung kurzzeitiger Schmerzzustände zugelassen und war bereits davor in England, Frankreich und den skandinavischen Ländern in der Kinderheilkunde, der Geburtshilfe sowie in der Notfallmedizin eingesetzt worden.

Otto Mayrhofer-Krammel – Vater der österreichischen Anästhesiologie und Intensivmedizin

»Es war interessant, ereignisreich und zufriedenstellend. Ich bereue es nicht, dieses Fach begonnen zu haben«, so kommentiert Otto Mayrhofer-Krammel kurz und prägnant seine Einstellung zur Anästhesiologie und Intensivmedizin. Sein Medizinstudium schaffte er trotz des Zweiten Weltkrieges in Windeseile, obwohl er während der Ferien Sanitätsdienst in der deutschen Wehrmacht leisten musste. 1944 wurde er zum Dr. med. promoviert. Seine berufliche Laufbahn begann er an der II. Chirurgischen Universitätsklinik, wo noch die Äther-Tropfnarkose gang und gäbe war, sowie daneben die von Koller eingeführte Lokalanästhesie.

1947 besuchte eine Ärztegruppe, darunter ein Anästhesist, aus den USA und England das Wiener Allgemeine Krankenhaus und berichtete über Erkenntnisse in der Thoraxchirurgie. Mit der bisher gebräuchlichen Äthernarkose war es nicht möglich, die Atmung zu kontrollieren. Daher wurde in Wien kaum am offenen Brustkorb operiert.

Die Amerikaner brachten nun ein neues Narkosegerät mit, den »Waters-Kanister«, der ganz einfach zu bedienen war. Dabei wurde ein Gummischlauch in die Luftröhre eingeführt und diese abgedichtet. Somit konnte man die Atmung beobachten oder diese, wenn sie ausfiel beziehungsweise absichtlich ausgeschaltet wurde, mithilfe des Atembeutels auf der anderen Seite des Zylinders händisch unterstützen oder gänzlich übernehmen.

Das wollte man in Wien auch können. Also durfte Mayrhofer-Krammel zunächst in England und dann in Schweden diese neuen Therapieformen erlernen. 1948 kam er mit einem britischen Narkoseapparat nach Wien zurück. 1949/50 absolvierte er die Facharztausbildung an der Columbia University in New York. In Österreich fungierte er 1951 als Gründungspräsident der Anästhesiegesellschaft. Ein Jahr später wurde das Fach Anästhesie anerkannt und Mayrhofer-Krammel Universitätsprofessor. 1961 erhielt er den ersten Lehrstuhl und wurde Vorstand des neu gegründeten Instituts für Anästhesiologie. In den 1960er-Jahren initiierte er die ersten beiden direkt an die Chirurgie angeschlossenen Intensivstationen in Österreich.

Mayrhofer-Krammel setzte wichtige Impulse in der Entwicklung der Reanimationsmaßnahmen sowie in der Notfall- und Katastrophenmedizin. Der Weg dorthin war jedoch nicht immer ganz ungefährlich. Für seine Habilitation befasste er sich mit Anästhetika und Fragen der Intubation für die Lungenbeatmung. Dazu war es nötig, Muskeln erschlaffen zu lassen. Längere Zeit wurde dafür das indische Pfeilgift Curare verwendet. Dieses brauchte allerdings lange, bis es wirkte, und es verursachte unerwünschte Nebenwirkungen. Daher suchte man nach einer anderen Substanz. Man wollte etwas, das schnell, aber nur kurz wirkt. Mayrhofer-Krammel stieß mit zwei Mitstreitern eher zufällig auf drei Substanzen, die damals in den Stickstoffwerken Linz synthetisiert wurden und im Tierversuch eine kurzzeitige muskellähmende Wirkung zeigten. Diese Substanzen wurden von ihm und seinen Kollegen im Selbstversuch getestet. Einer von den dreien war das Versuchskaninchen, das sich sedieren ließ, der andere war für die Beatmung zuständig und der Dritte kontrollierte Blutdruck, Puls et cetera und führte das Protokoll. Aus den Versuchen ergab sich, dass Succinylcholin, bekannt als Lysthenon®, das geeignetste Muskelrelaxans war. Seit 1951 wird es in der klinischen Praxis verwendet.

Joseph Hyrtl – Meister der Anatomie

Das Wissen vom Aufbau des Körpers und den Funktionen der Organsysteme ist bis heute die Basis für jedes ärztliche Handeln. Einen großen Anteil daran, dieses Wissen zu vermitteln, haben die Anatomen. Neben Carl von Rokitansky war auch sein Zeitgenosse Joseph Hyrtl auf diesem Gebiet bedeutend.

In Eisenstadt geboren, wurde Hyrtl 1835 an der Universität Wien zum Dr. med. promoviert und bereits zwei Jahre später als Professor für Anatomie nach Prag berufen. 1845 kehrte er an die Universität Wien zurück. Das Anatomische Institut hier bedurfte damals einer dringenden baulichen Adaptierung. Hyrtl schrieb: »Was ich nun in Wien im Jahre 1845 gefunden habe, war träger Widerstand gegen jede Neuerung«, und »ich verschloss mich im Kreise meines Berufes, theilte mein Leben zwischen meiner Arbeitskammer und meinem Hörsaal«. Wichtig war ihm die Verknüpfung der theoretischen Anatomie mit den praktischen Fächern der medizinischen Ausbildung. So startete er 1846 mit einem eigenen Kurs, der diesen Anforderungen gerecht wurde. Dabei verstand er es brillant, den an sich trockenen anatomischen Lehrstoff mit zahlreichen physiologischen und praktischen Erklärungen zu untermauern und somit die Anwendung der Anatomie auf die Medizin und Chirurgie zu unterstreichen. Das zog Scharen von Studenten an.

Hyrtls Initiative ist die Einführung der angewandten oder topographischen Anatomie in die Lehrfächerverteilung des Medizinstudiums in Österreich 1846 und in weiterer Folge auch in Deutschland zu verdanken. Zudem gilt er als Begründer der internationalen anatomischen Nomenklatur, also der systematischen Sammlung von Begriffen zur Bestimmung von Körperteilen. Darüber hinaus zählte die Errichtung eines vergleichend-anatomischen Museums zu seinen vorrangigen Zielen. Um zu zeigen, wie eine solche anatomische Präparatesammlung aussehen sollte, richtete sich Hyrtl in seiner Wohnung ein anatomisches Museum ein. In relativ kurzer Zeit hatte er rund 5000 Präparate angefertigt und teilte seine Räumlichkeiten mit 700 Fischskeletten, 120 Amphibien, 200 Korrosionspräparaten, 83 menschlichen Schädeln, zahlreichen mikroskopischen Injektionspräparaten und 800 Präparaten von Gehörorganen des Menschen und der Wirbeltiere. Letztere waren als Schauobjekte an allen Universitäten, auch außerhalb Europas, heiß begehrt. Es entwickelte sich ein reger Tausch- und Verkaufsverkehr bis in die USA. Weltberühmt waren Hyrtls Sammlung der »Rasseschädel« sowie seine skelettierte Laokoongruppe. Diese zwischen 1850 und 1860 geschaffene künstlerische Gestaltung von menschlichen und tierischen Knochenpräparaten wurde in den Kriegswirren 1945 zerstört.

Bei der Herstellung seiner Präparate ging Hyrtl mitunter ungewöhnliche Wege. Noch während des Studiums nahm er einmal eine Kinderleiche mit nach Hause und setzte diese in einen Topf im Küchenofen. Als seine Mutter das Mittagessen servieren wollte, erwischte sie den falschen Topf, aus dem ihr ein Menschengesicht entgegenstarrte. Ein Aufschrei, dann fiel sie in Ohnmacht. Topf und Kind lagen auf dem Boden. Rasch nahm Hyrtl die Leiche, versteckte sie unter seinem Wintermantel und wollte sie zur Universität zurückbringen. Doch ein Unglück kommt selten allein: Hyrtl rutschte am Weg auf Glatteis aus. Ein herbeieilender Wachmann half ihm auf und entdeckte dabei das tote Kind. Hyrtl wurde verhaftet und auf ein Kommissariat gebracht. Da er seine Unschuld am Kindesmord nicht hinlänglich beweisen konnte, bat er den Anatomiediener Kaspar um Hilfe, dem er die Kinderleiche um zwei Gulden abgekauft hatte. Doch Kaspar war sturzbetrunken und konnte sich an nichts erinnern. Alles schien sich gegen Hyrtl verschworen zu haben, da kam ihm sein Anatomieprofessor Aloys Michael Mayer zu Hilfe, der an dem »roten Bandl« der Nabelschnur erkannte, dass das Kind aus dem Findelhaus stammte. Hyrtl war gerettet. Die Strafpredigt seines Professors sollte er jedoch sein Leben lang nicht vergessen.

Durch seine Eigenwilligkeit machte sich Hyrtl bei Kollegen oft unbeliebt, seine Feindschaft zum Begründer der österreichischen Physiologen-Schule Ernst Wilhelm von Brücke, den Hyrtl 1849 einst sogar selbst von Königsberg nach Wien geholt hatte, war mit ein Grund, warum er nie Dekan der Medizinischen Fakultät wurde. Dabei war Hyrtls Wahl goldrichtig gewesen.

Als Brücke nach Wien kam, fand er in den Räumlichkeiten der Josephs-Akademie nur ein spärlich eingerichtetes Institut vor, dem es an Ausstattung und Instrumenten fehlte. Innerhalb weniger Monate gelang es Brücke, Geräte und Mikroskope zu organisieren und ein modernes Laboratorium aufzubauen, in dem er mit seinen Assistenten und Studenten grundlegende Forschungsarbeit leistete. 1854 übersiedelte das Institut in die Räumlichkeiten einer alten Gewehrfabrik Ecke Währinger Straße/Schwarzspanierstraße, wo es rasch zu einem internationalen Zentrum der physiologischen Forschung wurde.

Dem angesprochenen heftigen Streit zwischen den beiden Medizinern lagen unterschiedliche wissenschaftliche Anschauungen zugrunde. Hyrtl setzte auf Beobachtung, Brücke dagegen war ein Verfechter der exakten experimentellen Wissenschaft.

Offizieller Ausgangspunkt der Feindschaft war Hundegebell. Brücke hatte auf dem Hof hinter dem anatomischen Hörsaal einen Stall mit über 20 Hunden für physiologische Versuche. Diese wurden von ihm ausschließlich mit Gelatine gefüttert, wollte er doch beweisen, dass sie allein durch dieses »Futter« schön fett werden. Den Hunden war das offenbar zu wenig, sie protestierten mit lautem Gebell. Hyrtl war von dem Lärm der hungernden Tiere so genervt, dass es 1854 zu mehreren Zwischenfällen mit teils wüsten Beschimpfungen kam. Schließlich griff Hyrtl zu einer List. Heimlich soll er die Hunde mit Leckereien gefüttert und somit ruhiggestellt haben. Brückes Versuchsergebnis war damit unbrauchbar.

Eine Auseinandersetzung über die Koronararterie fand vor der Kaiserlichen Akademie der Wissenschaften in Wien statt und wurde anschließend noch nachhaltiger in publizistischer Form ausgetragen. Darüber hinaus führten die beiden einen Streit um den Stellenwert ihrer Fächer Anatomie und Physiologie und um die umstrittene Vorherrschaft der Anatomie. Hier setzte sich Brücke durch.

Guido Holzknecht – Wiens Vorreiter der bildgebenden Diagnostik

Um die Jahrhundertwende des 19./20. Jahrhunderts waren sie wie ein Wunder, heute sind sie aus der Medizin nicht mehr wegzudenken – die Röntgenstrahlen. In ihrer über 120-jährigen Geschichte hat die Radiologie die Fortschritte der Medizin nicht nur begleitet, sondern entscheidend beeinflusst. Neben den Röntgenbildern brachten Nuklearmedizin, Mammografie, Computer-, Magnetresonanztomografie und Ultraschall wesentliche Veränderungen in der Diagnostik und damit in der Therapie.

Als Wilhelm Conrad Röntgen (1845–1923) im Dezember 1895 in Würzburg das Skelett der Hand seiner Frau Anna Bertha sichtbar machen konnte, ließ dies die medizinische Welt aufhorchen. Nicht nur die Darstellung des Skeletts, sondern auch die Erkennung von Knochenbrüchen oder die Lokalisierung menschlicher Fremdkörper waren nun möglich.

In Wien begann der damalige Vorstand des II. physikalischen Instituts Franz Exner (1849–1926), ein Studienfreund Röntgens, gemeinsam mit seinem Mitarbeiter Rudolf Pöch (1870–1921) Anfang 1896 mit diesen Strahlen zu experimentieren. Bereits 1898 waren fast alle Wiener Spitäler mit Röntgenapparaten ausgestattet, doch bis 1910 waren kaum ein Dutzend Ärzte ausschließlich als Röntgenologen tätig. Notgedrungen röntgenisierten Chirurgen, Internisten und Dermatologen nebenberuflich. Sie erhielten meist eine nur kurze Einschulung und hatten daher begrenzte Fähigkeiten.

Die österreichische Röntgenologie ist vor allem mit einem Namen verbunden: Guido Holzknecht. Nach mit Mühe bestandener Matura 1893 studierte er Medizin an den Universitäten Wien, Straßburg, Königsberg in Ostpreußen und dann wieder in Wien, wo er 1899 promoviert wurde. Bereits als Student interessierte er sich ganz besonders für die Röntgenstrahlen. 1902 erhielt er eine Stelle als Sekundararzt und 1904 als Abteilungsassistent im Röntgenlaboratorium des Wiener Allgemeinen Krankenhauses. 1905 übernahm er dessen Leitung. Ab 1906 bezeichnete Holzknecht sein Labor als Institut für radiologische Diagnostik und Therapie. 1913 erfolgte die Ausgestal-

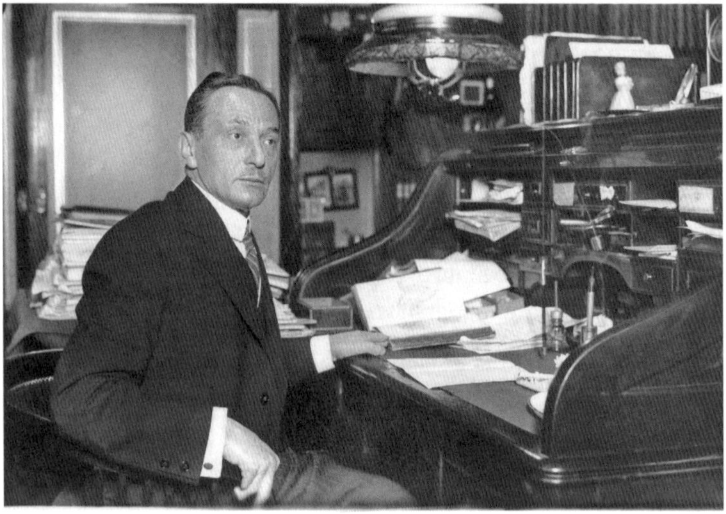

Der Röntgenologe Guido Holzknecht, an den Händen bereits gezeichnet von seinen Operationen

tung zum Zentralröntgeninstitut, wo er eine weltweit bekannte Ausbildungsstätte schuf.

Aufgrund der Strahlenbelastung, der er im Rahmen seiner Forschungen und ärztlichen Tätigkeit ausgesetzt war, musste Holzknecht über 60 Operationen über sich ergehen lassen. Selbst verstümmelte Finger hielten ihn nicht vom Arbeiten ab. »Solange man mir den Kopf nicht abschneidet, werde ich weiterarbeiten«, blieb sein Leitsatz bis zuletzt.

Holzknechts Leben und Wirken ist die Tragödie eines Mannes, der sich sein Leben lang bemühte, der Röntgendiagnostik und Röntgentherapie zum Durchbruch zu verhelfen, dabei aber einen vergeblichen Kampf gegen das Unverständnis der Ministerialbürokratie, die Arroganz der Fakultätsmitglieder und den Neid vieler Kollegen führen musste. Aussagen von deutschen Kollegen wie »Die Wissenschaft kann sich glücklich schätzen, einen solchen Forscher zu besitzen« oder Wien habe hervorragende Röntgenologen, »Holzknecht aber ist der Genialste von ihnen und der Tüchtigste« verhallten unter den Wiener Ärzten ungehört. Holzknecht galt nämlich als Querulant, pedantisch, schroff, überheblich und politisch aufmüpfig.

Holzknechts erste große Schwierigkeit war, sich zu habilitieren. Die Radiologie war damals noch kein zur Habilitierung zugelassenes Fach. 1902 stellte Holzknecht zusammen mit Robert Kienböck (1871–1953) ein Ansuchen um Zulassung zur Privatdozentur für das Röntgenverfahren. Sie argumentierten, dass die Radiologie eine medizinische Spezialdisziplin sei und spezialistisch gelehrt werden müsse. Darüber hinaus bekrittelten sie, dass in Wien an 30 verschiedenen Orten radiologisch gearbeitet wurde, aber die jeweiligen Ärzte diese Untersuchungen neben ihrer klinischen Arbeit verrichteten. Für die Röntgenuntersuchungen blieb wenig Zeit, diese wurden oft an junge Kollegen abgegeben, die in die Materie nicht eingearbeitet waren und Fehldiagnosen stellten. So wurden Zungenbeine für verschluckte Knochen gehalten oder Zahnplomben für Projektile. Fehlerhafte Diagnosen führten freilich zu falschen Therapien, nicht selten landeten Ärzte vor Gericht. Das sollte künftig vermieden werden. Doch das Ansuchen wurde zunächst nicht bearbeitet und dann abgelehnt. Die Begründungen lauteten: Die Radiologie sei ein zu junges Gebiet, man habe zu wenig Erfahrung, Röntgentherapie können die Dermatologen mitmachen, und außerdem seien die Strahlen zu gefährlich. 1903 wurde zwar ein neuerlicher Antrag wieder nicht genehmigt, aber zumindest durfte nun Röntgenologie gelehrt werden.

In der Folge setzte sich nun Julius Wagner-Jauregg als ein Vertreter des Professorenkollegiums dafür ein, dass die Radiologie ein Habilitationsfach werden sollte, und im Mai 1904 war es endlich so weit. Mit Guido Holzknecht und Robert Kienböck habilitierte sich auch Leopold Freund (1868–1943), der als Begründer der klinischen Strahlentherapie gilt und bereits 1896 ein Mädchen mit Tierfellnävus, einer gutartigen Hautveränderung mit borstiger Behaarung, erfolgreich behandelt hatte.

Nach dem Ersten Weltkrieg war es Holzknechts Ziel, sein Zentralröntgeninstitut in ein Universitätsinstitut umzuwandeln. Das Professorenkollegium der Universität beobachtete dies mit Argwohn und vertrat die Ansicht, man müsse den Röntgenologen das Betreiben unter eigener Leitung stehender Einrichtungen zur Diagnostik, Therapie und Lehre verwehren. Und das war leichter als gedacht, denn als Holzknecht 1923 seinen Antrag einbrachte, war der Zeitpunkt denkbar schlecht. Infolge der katastrophalen finanziellen Lage Österreichs mussten damals viele Posten von Bundesbediensteten abgebaut werden. Man hatte zu wenig Personal und zu wenig Geld. Endlose Verhandlungen zwischen dem Bundesministerium für soziale Verwaltung und jenem für Unterricht waren die Folge.

Die ohnehin schon angespannte Situation verschärfte sich, als der Dermatologe Leopold Arzt (1883–1955) 1927 das Amt des Dekans der Medizinischen Fakultät der Universität Wien übernahm. Damals wurde Kritik laut, dass es zu viele Privatdozenten und außerordentliche Professoren gebe und man nicht noch weitere aus den diversen Fachrichtungen brauche. 1930 beantragte Arzt daher die Beschränkung der Zulassung zur Habilitation und eine zeitliche Limitierung der Dozenturen beziehungsweise außerordentlichen Professuren. Um diese Titel weiter tragen zu dürfen, sollte man sich einer Prüfung der wissenschaftlichen Fähigkeit unterziehen müssen.

Es kam zu Protestaktionen von Professoren, die sich auf die Seite des akademischen Nachwuchses stellten, und zu einer Pressekampagne, in der Holzknecht massiv gegen die etablierte Führungsschicht der Medizinischen Fakultät auftrat. Er beschuldigte die Universität, sich gegen Neuerungen zu wehren, und die Fakultätsleitung, sich gegen Lehr-, Unterrichts- beziehungsweise Ausbildungsreformen zu stellen und somit der Röntgenologie trotz aller Bemühungen ihre gebührende Stellung zu verweigern.

Arzt fühlte sich von Holzknecht persönlich angegriffen, damit war das Scheitern der Verhandlungen mit den akademischen Behörden vorprogrammiert. Die Situation gipfelte in einem Zeitungsartikel, der schwerwiegende Angriffe gegen die Medizinische Fakultät enthielt und von dem man glaubte, dass er von Holzknecht stammte. Ein Disziplinarverfahren war die Folge.

In einer ersten Einvernahme im Juni 1930 distanzierte sich Holzknecht von diesem Artikel, gab allerdings zu, die Probleme der Radiologie in der Öffentlichkeit breitgetreten zu haben. Er stellte aber auch klar, dass sich seine Angriffe nicht gegen die Fakultät an sich richteten, sondern gegen die in Österreich herrschende Meinung gegen seine Fachrichtung. Schließlich pochte er auf sein Recht auf freie Meinungsäußerung.

In einer mündlichen Verhandlung Mitte Dezember 1930 verteidigte sich Holzknecht, dass er sich keines Disziplinarvergehens schuldig gemacht habe. Seine Kritik richte sich nicht gegen die Medizinische Fakultät, sondern gegen den dort herrschenden Geist, der durch Arzt und seine Anhänger verkörpert werde.

Letztlich wurde Holzknecht für Äußerungen, die dem Ansehen der Medizinischen Fakultät schaden könnten, mit der Disziplinarstrafe der Rüge bestraft, was in etwa einem Verweis gleichkommt. Holzknecht legte Berufung ein, der Akt erfuhr jedoch keinerlei Bearbeitung mehr.

Am 3. März 1931 verfasste Holzknecht anonym einen aggressiven Artikel, der in der Zeitung *Der Tag* veröffentlicht wurde. Darin war zu lesen, dass die Medizinische Fakultät die freien Lehrkanzeln »mit ihren unbedeutenden Freunden statt mit den besten erreichbaren medizinischen Größen« besetze, dass dadurch der Wiener medizinischen Schule, der Wiener medizinischen Forschung großer Schaden entstehen könne, aber auch, dass einige wichtige Kliniken überhaupt vakant seien. Obwohl dieser Artikel gezielte Anschuldigungen und Anfeindungen enthielt, unternahm die Medizinische Fakultät nichts.

Holzknecht sorgte jedoch nicht nur für Unruhe, sondern leistete im Bereich des Strahlenschutzes Bedeutendes.

Unmittelbar nach der Entdeckung der Röntgenstrahlen untersuchte man alles Mögliche mittels Röntgenstrahlen und betrieb allerhand Unfug. So wollte der ehemalige Leiter für Physik und Chemie an der Artilleriekadettenschule und Direktor der Hof- und Staatsdruckereien in Wien Ottmar Volker Kanonenrohre mittels Röntgenstrahlen auf Gussfehler testen. Bis in die späten 1950er-Jahre überprüfte man die Passform neuer Schuhe mit den Strahlen. Und man benutzte fälschlicherweise Röntgenstrahlen als Allheilmittel: Man behandelte Akne-Patienten, zu stark behaarte Körperstellen und versuchte, bei Blinden durch Bestrahlung Netzhautbilder zu erzeugen.

1902 erfand Holzknecht seinen bis heute bekannten Holzknecht-Löffel, mit dem der Röntgenologe Druck auf die zu untersuchenden Körperstellen ausüben konnte, ohne dass seine eigenen Hände bestrahlt wurden. Im selben Jahr schuf er das erste brauchbare Messinstrument, das Chromoradiometer, das die Menge der abgegebenen

Strahlung annähernd bestimmen konnte. Mit seinen Holzknecht-Einheiten bildete es die Grundlage der Dosierung der Röntgenstrahlen. Obwohl es noch ein primitives Instrument war, sank die Zahl der therapeutischen Röntgenverbrennungen an Holzknechts Institut um fast 90 Prozent. Was Holzknecht nicht mehr erleben durfte, war die Anerkennung der Röntgenologie als selbstständiges Fach.

1937 entbrannte ein heftiger Streit zwischen dem Dollfuß-Freund Leopold Arzt und dem mit dem Nationalsozialismus sympathisierenden Wolfgang Wieser (1887–1945) um das Zentralröntgeninstitut im Allgemeinen Krankenhaus, worin es neben politischen Differenzen um die Wertung der Radiologie als Hilfswissenschaft oder Spezialfach ging, und erst 1947 erhob die Wiener Fakultät das Zentralröntgeninstitut zum Universitätsinstitut und Extraordinariat, 1955 zum Ordinariat. 1969 wurde die Universitätsklinik für Strahlentherapie gegründet.

Zu weiteren radiologischen Pionierleistungen in Wien zählten die Inbetriebnahme eines Teilchenbeschleunigers durch Karl-Heinz Kärcher (1923–2009), der 1974 auch eine klinische Bettenstation mit Strahlenschutzbetten und einem Operationsraum für Brachytherapie eröffnete, sowie 1987 die Einführung der fotodynamischen Therapie, einer nichtionisierenden Strahlentherapie bei oberflächlich gelegenen Tumoren durch Gerhard Alth (1932–2018). Alth wandte österreichweit auch erstmals die Ganzkörperbestrahlung zur Knochenmarktransplantation an.

Im Donauspital wurde unter Walter Hruby 1991 das weltweit erste voll digitalisierte Zentralröntgeninstitut errichtet und mit einem Bildarchivierungs- und Kommunikationssystem auf Basis digitaler Rechner und Netzwerke ausgestattet, das zu einer schnelleren und umfassenderen Versorgung der Patienten beiträgt.

Die Einführung der Facharztausbildung im Sinne Holzknechts erfolgte in Österreich erst 2001.

Wien, das Mekka der Chirurgie

Am 10. November 1549 erfolgte die erste operative Bauchöffnung in Wien. Die Patientin hieß Margarethe Wolczer und war Wirtin beim »Roten Krebs«. Der Grund für die Operation war ein Kaiserschnitt. Man erzählt: »Ein seltzam warhaftig geschicht, von einer Mitburgerin zu Wienn, welche bey vier jaren ein todt Kindt im leib tragen.« Laut eigenen Aussagen war die Patienten 1545 schwanger geworden, gebar aber kein Kind. Nach einiger Zeit bildete sich unter ihrem Nabel eine Fistel, die aufging. Man sah einen »Kindsteil«, und Eiter trat aus. Der Eingriff, der natürlich nichts mit einem Kaiserschnitt im heutigen Sinne zu tun hatte, fand unter der Leitung des damaligen kaiserlichen Leibarztes und Apothekers Matthias Cornax in Anwesenheit unter anderen des Rektors der Universität Wien sowie Mitgliedern des Universitätskonsistoriums statt. Der handwerklich ausgebildete Stadtchirurg Paul Dirlewang operierte. Tatsächlich litt die Patientin an einem Keimzelltumor. Sie überlebte den Eingriff.

Ein guter Anfang. Bis zum Beginn der wissenschaftlichen Ära der Chirurgie in Wien sollte es jedoch noch eine Weile dauern.

Die Chirurgie – Königin des Messers und der Narkose

Seit dem Jahr 1774 existiert an der Medizinischen Fakultät in Wien die I. Chirurgische Klinik. Damals bestand sie aus zwei kleinen Zimmern mit je fünf Betten, ohne eigenen Operations- oder Hörsaal, geleitet von einem weit über 60-jährigen Geburtshelfer. Von führenden chirurgischen Persönlichkeiten war man weit entfernt. Erst ab 1785 erfolgte die Ausbildung der Chirurgen mehr und mehr an den Universitäten und nicht mehr wie bis dahin üblich als Handwerk. 1805 beauftragte Andreas von Stifft, der Präses und Direktor der

Medizinischen Fakultät, den Steinoperateur Vincenz von Kern mit dem Aufbau einer ersten wissenschaftlichen Chirurgie. Eine tragende Rolle kam dabei dem 1807 errichteten Operateurinstitut zu, das sich im Lauf der Jahre als wichtige Bildungsstätte für begabte Chirurgen etablierte und bis ins 20. Jahrhundert bestand.

1841 wurde eine II. Chirurgische Klinik gegründet und mit Franz Schuh besetzt. Er hatte für Josef von Škoda 1840 die erste Herzbeutelpunktion durchgeführt. Als im Zuge dieses Eingriffs der erste Einstich misslang, weil er zu weit oben angesetzt war und sich kaum Flüssigkeit entleerte, hielten die anwesenden Ärzte die Methode sofort für eine Fehlbehandlung. Doch Schuh ließ sich nicht beirren und stach einen Zwischenrippenraum tiefer. Mit Erfolg. Flüssigkeit trat aus, die Patientin fühlte sich gleich viel besser.

Dass Franz Schuh seinen Lebensweg in der Medizin bestritt, hatte er seinem Lehrer Joseph Wattmann zu verdanken. Schuh war nebenbei ein begnadeter Geiger und lange Zeit zwischen der Musik und Medizin hin- und her gerissen. Als er eines Tages nach einem Konzert, bei dem er für seinen Auftritt viel Beifall bekommen hatte, wieder auf der harten Bank im Operateurinstitut saß, aufgerufen wurde und schon mit einer Übung an einem Kadaver beginnen wollte, hörte er ein lautes »Halt« von Wattmann. Dieser betrachtete seinen Schüler prüfend und sagte schließlich: »Entweder Sie entsagen dem Fidelbogen oder der Lancette für immer!« Schuh wurde daraufhin ein Virtuose am Operationstisch.

Als Lehrer war Schuh unerbittlich, als Arzt kämpfte er sein Leben lang um Anerkennung, dabei hatte er einiges vorzuweisen. Mithilfe der Galvanokaustik (einem OP-Verfahren, bei dem mittels galvanischen Stroms erzeugte Glühhitze für chirurgische Zwecke eingesetzt wurde) gelang es ihm, den Blutverlust bei Operationen wesentlich zu verringern. Außerdem wagte er sich an damals noch verwegene neurochirurgische Eingriffe. Technisch und handwerklich begabt, konstruierte er zudem einige chirurgische Instrumente. Aber erst unter seinem Nachfolger Theodor Billroth wurden in der Chirurgie ganz neue Maßstäbe gesetzt, auch mithilfe der Narkose.

»Es war ein bewegter, meist herber Tag heute, wie gewöhnlich. Alles nach der Uhr. Ich erwachte früh von einer Wunde am Finger, die sich durch Berührung mit Eiter entzündet hatte; doch das bin ich gewohnt, es wird bald besser sein. Dann ewige Klingelei; man ließ mich kaum ruhig mit Frau und Kindern frühstücken; Lohndiener von Hotels, die Stunden für Konsilien verlangten; der Sekretär vom Rudolfinerverein, der Unterschriften wünschte usw. Endlich Besuch bei gestern privat Operierten, nun zur Klinik: Assistenten, Operateure, Direktionserlässe, jeder will etwas. Himmelsakrament, es ist schon 20 Minuten nach 10 Uhr! […] Hinein in den Hörsaal. Zwei Stunden Schulmeisterei und Operationen. Kaum aus dem Operationssaal heraus, fallen mich wieder Menschen an. Endlich nach Hause. 20 Minuten zum Essen. Dann zu einer sehr schweren Operation, die über zwei Stunden dauert. Kühne Vorsicht, endlich Sieg! Alles geht gut. Rasch zwei Glas Kognak! Zu Haus: sechs Patienten, teils mit Bagatellen, teils unheilbar […] 15 Minuten für Five o'clock tea mit Familie. Nun wieder vier Krankenbesuche.« So schilderte der Musikliebhaber Theodor Billroth seinen Alltag am 5. März 1890 kurz vor Mitternacht in einem Brief an seinen Freund Johannes Brahms.

Der gebürtige Pastorensohn aus Rügen, der bis heute zu den weltbekannten Chirurgen zählt, musste erst von seiner Mutter zur Medizin bekehrt werden. Der junge Theodor, ein schwacher Schüler, unbegabt für Sprachen und Mathematik, von einem ehemaligen Hauslehrer als schwerfälliger Geist mit langsamer Auffassungsgabe beschrieben, sah seinen Berufsweg eigentlich in der Musik. Doch seine Mutter erhob Einspruch gegen die brotlose Kunst. Billroth fügte sich und begann 1848 mit dem Studium der Medizin.

1852 erhielt er sein Doktorat in Berlin, 1859 wurde er an die Chirurgische Klinik in Zürich berufen. Dort war er als »messerscheu« verschrien, und das wäre der Wiener Chirurgie beinahe zum Verhängnis geworden, denn man wollte ihn deswegen zunächst gar nicht in die Donaumetropole holen.

1867 klappte es dann doch, und Wien erhielt »jenen Professor der Chirurgie […], von welchem die größte Förderung der Wissenschaft zu erwarten steht, […] der als Lehrer, Operateur und Schriftsteller durch besondere Genialität sich schon ausgezeichnet hat […] und geeignet ist, eine chirurgische Schule zu gründen, welche der Universität zum Ruhme und dem Lande zu größtem Nutzen gereichen soll.«

Eigentlich war diese Berufung politisch gesehen mutig. Billroth, ein Ketzer, wie er über sich selbst schrieb, und ein Preuße, kam genau ein Jahr, nachdem Österreich im Deutschen Krieg von den Preußen besiegt worden war, nach Wien. Sein Schüler Vincenz Czerny (1842–1916) brachte es auf den Punkt: Billroths Berufung war »Österreichs beste Rache für Sadowa«, da es »Preußen einfach das beste Stück weggenommen« hat. Für Billroth eröffnete sich jedenfalls in Wien ein weites Betätigungsfeld.

Das anfängliche Zaudern, in den Patienten hineinzuschneiden, rührte von der Angst der Chirurgen vor Wundciterungen her. Billroth meinte einmal treffend: »Man darf nur operieren, wenn man einige Chance des Gelingens hat. Ganz ohne Chance zu operieren, heißt, die herrliche Kunst und Wissenschaft der Chirurgie zu prostituieren.« Das war auch mit ein Grund dafür, dass er sich mit Wundinfektionen befasste.

1874 entdeckte Billroth die Streptokokken, als er nach der Ursache von Wundinfektionen forschte. Die Erkenntnis, dass diese Mikroorganismen Wundinfektionen verursachen können, blieb aber Robert Koch (1843–1910) vorbehalten. Dennoch kam es nun zu einer Wende in der Behandlung von Wundinfektionen. In England vertrat der Arzt Joseph Lister die These, dass Bakterien die Urheber von Infektionen seien, die durch Karbolsäure vernichtet werden könnten. Billroth war skeptisch, doch als er merkte, dass das Mittel den Patienten half, setzte er es ein. Glücklich war er mit dem Einsatz von Karbolsäure als Desinfektionsmittel allerdings nicht. Diese färbte die Haut braun und machte sie wund, sodass die Chirurgen ihre Hände ständig unter Handschuhen verstecken mussten. Außerdem glaubte man, es ströme aus den Karbolsäuresprays Gas aus.

Eine andere bahnbrechende Entdeckung erleichterte chirurgische Eingriffe: die Äthernarkose. Endlich war es möglich, sich ohne Zeitdruck auch an riskantere Operationen zu wagen. Bald war es den Chirurgen möglich, Operationen an praktisch jedem Organ durch-

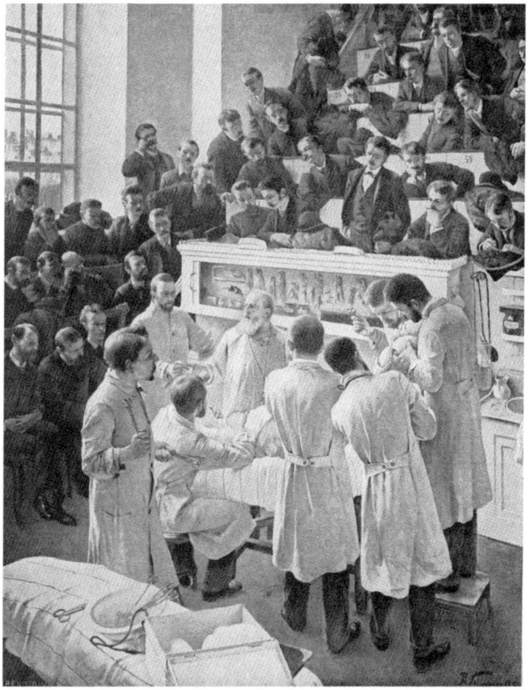

Der Chirurg, Lehrer und Wissenschaftler Theodor Billroth inmitten seiner Studenten an der Chirurgischen Klinik in Wien. Gemälde von Adalbert Franz Seligmann, 1888/90

zuführen. 1881 führte Billroth in Wien die erste erfolgreiche Magenresektion bei einer 43-jährigen Patientin durch, einer an Krebs erkrankten Mutter von acht Kindern. Die Operation dauerte eineinhalb Stunden, der Tumor, der mit einem Teil des Magens entfernt wurde, hatte das Ausmaß eines mittelgroßen Apfels, der restliche Magen wurde mit dem Zwölffingerdarm vereinigt. Rund 50 Nähte mit karbolisierter Seide waren nötig. Alles heilte glatt. Billroth war höchst erfreut über den glücklichen Ausgang. Leider starb die Patientin vier Monate später an einem neuerlichen Krebsgeschwür.

Bereits 1871 hatte Billroth die erste Entfernung kranker Teile der Speiseröhre durchgeführt und 1873 sich an die erste Kehlkopfentfernung gewagt. Weiters operierte er an Niere, Milz, Leber, Gebärmutter und Harnblase. Seine Operationstechniken übte er vorher an Tieren, vor allem an Hunden. Gelenkresektionen, Operationen an der Lunge oder am Gehirn lehnte er ab, genauso wie er sich gegen Bluttransfusionen stellte. Darüber war für ihn das Wissen noch zu gering. Zu

Operationen am Herzen meinte er 1881: »Chirurgen, die versuchen, am Herzen zu operieren, können nicht auf den Respekt von Kollegen hoffen.«

Was ihm trotz aller Bemühungen versagt blieb, war ein Neubau der Universitätsklinik. Aber er brachte begnadete Chirurgen hervor, wie einige Beispiele zeigen sollen:

Die operativen Fähigkeiten Karl Gussenbauers (1842–1903) galten als »fast unerreichbar«. Der exzellente »Techniker« verhalf mit seiner Kehlkopfprothese einem Reitlehrer nach einer Teilentfernung des Kehlkopfs wieder zum Sprechen.

Johann von Mikulicz-Radecki (1850–1905), dem Verfechter steriler Handschuhe und des sterilen Mundschutzes, gelang als Erstem die operative Heilung einer Perforationsperitonitis (Entzündung des Bauchfells infolge der Durchlöcherung eines Hohlorgans) sowie 1881 die erste erfolgreiche Gastroskopie.

Als Pionierleistung in der Frauenheilkunde führte Vincenz Czerny 1878 als Vorläufer Friedrich Schautas die vaginale Gebärmutterentfernung ein.

Julius von Hochenegg (1859–1940) führte 1890 die erste Leberresektion infolge einer Metastase nach einem Gallenblasenkarzinom durch, 1891 entfernte er einem Patienten eine durch einen Unfall gequetschte Niere. Im selben Jahr gelang es ihm, die erste Speiseröhrenplastik einzusetzen. Sein Mitgefühl für Karzinompatienten, die er zur Nachbetreuung sogar daheim besuchte, ließ Hochenegg 1910 zum Mitbegründer der k. k. Österreichischen Gesellschaft für Erforschung und Bekämpfung der Krebskrankheit, der Vorläuferorganisation der Österreichischen Krebshilfe, werden. Aber nicht überall war er beliebt. Arthur Schnitzler erwähnt Hocheneggs »Rohheit und Dummheit« in seinem Tagebuch und verwendete ihn in *Professor Bernhardi* (1912) als Vorlage für den deutschnationalen und antisemitischen Professor für interne Medizin und Direktor des Elisabethinums Dr. Ebenwald.

Als wohl bedeutendster Schüler Billroths gilt Anton von Eiselsberg, der zu Beginn des 20. Jahrhunderts zu den besten Chirurgen zählte und in Österreich ebenfalls eine ganze Chirurgengeneration prägte. Eine gediegene Ausbildung an den Universitäten Wien, Würzburg, Zürich und Paris legte den Grundstein für seine spätere Karriere. Als Schüler Robert Kochs und von Billroth beeinflusst, verstand er es, das neue Wissen der Bakteriologie für die aufstrebende klinische Chirurgie zu nutzen, darunter auch Kenntnisse zum Keimgehalt von Seifen und Verbandmaterial. Als Pionier der Schilddrüsenchirurgie führte er allein bis 1912 etwa 1000 derartige Operationen aus.

Gemeinsam mit seinem Schüler und Nachfolger Egon Ranzi (1875–1939) vertiefte er sich in neurochirurgische Eingriffe. 1911 konnten sie bereits über 208 Gehirn- und Rückenmarksoperationen – darunter 1907 erstmals die erfolgreiche Entfernung eines Rückenmarktumors – berichten, wodurch Eiselsberg zum Begründer der Neurochirurgie wurde.

Als Pionier der Unfallchirurgie initiierte er gemeinsam mit Julius von Hochenegg 1909 eine Unfallstation im Allgemeinen Krankenhaus. Als Lehrer war er gütig und nachsichtig, solange man sich nicht ungeschickt anstellte. Chirurgisches Vorwissen verlangte er nicht, das brachte er den Studenten lieber selbst bei. So kam es vor, dass er zuweilen seinen jungen Ärzten, aber ebenso seinen älteren Assistenten geduldig assistierte. Ging alles gut, zeigte er sich zufrieden, passte etwas nicht, konnte man einen Telefonanruf erwarten und den Satz hören: »Na, schön haben Sie heute nicht operiert.« Dann legte er gleich wieder auf. Seine Art aus- und fortzubilden gab ihm freilich recht. Nicht weniger als 19 seiner Schüler wurden Inhaber von Lehrkanzeln, nicht nur in der Chirurgie, sondern auch als Geburtshelfer und Gynäkologen, als HNO-Ärzte oder Kieferchirurgen.

Theodor Billroth hatte jedoch Schattenseiten. Wer von den Studenten und Ärzten nicht für ihn war und ihn nicht entsprechend würdigte, hatte einen steinigen Weg vor sich. Und eine zweite Gruppe aus dem medizinischen Nachwuchs hatte es ebenfalls bei ihm schwer: »Solche Streber mit einem Strohkopf, mit blöden halb blinden Augen, mit Händen wie Blei, einem Gehirn wie Lehm, mit einem lexikalischen Wissen und einem rührenden Nichts-Können, die giebt es gerade unter diesen Medicin Studirenden in ziemlicher Menge.« Damit meinte er Studenten jüdischer Herkunft.

Billroth stand mit dieser Ansicht nicht allein da. Anton von Rosas (1791–1855), der Nachfolger des Augenarztes Joseph Beer als Leiter der

Augenklinik, hegte bereits zu Beginn des 19. Jahrhunderts eine tiefe Abneigung gegen jüdische Studenten und Ärzte und versuchte deren Zugang zur Wiener Universität zu blockieren. So schrieb er in den *Medicinischen Jahrbüchern des kais. königl. österreichischen Staates* 1842: »Die überhand nehmende Zahl israelitischer Ärzte gereicht der Medizin als Kunst und Wissenschaft, ja selbst der Menschheit zum Nachteil.« Eine Aussage, die seltsam anmutet, waren doch damals von den in Wien 388 tätigen Ärzten nur acht jüdischer Herkunft.

Billroth stellte sich auch gegen das Frauenstudium und war mit dieser Ansicht ebenfalls kein Außenseiter. Anton von Eiselsberg meinte zu dieser Frage, es bestünde »kein Bedarf«, die Frauen seien am häuslichen Herd besser aufgehoben als an einer Universität.

Lorenz Böhler – Wegbereiter der modernen Unfallchirurgie

Der heute weltbekannte Lorenz Böhler lernte während einer Kongressreise in die USA beim Besuch der berühmten Mayo-Klinik in Rochester 1914 für ihn neuartige, darunter operative Behandlungen von Knochenbrüchen kennen und setzte diese später trotz des Widerstands des Armeeoberkommandos an der italienischen Front durch.

Böhler, ein gebürtiger Vorarlberger Handwerkersohn, entdeckte schon früh sein Interesse für die Medizin. Als Vorbild diente ihm der damals einzige praktizierende Chirurg in Vorarlberg Dr. Josef Lippurger. So meinte er zu seiner Großmutter bereits im frühen Kindesalter: »Ich will ein Lippurger werden.«

In den USA erfuhr Böhler, dass auch in London und Liverpool Zentren für operative Knochenbruchbehandlungen existierten, und so beschloss er, nach England zu reisen. Doch die Ermordung des Thronfolgers Erzherzog Franz Ferdinand (1863–1914) in Sarajevo kam ihm dazwischen. Böhler ahnte, dass das Krieg bedeutete, und kehrte nach Österreich zurück. Bereits wenige Tage nach der Kriegserklärung Österreich-Ungarns an Serbien wurde er als Truppenarzt eingezogen. Seinen Wunsch, als Chirurg zu dienen, lehnte man mit der Begründung ab, er habe noch zu wenig Erfahrung. Er kam an die Ostfront und lernte dort, wie Erste-Hilfe-Maßnahmen noch am

Schlachtfeld und die rasche Herstellung der Transportfähigkeit eines Schwerverletzten lebensrettend sein konnten. In dieser Zeit revolutionierte er die Behandlungsmaßnahmen.

Eines Tages legte Böhler bei einer Oberarmverletzung eine Abduktionsschiene (Abduktion ist das Abspreizen eines Armes oder Beines beziehungsweise die Bewegung eines Körperteils von der Körpermitte oder Gliedmaßenachse weg) nach dem System des Schweizer Arztes Theophil Christen an. Da dies im Reglement nicht vorgesehen war, befahl sein Kommandant, sie sofort wieder abzunehmen. Böhler, ein alemannischer Sturschädel, entgegnete trocken, das Reglement sei eben falsch, worauf der Kommandant meinte, das Reglement sei vom Kaiser sanktioniert. Böhler kurz und bündig: »Davon versteht der Kaiser nichts.« Beinahe wäre Böhler wegen Majestätsbeleidigung vor ein Kriegsgericht gestellt worden, aber sein Divisionsarzt setzte sich für ihn ein, und die Angelegenheit ging noch einmal gut aus.

Am 1. August 1916 übernahm Böhler in Bozen als Regimentsarzt ein Reservelazarett für Leichtverwundete mit einer Kapazität von 240 Betten. Der komplizierteste Patientenfall dort war eine offene Fraktur einer großen Zehe. Mehr an Behandlung war in diesem Lazarett auch kaum möglich, denn es war äußerst dürftig ausgestattet. Ein mangelhaftes, bunt zusammengewürfeltes Instrumentarium war alles, was Böhler vorfand. Es fehlte Verbandsmaterial, man hatte weder Badewannen noch einen Röntgenapparat. Böhler bat trotz allem um die Erlaubnis, schwere Knochen- und Gelenkschüsse behandeln zu dürfen. Sein Ansuchen wurde zwar aus Ersparnisgründen abgelehnt, doch so einfach ließ er sich nicht unterkriegen und beschloss, den Dienstweg zu umgehen. Trotz Verbots des Armeeoberkommandos begann Böhler sein Lazarett in eine chirurgische Abteilung umzuwandeln. Als sein Glück erwies sich, dass das Lazarett in den Räumlichkeiten eines ehemaligen Klosters, das als Schulgebäude für gewerbliche Berufe verwendet wurde, untergebracht war. So war es Böhler möglich, mechanische Hilfsmittel zu organisieren. Er besorgte sich Holz, Eisen, Nägel sowie Schrauben und begann, mithilfe seiner Patienten Schienen und Extensionsgalgen zu bauen.

Kurze Zeit nachdem die Adaptierung des Lazaretts abgeschlossen war, begab er sich eines Nachts mit einem Arbeitskommando zum

Bozener Bahnhof, wo auf einem Abstellgleis ein Verwundetenzug auf die Weiterfahrt wartete. Das Sanitätspersonal wusste weder über die Anzahl der Patienten Bescheid noch über deren Verletzungen. Böhler bestach das Sanitätspersonal mit Zigarillos, damit sie ihn in den Zug ließen, dann begann er, sich um die Verletzten zu kümmern. Die Verbände waren in den meisten Fällen schlecht angelegt, viele Soldaten klagten über starke Schmerzen, also ließ Böhler die Soldaten in sein Lazarett transportieren. Unter ihnen befanden sich elf mit Schussverletzungen an den Beinen, zwei mit Oberschenkelschaftbrüchen und drei mit Brüchen nach Einschüssen an Oberarmen und Ellbogen.

Die ganze Nacht über wurden die Patienten behandelt, bis alle versorgt in Ruhestellung auf den Strohsäcken lagen. Auch wenn das höchst erfolgversprechend klang, das Armeeoberkommando ließ sich nicht so leicht von den neuen Behandlungsmethoden überzeugen. Mehrmals noch musste sich Böhler Patienten auf illegale Weise beschaffen, bis er offiziell die Erlaubnis erhielt, Patienten mit Knochen- und Gelenkschüssen zu verarzten.

Böhlers Grundprinzip jeglicher Behandlung lautete zunächst Erhaltung des Lebens, dann Erhaltung des verletzten Glieds und in dritter Instanz die Erhaltung von dessen Funktion. Dazu war die rasche Erstellung einer Diagnose wichtig, eine eventuell nötige möglichst schmerzfreie Einrichtung von verschobenen Knochen oder Gelenken, im Anschluss die Ruhigstellung des verletzten Körperteils, gleichzeitig aber auch die Mobilisation aller nicht ruhiggestellten Gelenke, wiederum unter Vermeidung von Schmerzen.

Trotz dieser fortschrittlichen Behandlung, die dafür sorgte, dass viele Soldaten bald wieder an die Front zurückkehren konnten, hatte Böhler weitere Hürden zu überwinden. So dauerte es ein halbes Jahr, die Bewilligung für die Anschaffung eines Röntgenapparats zu erhalten. Bis dahin mussten Röntgenuntersuchungen in anderen Sanitätseinrichtungen durchgeführt werden. Die nötigen Röntgenplatten musste sich Böhler während des gesamten Krieges zum größten Teil im Schleichhandel besorgen.

Als im Verlauf des Krieges der Mangel an Pflegepersonal immer spürbarer wurde, zog Böhler, wie schon bei der Errichtung seines Lazaretts, erneut Patienten zur Unterstützung heran. Verletzte mit

Unterschenkelbrüchen, die Gehverbände hatten, und Patienten mit Armbrüchen mussten Schwerverletzte pflegen, bettlägerige Verwundete richteten Verbandsmaterial und Tupfer her.

Den gängigen Behandlungsmaßnahmen der damaligen Zeit, darunter elektrischer Strom, Heißluft oder Massage, sagte Böhler den Kampf an. Aktive Bewegung war sein oberstes Gebot, und er praktizierte damit eine Art von Rehabilitation, über deren Bedeutung man eigentlich noch gar nichts wusste. Der Erfolg gab ihm auch hier recht. In nur acht Monaten wurden 830 Knochenbrüche behandelt. Nach Oberschenkelschussbrüchen waren in den Sanitätsanstalten im Durchschnitt Beinverkürzungen von zehn bis 25 Zentimeter gemessen worden. Böhler erreichte mit seinen Behandlungsmethoden Verkürzungen von bloß 1,2 bis zwei Zentimeter und immer öfter Heilungsprozesse ohne Verkürzungen.

Doch nicht nur die rasche und möglichst vollständige Genesung und damit die Wiederherstellung der Diensttauglichkeit von Soldaten war Böhler ein wichtiges Anliegen, sondern auch die Behandlung von Zivilpersonen nach Arbeitsunfällen. In einem *Bericht der Österreichischen Arbeiterunfallversicherungsanstalten* über die Jahre 1906 bis 1911 entdeckte er erschreckende Behandlungsergebnisse: Nach Oberschenkelbrüchen konnten nur neun Prozent, nach Unterschenkelbrüchen nur 20 Prozent der Betroffenen ohne Minderung der Erwerbstätigkeit weiterarbeiten. Daraufhin legte Böhler dem Direktor der Arbeiterunfallversicherung 1919 Material – besonders stolz war er auf seine Frakturbildersammlung – vor, das er in Bozen gesammelt hatte, um zu beweisen, dass er Knochenbrüche aller Grade so regelmäßig heilen konnte, wie es damals selten der Fall war. Seine Prognose, die Dauerrenten um 50 bis 70 Prozent senken zu können, erregte natürlich Aufmerksamkeit, und Böhler erhielt die Erlaubnis, über die volkswirtschaftliche Bedeutung der Unfallchirurgie vor dem Vorstand der Arbeiterunfallversicherung zu sprechen.

Er war so überzeugend, dass die Mitglieder der Vorstandskommission beschlossen, versuchsweise eine anstaltseigene Unfallstation zu errichten. 500 000 Kronen wurden dafür bereitgestellt. Doch die Wiener Ärzteschaft lehnte sich massiv dagegen auf, und die galoppierende Inflation ließ das Projekt zunächst scheitern. Böhler kehrte Wien den Rücken und ging nach Südtirol.

Als Anfang der 1920er-Jahre die Zunahme der Rentenlast immer mehr zum Problem wurde, und der neu ernannte Direktor der Arbeiterunfallversicherung für Wien, Niederösterreich und das Burgenland Böhlers einstige Pläne fand, wurde das Projekt wieder aufgegriffen. Die Universität Wien wehrte sich erneut, der Stadtrat für das Gesundheitswesen Julius Tandler hielt jedoch zu Böhler, und so durfte er das Verwaltungsgebäude der Arbeiterunfallversicherung in der Webergasse 2–6 im 20. Wiener Gemeindebezirk teilweise zu einem Spital umfunktionieren. Die Eröffnung des Unfallkrankenhauses, das lange Zeit weltweit als Musterspital galt, fand am 1. Dezember 1925 statt. Dem vorausgegangen waren zähe und mühselige Verhandlungen mit verschiedensten Behörden.

52 Betten und eine großzügig angelegte Ambulanz standen Böhler zur Verfügung. Die Krankenzimmer wirkten ungewöhnlich. Statt der normalerweise verwendeten weißen Farbe waren die Betten in Schwarz gehalten, damit man den Staub besser sehen konnte. Ein neues Spital hieß allerdings nicht unweigerlich auch viele Patienten. Zunächst verständigte man daher Betriebe, dass Patienten nach Arbeitsunfällen nun in einem anstaltseigenen Unfallkrankenhaus behandelt werden konnten. Die Patienten, die in der Anfangsphase eingeliefert wurden, waren jedoch oft Simulanten, die entweder eine Rente oder zumindest einen langen Krankenstand anstrebten. Darüber hinaus suchten Patienten mit alten, schlecht verheilten Knochenbrüchen Hilfe, bei denen nichts mehr zu machen war.

Die Medizinische Fakultät boykottierte Böhler weiter, weil er weder eine Facharztausbildung als Chirurg noch als Orthopäde hatte. Der Direktor der I. Chirurgischen Universitätsklinik Anton von Eiselsberg warf ihm vor, dass seine Patientenklientel zu einseitig wäre. Es fehlten Kinder und ältere Patienten, und dies bedeutete mangelnde Kenntnisse in der Versorgung und somit auch in der Lehre.

Aber Böhler wusste sich zu helfen. Um die Bettenkapazität auszulasten, operierte er einfach normale chirurgische Fälle, etwa Leistenbrüche oder Blinddarmentzündungen. Und wie er es in Bozen bereits praktiziert hatte, bestach er das Sanitätspersonal der Wiener

Rettung mit Zigaretten, damit sie die Patienten in »sein« Spital einlieferten.

Das funktionierte. Bereits nach einem Jahr waren durch die Ersparnis an Dauerrenten nach der erfolgreichen Behandlung von Brüchen der langen Röhrenknochen die Kosten für die Errichtung des Krankenhauses gedeckt, die Bettenkapazität musste schon im Frühjahr 1926 auf 100 aufgestockt werden, und seinen Konkurrenten zum Trotz erhielt Böhler auch den Facharzt für Chirurgie zuerkannt. Sein Standardsatz »Ich werde Ihnen nicht wehtun« ließ die Patienten Vertrauen haben. Operiert wurde nur, wenn es unbedingt nötig war, grundsätzlich zog er die konservative Behandlung vor. Dennoch gelang ihm 1930 erstmalig in Europa die Nagelung eines Schenkelhalsbruchs.

In Böhlers Unfallkrankenhaus entstanden zudem Lehrfilme, die er nicht nur als klinische Forschungsfilme, sondern auch als Demonstrationszwecke seiner Behandlungserfolge, also gleichsam als Werbefilme verwendete, um auf Kongressen oder Tagungen die

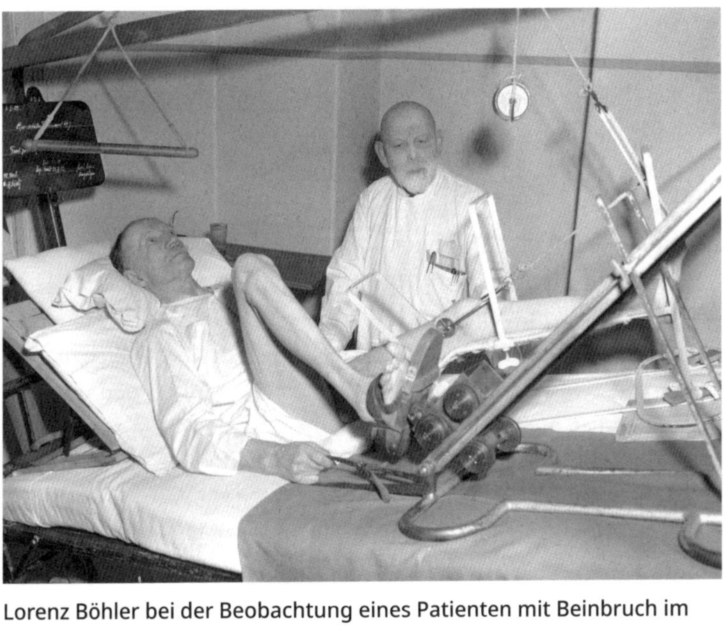

Lorenz Böhler bei der Beobachtung eines Patienten mit Beinbruch im Wiener Unfallkrankenhaus, 1952

Konkurrenz zu beeindrucken. Die ersten in der Gesellschaft der Ärzte 1926 vorgeführten Filme fanden allerdings wenig positives Echo, nicht zuletzt deshalb, weil Böhler in Wien nach wie vor einen schwierigen Stand in der Ärzteschaft hatte. Sein im darauffolgenden Jahr in Skandinavien gezeigter Film über die Behandlung von Speichenbrüchen hatte weit mehr positive Resonanz und führte zu einer Flut von Studenten und Ärzten aus den skandinavischen Ländern, die zur Aus- und Fortbildung in die Webergasse kamen, bald gefolgt von medizinischen Vertretern aus vielen anderen Ländern Europas und Übersee.

In den Filmen präsentierte Böhler »muskelprotzende, turnende ›Böhler-Boys‹«, wie seine Patienten von Fachkollegen oft lächerlich gemacht wurden. In Gipsmieder eingepasst, demonstrierten sie verschiedenste Muskelübungen in eigens konstruierten mechanisch-therapeutischen oder orthopädischen Krankenhausbetten. Im Verlauf des Films wurden die Patienten von den Gipsmiedern befreit und zeigten dann völlig nackt unterschiedlichste Turnübungen, sprangen über Einrichtungsgegenstände, balancierten Gewichte auf dem Kopf, vergnügten sich an Turnringen oder absolvierten gemeinsame Hebeübungen. Zwischentitel informierten über Wirbelbruchverletzungen, Röntgenbilder demonstrierten die operativen und konservativen Behandlungsverläufe. Auch wenn diese Filmaufnahmen von Zuschauern oft als irritierend empfunden wurden oder diverse Emotionen hervorriefen, hielt sie Böhler für ein treffliches Mittel der Kommunikation und Dokumentation.

Nach dem Zweiten Weltkrieg verlor Böhler, der 1938 der NSDAP beigetreten war und auch als förderndes Mitglied der SS galt, seine Lehrbefugnis an der Universität Wien. Dank des persönlichen Einsatzes von Bundespräsident Karl Renner (1870–1950) und anderen bekannten Persönlichkeiten erhielt er diese 1947 zurück und blieb bis zu seiner Pensionierung 1963 Leiter seines Unfallkrankenhauses. Vier Jahre später wurde mit dem Neubau des Spitals in der Donaueschingenstraße begonnen. 1972 erfolgte die Inbetriebnahme des Lorenz-Böhler-Krankenhauses, das Teil des heutigen AUVA-Traumazentrums Wien ist.

Raimund Margreiter – Autodidakt der Transplantationschirurgie

Transplantationen übten in der Medizin immer schon eine gewisse Faszination aus. Auch wenn bereits vor Christi Geburt Geschichten über Transplantationen, zum Beispiel von Hautlappen bei verstümmelten Ohren oder Nasen, verbreitet wurden – die ersten wissenschaftlichen Ergebnisse stammten aus dem 19. Jahrhundert, als Eduard Albert Nervengewebe oder der Schweizer Theodor Kocher (1841–1917) 1883 einem jungen Mann menschliches Schilddrüsengewebe verpflanzte. Bei Letzterem währte der Erfolg allerdings nur kurz.

Dem österreichischen Chirurgen Emerich Ullmann (1861–1937) gelang schließlich die weltweit erste technisch fundierte Nierentransplantation. 1902 demonstrierte er in der Gesellschaft der Ärzte einen Hund, aus dessen Hals Urin tropfte. Ullmann hatte dem Tier die Niere in den Halsbereich transplantiert und den Harnleiter in die Haut des Halses eingenäht. Fünf Tage lang funktionierte die Niere. Vier Monate später stellte er eine Ziege vor, der er eine Hundeniere in den Hals verpflanzt hatte. Damit war ihm die weltweit erste erfolgreiche Xenotransplantation (von einer Tierart auf eine andere) gelungen, die heute beispielsweise bei der Übertragung der Herzklappe vom Schwein auf den Menschen eine Rolle spielt.

Nach dem Zweiten Weltkrieg galt der geniale Wissenschaftler mit seiner Pionierleistung lange Zeit als vergessen. Erst 2002 erinnerte man anlässlich des Jubiläums 100 Jahre Nierentransplantation wieder an ihn. Aber auch zu Lebzeiten hatte Ullmann in Wien kein leichtes Spiel, obwohl er international durchaus Beachtung fand. 1904 sollte ihm der Titel eines außerordentlichen Professors verliehen werden. Eduard Albert, Anton von Eiselsberg und Adolf Lorenz galten als Befürworter, nur Julius von Hochenegg äußerte in der Kommissionssitzung des Professorenkollegiums der Medizinischen Fakultät Einspruch, der allerdings nicht protokolliert wurde. Eiselsberg zog daraufhin seinen Antrag wieder zurück. Ullmann erfuhr zunächst nicht, was ihm zur Last gelegt wurde. So griff er sogar zum Mittel der Selbstanzeige, um die Einleitung eines Disziplinarverfahrens gegen sich selbst zu erwirken. Lange kämpfte er mittels Eingaben gegen die unbekannten, seine Karriere behindernden Vorwürfe. Erst 1916 kam heraus, dass Hochenegg ihn beschuldigt hatte, Provisionen für überwiesene Operationen bezahlt zu haben. Der Ehrenrat der Wiener Ärztekammer erklärte Ullmann zwar 1917 für nicht schuldig, doch hatte der Konflikt sein Leben, wie er selbst sagte, »vergiftet«.

1905 gelang dem gebürtigen Wiener Augenarzt und Billroth-Schüler Eduard Zirm (1863–1944) ein wichtiger Teilerfolg bei frühen Transplantationen. Er verpflanzte bei einem Patienten, der sich die Augen mit Kalk verätzt hatte, weltweit das erste Mal Hornhaut, wobei jedoch nur ein Auge gerettet werden konnte.

1905 war auch das Jahr, in dem in Wien die erste experimentelle Herztransplantation überhaupt stattfand, und zwar an einem Hund. In der Folge gab es vor dem Ersten Weltkrieg zwar noch weitere Experimente in diesem Bereich, doch war man später mit Versuchen zu Organtransplantationen aufgrund der auftretenden Abstoßungsreaktionen zurückhaltend. Erst ab den 1960er-Jahren konnte man in Österreich von einer neuen Erfolgswelle sprechen. In Wien transplantierte Franz Piza (1925–2016) 1964 die erste Niere, 1972 Hans Jörg Böhmig die erste Leber.

International war man etwas früher dran. So erfolgte die erste Nierentransplantation 1954 in Boston und 1967 die erste erfolgreiche Lebertransplantation in Denver. Nach der weltweit ersten Herztransplantation 1967 durch Christiaan Barnard (1922–2001) in Kapstadt überlebte der damals 55-jährige Patient immerhin 18 Tage. 2003 gelang Christian Kermer und seinem Team die weltweit erste Zungentransplantation im Wiener Allgemeinen Krankenhaus.

Der Tiroler Raimund Margreiter erreichte gemeinsam mit der Steirerin Hildegunde Piza-Katzer, die 1992 die Abteilung für plastische Chirurgie am Krankenhaus Lainz ausbaute und bis 1999 leitete, durch die Händetransplantation bei dem Briefbombenopfer Theo Kelz einen hohen Bekanntheitsgrad. Margreiter ist übrigens weltweit der einzige Chirurg, der alle Organe transplantiert hat. Der gebürtige Tiroler erhielt 1965 in Innsbruck sein medizinisches Doktorat. Im September 1967 übernahm er eine Assistentenstelle an der Universitätsklinik für Chirurgie in der Tiroler Landeshauptstadt, die fortan seine berufliche Heimat war. Margreiter bezeichnet sich, was die

Transplantationsmedizin anbelangt, als Selfmademan. Auch wenn man es gar nicht glauben kann, hatte er nie eine Spezialausbildung in diesem Fach und brachte sich alles im Selbststudium bei.

Margreiter begann mit seiner Arbeit auf dem Gebiet der Transplantationsmedizin 1974, als das Fach in Österreich noch in den Kinderschuhen steckte. Der Chirurg musste sich seinen Arbeitsplatz mit der »konservativen Chirurgie« teilen. Rund 3000 Organverpflanzungen führte er aus, ohne auf einen eigenen Operationssaal zurückgreifen zu können. Abgesehen von ersten Nieren- und Lebertransplantationen führte er 1979 erstmals in Österreich die gleichzeitige Transplantation einer Bauchspeicheldrüse und einer Niere durch.

1983 verpflanzte er erstmalig in Österreich gemeinsam mit Franz Gschnitzer (1929–2014) an dem Unteroffizier Franz Wimmer ein Herz. Der Spender war ein 27-jähriger Student. Wimmer litt an einer Erkrankung der Herzkranzgefäße im Endstadium. Er stellte sich freiwillig als Versuchspatient zur Verfügung. Es war praktisch seine letzte Chance, nachdem eine Operation in München am Herztransplantationszentrum als zu riskant abgelehnt worden war. Acht Stunden dauerte die Operation, als Technik wählte man die »Huckepack-Transplantation«, bei der das geschwächte Herz im Körper bleibt und das zweite zur Entlastung daraufgelegt wird. Bereits drei Wochen nach der Operation konnte mit den Rehabilitationsmaßnahmen begonnen werden, nach fünf Wochen erfolgten erste Gehversuche. 54 Tage nach der Operation konnte der Patient entlassen werden. Er war wieder sportlich aktiv und erfreute sich des Reisens. Und er lernte die Familie seines Spenders Albin Castelrotto kennen. Allerdings konnte Wimmers Frau nur schwer mit der Situation umgehen, dass der Spender im selben Alter war wie einer ihrer Söhne. Drei Jahre später musste das Spenderherz ausgetauscht werden. Infolge von postoperativen Komplikationen erlag Wimmer seiner schweren Erkrankung.

1983 wagte sich Margreiter an die weltweit erste Leber-Nieren-Transplantation. Die gleichzeitige Transplantation eines Herzens und einer Lunge 1985 sowie die Doppellungentransplantation ein Jahr später galten ebenfalls als österreichweite Premieren.

1989 führte Margreiter eine Multiorgantransplantation durch, die als erste weltweit erfolgreich durchgeführte derartige Operation in die Geschichte einging. 1990 gelang ihm die erste Darmtransplantation in Österreich, 1995 erstmalig in Österreich eine Inselzelltransplantation.

Im Jahr 2000 folgte die berühmte Doppelhandtransplantation: 1994 war der Kärntner Sprengstoffexperte Theo Kelz zu einem Einsatz in der Nähe der Renner-Volksschule in Klagenfurt gerufen worden, nachdem dort ein verdächtiges, auf beiden Seiten verschlossenes Plastikrohr aufgetaucht war. Kelz ließ den ominösen Fund zur Durchleuchtung auf den nächstgelegenen Flugplatz bringen. Auf der Gepäckröntgenstraße explodierte das Rohr. Kelz sah eine Stichflamme und wurde durch eine Druckwelle zu Boden geschleudert. Mein Gott, meine Hände sind weg, durchfuhr es ihn. Das Plastikrohr hatte einen Sprengsatz aus der Werkstatt von Franz Fuchs (1949–2000) enthalten.

In einer Notoperation konnten Kelz im Klagenfurter Krankenhaus nur noch die Armstümpfe vernäht werden. In der Folge erhielt er zwei Prothesen, mit denen er erstaunlich gut umgehen konnte. Schreiben, den Computer bedienen, Motorrad- oder Autofahren und selbst mit Stäbchen im Chinarestaurant essen stellten kein Problem dar. Doch rund zwei Monate nach dem Unfall hatte Kelz eine Vision, die ihm zwei neue Hände voraussagte. Kelz wünschte sich nichts sehnlicher, als wieder ein »kompletter Mensch« zu werden, fühlen und etwas spüren können. Auch wenn er mit seinen Prothesenfingern ein sehr eigenständiges Leben führte, war die Gefühllosigkeit für ihn nur schwer zu ertragen. Fest entschlossen, eine Transplantation zu wagen, schrieb er an Margreiter, der ihm aufgrund seiner spektakulären Operationen aus den Medien bekannt war. In diesem Brief bekundete er, dass sein sehnlichster Wunsch zwei neue Hände wären. Margreiter reagierte, dass er den Wunsch respektiere und verstehe, sich zum derzeitigen Zeitpunkt allerdings außerstande sehe, eine solche Operation durchzuführen. Die medizinischen Möglichkeiten seien einfach noch nicht so weit. Die Transplantation von Gliedmaßen sei ein höchst komplizierter Eingriff und bedeute eine enorme Herausforderung für die Chirurgie. Margreiter war zu dieser Zeit aber immerhin bereit, an eine solche Operation zu denken, sobald es der medizinische Fortschritt zulassen würde. Kelz musste warten.

1998 transplantierte ein internationales Ärzteteam bei dem 48-jährigen Neuseeländer Clint Hallam in der Edouard-Herriot-Klinik in Lyon eine Hand. Knapp danach traf Margreiter den leitenden Chirurgen dieses Eingriffs auf einem Kongress. Nun waren seine Zweifel beseitigt. Er wollte die Operation wagen. Die Verbindung zu Kelz war rasch hergestellt, Chirurg und Patient verstanden sich auf Anhieb. Um die Wichtigkeit zu unterstreichen, reiste Kelz in Begleitung seiner Tochter nach Lyon, um Hallam persönlich kennenzulernen. Als Kelz von seiner Tochter hörte, dass sich die »neue« Hand warm und angenehm anfühlte, gab es für ihn kein Halten mehr. Er drängte auf die Operation.

Am 6. März 2000 tat Kelz Dienst in der Einsatzleitstelle der Klagenfurter Polizeidirektion. Am Nachmittag musste er ständig an Margreiter denken. Zu seiner Frau meinte er: »Ich weiß nicht, was heute los ist, der Margreiter geht mir nicht aus dem Kopf.« Um 2:30 Uhr rief ihn Margreiter an: Man habe ein passendes Spenderorgan, er erwarte Kelz um 8:00 Uhr in der Klinik. Der Spender war etwa im gleichen Alter wie Kelz, von ähnlicher Statur, die Blutgruppe stimmte überein, und die Familie hatte eingewilligt. In einer Doppeltransplantation sollten Kelz beide Hände des hirntoten Spenders übertragen werden.

Zu diesem Zeitpunkt wussten nur Margreiter und Hildegunde Piza-Katzer von der »Aktion Kelz«, wie der Fall intern bezeichnet wurde. Erst bei der Morgenbesprechung erfuhren die anderen Chirurgen von der bevorstehenden Operation. Als Kelz in der Klinik eintraf, begrüßte Margreiter ihn mit den Worten: »Herr Kelz, wir haben zwei wunderschöne Hände für Sie. Ich will nur noch einmal Ihre Zustimmung.« Kelz war immer von einer Doppelhandtransplantation überzeugt gewesen, Margreiter hatte eigentlich stets nur von einer Hand gesprochen. Kelz' Hartnäckigkeit hatte sich gelohnt. Bevor die Narkose wirkte, sagte er: »Ich wünsche dem Team und mir viel Glück.«

Zwölf Ärztinnen und Ärzte bildeten zwei Teams. Das eine unter der Leitung von Piza-Katzer nahm die Spenderhände ab und präparierte sie, das andere unter Sigurd Pechlaner machte zeitgleich Kelz' Arme aufnahmebereit. Nach 18 Stunden konnte Margreiter das Ende der erfolgreich verlaufenen Operation verkünden. Für Kelz ein

Glücksgefühl, als er nach vielen Jahren endlich wieder die Kälte eines Bierglases spürte.

Die Operation, die Kelz zu neuem Lebensglück verholfen hatte, wurde in den Medien beziehungsweise unter Margreiters Kollegen massiv kritisiert. Man warf ihm vor, die Transplantation sei eine »perfekt initiierte medizinische Oper« gewesen. Das traf den Chirurgen schwer.

Am 7. April 2000 veranstaltete der ORF in Innsbruck eine Diskussion, zu der Margreiter und seine Gegner eingeladen waren. Unter dem Titel »Theo Kelz und was danach?« musste sich Margreiter schwersten Angriffen stellen. Ihm wurde vorgeworfen, die Grenzen der Ethik überschritten zu haben. Kelz griff schließlich öffentlich ein und betonte, Margreiter habe lediglich seinen Wunsch ausgeführt. Dadurch kam die Angelegenheit zur Ruhe.

Ab dem 2. April 2001 versah Kelz wieder seinen Dienst bei der Klagenfurter Polizei. Seinen sehnsüchtigen Wunsch, abermals mit dem Motorrad zu fahren, konnte er sich rasch erfüllen. Am 11. Juli 2001 erwarb er erneut den Motorradführerschein, sein erster großer Ausflug führte ihn, wie könnte es anders sein, Anfang Oktober zu Margreiter nach Innsbruck.

Über die Operationen sagte Margreiter: »Ich gebe durchaus zu, dass es am Anfang ein etwas beklemmender Anblick war zum Beispiel im Rahmen einer Herz-Lungen-Transplantation den völlig leeren Brustkorb zu sehen oder aber [...] nach Entfernung der eigenen Organe mit dem völlig leeren Bauchraum konfrontiert zu sein.«

Neben den Operationen forschte er intensiv daran, Spenderorgane und Empfänger so weit zu harmonisieren, dass der Patient später keine Medikamente gegen eine mögliche Abstoßung des transplantierten Organs mehr einnehmen muss. Für eine mögliche Lösung hielt Margreiter die Xenotransplantation, dafür war man aber damals in Innsbruck noch nicht bereit.

Offensichtlich durfte es nicht sein, dass so ein erfolgreicher Pionier seinen Erfolg genießen konnte. Angefeindet wurde er insbesondere, weil seine Operationen für viele Kollegen zu risikoreich waren. Doch der Erfolg gab ihm recht: Patienten, die Nieren »von der Straße bekamen«, überlebten das erste Jahr zu 90 Prozent,

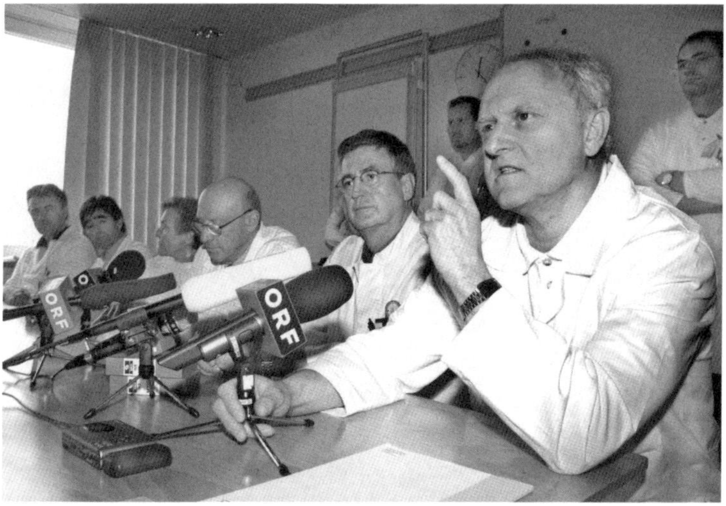

Raimund Margreiter gemeinsam mit Sigurd Pechlaner während einer Pressekonferenz am 8. März 2000 in der Innsbrucker Universitätsklinik

jene, deren Spenderorgane von Verwandten stammten, sogar fast zu 100 Prozent.

Ausgezeichnete Ergebnisse erzielte er weiters im Bereich der Herz- und Bauchspeicheldrüsentransplantationen. In diesem Bereich überlebten die Patienten das erste Jahr ebenfalls zu fast 100 Prozent. Bei Lungen- und Darmtransplantationen lag seine Erfolgsquote bei rund 70 Prozent, bei Lebertransplantationen im Kindesalter bei 94 Prozent, im Erwachsenenalter bei 74 Prozent. Natürlich nimmt die Überlebenschance im Laufe der Jahre etwas ab, oft aber bedingt durch das voranschreitende Alter der Patienten.

Ernst Wolners Klinik als Impulsgeber für das »Small Vienna Heart«

So wie Innsbruck »seinen« Margreiter hat, hat Wien seinen führenden Herzspezialisten in der Person von Ernst Wolner, der mit über 10 000 operativen Eingriffen zu den erfahrensten Spezialisten in dieser Disziplin zählt. Wolner legte eine Bilderbuchkarriere hin: Bereits

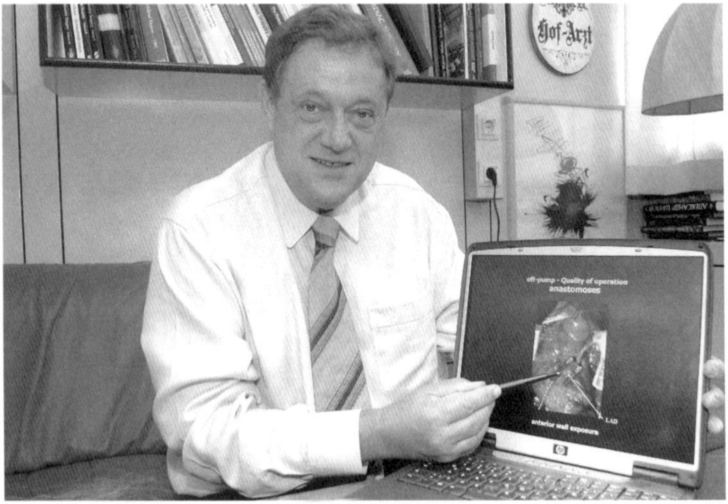

Der Herzchirurg Ernst Wolner, 2005

im Alter von 29 Jahren erhielt er die Leitung der Arbeitsgruppe »Assistierte Zirkulation – Künstliches Herz« an der II. Chirurgischen Universitätsklinik. Dieser Klinik stand er von 1981 bis 1993 vor. Danach übernahm er die Leitung der Klinischen Abteilung für Herz-Thorax-Chirurgie im Wiener Allgemeinen Krankenhaus. Ab 1982 fungierte er zusätzlich als Leiter des Ludwig Boltzmann Instituts für herzchirurgische Forschung.

Nachdem es in den 1950er-Jahren in den USA und Japan gelungen war, Tiere mit künstlichen Blutpumpen mehrere Tage am Leben zu erhalten, begann man Ende der 1960er-Jahre auch in Wien mit Forschungen auf diesem Gebiet. 1968 baute der Wiener Herzchirurg Johann Navrátil (1909–1992) eine Forschungsgruppe auf, die erste Arbeiten zur mechanischen Herzunterstützung mit einem pulsatilen Ballon in der Hauptschlagader durchführte. 1974 erfolgte unter Wolner, dem Techniker Herwig Thoma (1939–2014), dem Herzchirurgen Felix Unger, dem Tiermediziner Udo Losert und dem Chirurgen Wolf Fasching der erste Langzeiteinsatz von Blutpumpen als Bypass. Als Versuchstier diente das Kalb Esmeralda. Kälber galten als gut operierbar und wurden auch in den USA als Versuchstiere genutzt, sodass ein internationaler Vergleich wissenschaftlich möglich war. Außerdem waren sie als Tiergruppe in der Bevölkerung im Vergleich zu Hunden oder Affen, die mehr als »liebe Haustiere« angesehen wurden, besser vertretbar.

Navrátil pflanzte dem Tier ein künstliches Zusatzherz ein, um das Originalherz zu entlasten. Der originale Herzmuskel wurde ruhiggestellt. Ein halbes Jahr lang wurde die Blutzirkulation mittels einer Membranpumpe unterstützt. Interessanterweise veränderte sich das Originalherz in dieser Phase nicht und funktionierte nach der Rückoperation problemlos weiter. Navrátil schloss daraus, dass das Herz im Körper bis zu acht Monate durch einen Ersatzventrikel entlastet werden und sich in dieser Zeit regenerieren kann.

1984 führte Wolner zusammen mit Axel Laczkovics und Hermann Kassal die erste Herztransplantation in der Bundeshauptstadt durch. Im Gegensatz zu Margreiters Operationstechnik wurde hier das Herz ersetzt.

Einen Meilenstein in der Wiener Herzchirurgie stellte das Jahr 1986 dar. Damals implantierte Wolner mit seinem Team bei einem Patienten ein in Wien hergestelltes ellipsoides Kunstherz, eine in Europa erstmalig durchgeführte Operation. Das damalige Design erfuhr seine gerechtfertigte Ablöse durch das gänzlich neu gestaltete »Small Vienna Heart«, dessen Passform und Aufbau von Alexander Rokitansky, dem Ururenkel von Carl von Rokitansky, entwickelt wurde. Es bestand seine Belastungsprobe unter anderem im Kalb Andrea, in dem es sechs Monate ohne Funktionsausfall problemlos schlug. Wie das menschliche Herz war es aus einer rechten und einer linken Herzkammer aufgebaut und so klein gehalten, dass es gut im Brustkorb Platz hatte. Jede Kammer besaß eine pulsierende Membran und zwei künstliche Herzklappen, war also dem natürlichen Herzen nachgeahmt. Mit dem »Small Vienna Heart« konnte nach einem Totalversagen des natürlichen Herzens die Zeit überbrückt werden, bis für den betroffenen Patienten ein echtes Spenderherz gefunden wurde, da der Patient während der Wartezeit ausgezeichnet mit Blut durchströmt wurde und sich seine Organe erholten konnten. Damit erreichte die Wiener Klinik erneut den Sprung an die Weltspitze.

1989 stellte Rokitansky den Erfolg seines Herzens auf dem Internationalen Kongress für künstliche Organe in Sapporo vor. Damals

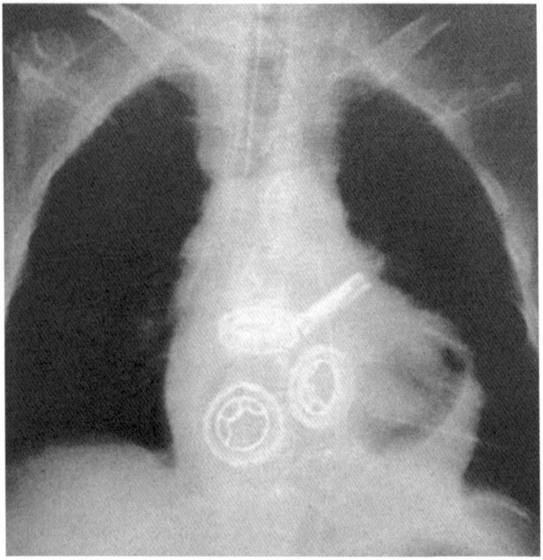

Röntgenbild eines Patienten, dem das »Small Vienna Heart« eingesetzt wurde

gratulierte kein Geringerer als Don Olsen, der Leiter des berühmten amerikanischen Kunstherzentwicklungslabors in Salt Lake City, zum aktuellen Durchbruch der Klinik Wolners. Er wusste, wovon er sprach, hatte er doch das »Small Utah Heart« vorgestellt und konnte ebenfalls die Vorteile kleinerer Kunstherzen beobachten. Damit war das übergroße »Penn State Heart«, bei dem ein Elektromotor als Antrieb zwischen den beiden Herzkammern untergebracht war, abgelöst. Bei diesem Kunstherz konnte man nämlich aufgrund der Größe den menschlichen Brustkorb nicht immer ganz schließen und musste das teilweise freiliegende Kunstherz mit einem Kunststofffleck zusätzlich abdecken. Damit war die Infektionsgefahr praktisch vorprogrammiert. Das kleine Kunstherz, bei dem der Brustkorb regulär geschlossen werden konnte, wurde plötzlich zur Maxime.

»Majestät, [Orthopädie,] das ist die Kunst, die Krummen gerade und die Lahmen gehend zu machen«

Ein Gärtner, ein Bäumchen und ein Pfahl gaben der Orthopädie ihren Namen: Der französische Parasitologe und Kinderarzt Nicolas Andry de Boisregard verglich 1741 in seinem Buch *L'Orthopédie ou l'art de prévenir et de corriger dans les enfants les difformités du corps* den »Orthopäden« mit einem Gärtner, der ein krummes Bäumchen an einen kräftigen Pfahl anband, um es gerade zu richten.

Veränderungen des Rumpfs, der Arme und Beine und die daraus resultierenden Fehlstellungen, Bewegungseinschränkungen und Schmerzen beschäftigten Ärzte jedoch schon seit der Antike. Hippokrates beschrieb die Behandlung des Klumpfußes durch eine langsame, etappenweise Korrektur der Fußhaltung mit dazwischenliegender Ruhigstellung mit Schienen aus Holzstäben und Eisen sowie Pflaster- und Harzverbänden. Aber auch formrichtende Schuhe sollten damals Abhilfe schaffen. Wirbelsäulen wurden vor 2000 Jahren mithilfe von Extensionsbänken gerade gerichtet. In der antiken Kriegsmedizin versuchte man verstümmelte Soldaten durch Prothesen wie eiserne Hände oder hölzerne Füße zumindest wieder bedingt kampffähig zu machen.

Die Art mancher Behandlung hat sich bis heute gar nicht so sehr geändert, wohl aber die Technik. Insbesondere ab dem 16. Jahrhundert kamen immer mehr Korrekturschienen auf den Markt, die von Mechanikern hergestellt wurden. Alles in allem brauchte man in der Orthopädie jedoch Geduld, Ausdauer und handwerkliches Geschick. Genau diese Geduld fehlte den Chirurgen oft, sie behandelten Klumpfüße lange Zeit mittels Amputation, im 19. Jahrhundert dann mit der schonenderen Tenotomie, der Durchtrennung einer Sehne.

In der Wiener Innenstadt gründete der Wundarzt und Techniker Sigmund Wolfsohn (1764–1852) 1795 die k. k. privilegirte chirurgische Maschinen- und Bandagen-Fabrik, in der er chirurgische Instrumente, Schienen, Bandagen, Stützapparate, Mieder oder Korsette und Spezialgürtel zur Behandlung von Leistenbrüchen verkaufte. Anfang der 1820er-Jahre entwarf er Spann- und Streckmaschinen, mit denen man Verkrümmungen der Wirbelsäule korrigieren konnte. Darüber hinaus entwickelte er Gesundheitsbetten, die aus mit Rentierfellen bespannten Matratzen bestanden und innerhalb weniger Minuten mit Luft gefüllt werden konnten. Mit seinen konstruierten künstlichen Gliedmaßen vermochten Patienten, Verrichtungen des Alltags wie Ankleiden oder Essen wieder allein auszuführen, aber auch Schreiben und sogar Fechten.

1838 errichteten August Zink und Daniel Zimmer in der Alservorstadt ein Institut für Heilgymnastik und Orthopädie mit einem Garten, einem Wohngebäude, einem großen Saal, einem Badehaus und einer orthopädischen Werkstatt. Bald gab es Konkurrenz. Albert von Stephani (1810–1844) eröffnete ein Jahr später ein orthopädisches Institut am Kohlmarkt, das ab 1840 in der Bäckerstraße beheimatet war. Stephani kam aus dem heutigen Nordrhein-Westfalen und war ein Turner. Zink und Zimmer hielten Stephanis sportlich-heilgymnastischen Angeboten offensichtlich nicht stand und mussten ihr Institut nach vier Jahren wieder schließen.

1841 demonstrierte der deutsche Chirurg Johann Dieffenbach (1792–1847) in Wien, welche Möglichkeiten die Tenotomie bei Schiefhälsen, Klump-, Spitz- und Plattfüßen sowie Versteifungen des Knies bot. Das förderte den Ehrgeiz der Wiener Ärzte, ebenfalls mit chirurgischen Eingriffen dieser Art zu beginnen. So war es nicht wunderlich, dass die ersten orthopädischen Gehversuche in Wien von Chirurgen unternommen wurden: von den bereits bekannten Ärzten Franz Schuh, Leopold von Dittel und Eduard Albert. Billroth vertrat ebenso vehement die Ansicht, »der gute Schneider [also der Chirurg] sei noch immer die beste Behandlung der Skoliose [Wirbelsäulenverkrümmung]«.

Dass man aber nicht immer gleich zum Messer greifen musste, bewies Friedrich Lorinser (1817–1895), der 1850 in der Wiedner Hauptstraße ein orthopädisches Institut gründete. Lorinser empfahl statt der Sehnendurchschneidung die Anwendung seiner Streckmaschine und hatte so großen Erfolg, dass sein Institut bereits im Herbst 1850 in größere Räumlichkeiten in die Erdbergstraße und gut zwei Jahre später nach Unterdöbling umziehen musste.

Parallel dazu hatte Ludwig Melicher (1815–1871) in den Räumlichkeiten von Zink und Zimmer 1852 eine gymnastisch-orthopädische Heilanstalt eröffnet, in der er die »schwedische Heilgymnastik« von Pehr Henrik Ling anbot. Prävention und Heilung waren dabei Schwerpunkte.

1854 führte Karl Cessner den Gipsverband in Österreich ein. Als die treibende Kraft für die Entwicklung der Orthopädie in Wien galt jedoch Eduard Albert. Er selbst vollführte die theoretische Orthopädie als von seinen Studenten gefürchtete Liebhaberei. Insbesondere das Knochenmuseum seines Freundes Hanns Kundrat hatte es ihm angetan. Dort fühlte er sich am wohlsten. Sein Einfluss auf Adolf Lorenz, den Vater des späteren Nobelpreisträgers für Physiologie oder Medizin und berühmten »Gänsevaters« Konrad Lorenz (1903–1989), sollte der Orthopädie zum Durchbruch verhelfen.

Adolf Lorenz – Begründer der unblutigen Chirurgie

»Adolfla, a großa Herre musste werden, a Doktor!«, so zeichnete Lorenz' Mutter Agnes bereits in den Kindertagen den Berufsweg ihres kleinen Adolf vor, und er nahm sich ihre Worte zu Herzen, obwohl das bei seinem familiären Background gar nicht so einfach war.

Lorenz stammte aus dem heutigen tschechischen Vidnava. Sein Vater arbeitete als Sattlermeister und war Inhaber einer kleinen Gastwirtschaft. Die Familie lebte in einfachen Verhältnissen. Lorenz besuchte eine fünfklassige Volksschule und wurde danach zu seinem Onkel mütterlicherseits nach Graz geschickt, um eine Lehre bei einem Gemischtwarenhändler zu absolvieren. Doch sein Onkel, der spätere Abt des Stifts St. Paul im Lavanttal Johann Ehrlich, ermöglichte ihm als Sängerknabe den Gymnasialbesuch im Stift. 1870 wechselte Lorenz an das Staatsgymnasium in Klagenfurt. Sein letztes Schuljahr musste er als Hauslehrer in Siebenbürgen verbringen. 1874 bestand er die Externistenmatura in Klagenfurt und begann mit dem Medizinstudium in Wien. Um dieses zu finanzieren, arbeitete er wiederum als Hauslehrer sowie als Demonstrator. Erst ein Stipendium half ihm dann besser über die Runden.

Nach seiner Promotion 1880 wurde ihm eine Assistentenstelle an der anatomischen Lehrkanzel der Universität Wien angeboten, doch es zog ihn zur Chirurgie. Sein Herzenswunsch sollte allerdings langfristig nicht in Erfüllung gehen. Lorenz begann zwar als Sekundararzt in der Rudolfstiftung und setzte seine Tätigkeit als Operationszögling bei Johann Dumreicher von Österreicher (1815–1880) und schließlich als Hauptoperateur und Assistent bei Eduard Albert fort. Aber bald reagierte er auf das damals verwendete Desinfektionsmittel, die Lister'sche Karbollösung, mit Blasen und Hautekzemen. Seine chirurgische Laufbahn war damit abrupt zu Ende. Albert riet ihm: »Lieber Freund, wenn's mit der nassen Chirurgie nicht geht, dann probieren Sie's halt mit der trockenen.« Dieser Rat war für die Orthopädie in Wien, die damals noch in den Kinderschuhen steckte, ein großes Glück.

Lorenz spezialisierte sich auf die Behandlung von angeborenen Hüftgelenksverrenkungen und anderen anatomischen Missbildungen wie etwa den Klumpfuß. Mit ihm eng verbunden ist das »modellierende Redressement« bei Klump- und Plattfüßen, wobei der Fuß in mehreren Sitzungen durch Dehnen und Manipulieren von Sehnen und Bändern neu geformt wurde. Diese Technik wandte er auch auf die Röhrenknochen bei angeborenen X- beziehungsweise O-Beinen an. Für besonders schwere Fälle fertigte er den Osteoklasten an, ein Werkzeug, um Röhrenknochen einzubrechen und diese danach mit Fixationsverbänden zu begradigen.

Stetig entwickelte Lorenz die Gipstechnik weiter, bis zur Erfindung des Reklinations-Gipsbetts, das vor allem bei Wirbelsäulentuberkulose und anderen Wirbelsäulenschädigungen zum Einsatz kam. Zunächst oft spöttisch als »Gipsdozent« belächelt, erlangte er Weltruf bei der unblutigen Behandlung der angeborenen Hüftverrenkung durch die

Adolf Lorenz, der Begründer der Orthopädie in Wien

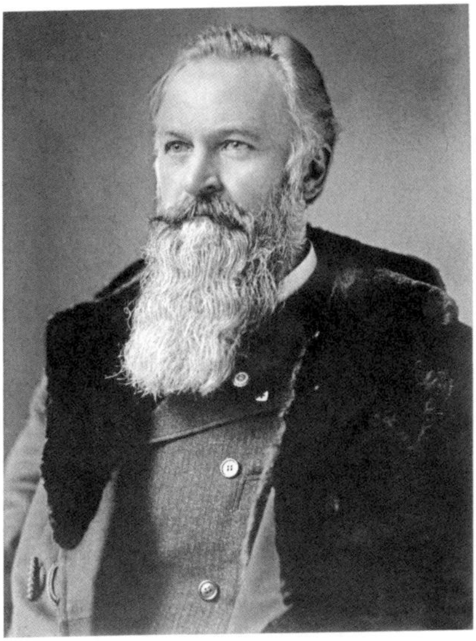

äußerste Abspreizung des Oberschenkels, von ihm selbst als Frosch- oder Hampelmannstellung bezeichnet. Lorenz tat sich zwar anfangs schwer, den Kindern eine solche Stellung, die eben an einen sitzenden Frosch erinnerte, aufzuzwingen, aber als er sah, dass die Kinder keine Schmerzen hatten und die Behandlung gut vertrugen, war er von seiner Methode, die schwerwiegende und sehr blutige Operationen häufig unnötig machte, überzeugt. So gelang es ihm, viele Kinder vor lebenslangen körperlichen Behinderungen zu schützen.

Darüber hinaus leistete Lorenz einen wichtigen Beitrag zur Professionalisierung der Orthopädie. 1884 musste er sich noch für das Fachgebiet Chirurgie habilitieren, zwei Jahre später begann er in der ehemaligen Küche des Wiener Allgemeinen Krankenhauses mit dem Aufbau eines Universitätsambulatoriums für orthopädische Chirurgie. »Aus dem großen Saale wurden durch Zwischenwände ein Wartezimmer, ein Verbandzimmer, ein Operationszimmer geschaffen und für den Gipsdozenten fiel noch eine schmale Spalte (sogenannter Interkostalraum) ab, der als Bibliothek, Empfangs-, Untersuchungszimmer und Garderobe für die Ärzte zu dienen hatte. Einen Kellerraum nicht zu vergessen, die ehemalige Speisekammer, welche ihrer neuen Bestimmung als Dunkelkammer, Gerätekammer, Materialdepot und später auch als Röntgenkammer, schlecht und recht zu dienen hatte«, so beschrieb Lorenz seine neue Arbeitsstätte.

Das erste Röntgengerät finanzierte er selbst, weil er keine öffentliche Förderung erhielt. Was ihm ebenfalls verweigert wurde, war eine Bettenstation, denn so mancher Chirurg fürchtete das neue Fach und hoffte, dass die Orthopädie nicht »hochkam«, wenn es gelang, »dem Ambulatorium Betten zu versagen«. Doch Lorenz erhielt für seine spitalspflichtigen Patienten Schützenhilfe aus der Familie. Sein Schwager und Chirurg Rudolf Frank (1862–1913) stellte ihm vier Betten in seiner Abteilung zur Verfügung. Teilweise brachte Lorenz seine Patienten aber auch in einem nahe gelegenen Gasthaus unter oder verteilte sie auf Privatstationen. Ganz nämlich kam die Orthopädie ohne die Chirurgie nicht aus. Bei notwendigen Operationen verwendete Lorenz als Desinfektionsmittel nun Alkohol, den er besser vertrug.

In seiner Privatpraxis, in der ihm seine Gattin Emma, die Tochter des Chefredakteurs der *Presse* und Präsidenten des Presseclubs Concordia Zacharias Lechner, assistierte, spezialisierte er sich auf die Behandlung von Kindern, die an Skoliose litten und auf Patienten mit Knochentuberkulose. Im Regelfall therapierte er mit Gipsverbänden oder dem Gipsbett.

Rasch hatte Lorenz sich einen guten Namen gemacht. Patienten aus aller Welt suchten ihn auf, in den europäischen Königshäusern war er ein gefragter Mann. Er wurde bis nach Amerika gerufen, wo er 1902 in Chicago Lolita Armour, die Tochter einer der reichsten Familien der Welt behandelte. Sie litt an einer angeborenen Luxation beider Hüften, vorangegangene Behandlungen von amerikanischen Orthopäden waren gescheitert. Lorenz hatte mit seiner Operation Erfolg, was weitere Patienten Schlange vor seinem Hotelzimmer stehen ließ. Das Gehalt von mindestens 75 000 Dollar, heute in etwa zwei Millionen Euro, konnte sich sehen lassen. Dafür behandelte er mittellose Kinder unentgeltlich. In Übersee führte er wiederholt Operationen vor und durfte dort nach entsprechenden Prüfungen Studenten und Ärzte ausbilden. Als Medienstar in den amerikanischen Tageszeitungen populär, wurde er sogar von Präsident Theodore Roosevelt empfangen.

1889 wurde Lorenz zum außerordentlichen Professor und offiziell zum Leiter seines Ambulatoriums, in dessen Aufbau er jede Menge Privatvermögen investiert hatte, ernannt. Scherzhafterweise meinte er: »Das Universitätsambulatorium für orthopädische Chirurgie ist mein teuerster Sport.« Lorenz wusste, wovon er sprach. Der begeisterte Sportler spielte Tennis, liebte das Reiten, Skifahren, Radfahren, Eislaufen und Motorradfahren. Als einer der Ersten in Österreich besaß er ein Motorrad und ein Auto. Außerdem reiste er gerne, darunter in die USA, nach Indien, Ägypten und zum Europäischen Nordmeer.

1896 erklärte er Kaiser Franz Joseph I. (1830–1916) anlässlich der Verleihung des Titels Regierungsrat die Orthopädie: »Majestät, das ist die Kunst, die Krummen gerade und die Lahmen gehend zu machen.« »Ausgezeichnet«, entgegnete der Kaiser zufrieden, »hören S', das ist ja höchst wichtig für den Kriegsfall!«

Kurz vor Ausbruch des Ersten Weltkrieges übersiedelte Lorenz mit seinem Ambulatorium in die ehemaligen Räumlichkeiten der Inneren Medizin. Bald wurde die Behandlungsstätte in ein Kriegsspital umfunktioniert. Lorenz selbst erlitt im Ersten Weltkrieg großen finanziellen Schaden und verlor sein gesamtes Vermögen durch Investitionen in Kriegsanleihen.

Um seine finanzielle Lage zu verbessern, arbeitete er bis in die Mitte der 1930er-Jahre während der Wintermonate regelmäßig in den USA, wo er erheblich mehr verdiente als in Österreich.

Aber Lorenz schaute nicht nur auf sich selbst. Knapp nach dem Zerfall der Habsburgermonarchie nutzte er seine guten Kontakte und sammelte bei einem seiner USA-Aufenthalte beträchtliche Summen, die Wiener Kindern, Studenten, verarmten Lehrern sowie Künstlern zugutekamen. 1919 wurde er zum ordentlichen Professor ernannt, 1924 trat er in den Ruhestand. Seine Praxis führte er noch über zehn Jahre weiter.

Eigentlich eine Karriere, die preisverdächtig erschien. Doch Lorenz stieß mit seinen Erkenntnissen in der Fachwelt nicht immer auf Gegenliebe. So etwa lehnte der deutsche Chirurg Franz König 1897 auf dem Berliner Kongress Lorenz' Behandlungsmethoden der Reposition und der nötigen langen Ruhigstellung im Gips ab, obwohl Lorenz seine ersten geheilten Patientenfälle vorstellen und mit Röntgenbildern seine Erfolge beweisen konnte. König hielt diese »phantastischen Gedanken« für fehl am Platz: »Um das zu glauben, was uns Herr Lorenz hier vorbringt, gehört die Vorstellungskraft eines Kindes. Ich rate Herrn Lorenz, wieder auf die Schulbank zurückzukehren.«

Lorenz ließ sich dennoch nicht aufhalten. 1901 erfolgte die endgültige Abspaltung von der Chirurgie mit der Gründung der Deutschen Orthopädischen Gesellschaft. 1912 unterstützte er die Bestrebungen, die Orthopädie als Habilitationsfach anzuerkennen. An der Errichtung eines orthopädischen Lehrstuhls scheiterte er allerdings.

Und er scheiterte am Nobelpreiskomitee in Stockholm. Obwohl er zwischen 1904 und 1933 insgesamt acht Mal für seine Methoden zur Heilung der angeborenen Hüftluxation für den Medizinnobelpreis vorgeschlagen wurde, kam er nicht einmal auf die Shortlist. Begründet wurde dies damit, dass die Orthopädie ein noch zu wenig eigenständiges Fach sei.

Dieses geringe Interesse an der Orthopädie im Nobelpreiskomitee hat sich übrigens bis heute nicht geändert.

Wer machte nach Lorenz »die Krummen gerade und die Lahmen gehend«?

Dass Adolf Lorenz' großer Wunsch, eine eigene Klinik zu errichten, scheiterte, lag zu einem großen Teil an Julius von Hochenegg, dem Vorstand der II. Chirurgischen Universitätsklinik, der das Fach Orthopädie nach Lorenz' Pensionierung 1924 in die Chirurgie zurückführen wollte.

Nachfolger von Lorenz hätte Hans Spitzy (1872–1956) werden sollen. Dieser war 1913 aus Graz nach Wien gekommen und hatte sich einen guten Ruf als Kinderorthopäde erworben. Im Lauf des 19. Jahrhunderts war die Behandlung körperlicher Schädigungen bei Kindern immer mehr in den Fokus der Mediziner gerückt. Das lag einerseits an der Kinderarbeit in industriellen Betrieben, die erst 1883 verboten wurde, andererseits an Mangelernährung und schlechten Wohnverhältnissen, aber auch an dem zu langen Sitzen in der Schule an nicht kindgerechten Tischen. Genau bei diesen gesundheitlichen Problemen setzte Spitzy an.

Von 1913 bis Juli 1914 leitete er die orthopädische Abteilung des Kaiser-Franz-Josef-Ambulatoriums. Im Jänner 1915 eröffnete er in den Räumen einer 1910 errichteten Schule in der Gassergasse das Reservespital Nr. 11 als Orthopädisches Spital mit einer Invalidenschule und einer Werkstätte für die Versorgung mit Prothesen. Eigentlich ein Vorzeigeprojekt, denn hinzu kamen noch Schulwerkstätten mit bis zu 31 Gewerbetreibenden, die dabei halfen, Kriegsversehrte nicht nur medizinisch zu versorgen, sondern durch Umschulungen oder physische Rehabilitation auf einen neuen beruflichen Lebensweg vorzubereiten. Die zunächst 1000 zur Verfügung stehenden Betten erwiesen sich rasch als viel zu wenig, sodass die Kapazität schließlich auf fast 4000 aufgestockt wurde. Eine professionelle Pflege durch Schwestern der Kongregation der Dienerinnen des Heiligen Geistes war ab 1917 gewährleistet.

Diese Einrichtung blieb nach dem Ersten Weltkrieg als Zivilspital mit 300 Betten bestehen, führte aber zunächst ein eher kümmerliches Dasein und stand vor der Schließung. 1933 sicherte der Orden der Dienerinnen des Heiligen Geistes mit der Übernahme der Spitalsleitung den Fortbestand, und das Krankenhaus wurde zu einer wichtigen orthopädischen Betreuungsstätte auch für Kinder, wo Spitzy bis 1942 wirkte. Im Zweiten Weltkrieg wurde das Spital erneut in ein Kriegslazarett umfunktioniert, jedoch durch Bombeneinschläge stark beschädigt. 1945 musste es in die Räume der heutigen Nationalbibliothek in der Hofburg übersiedeln. 1956 kam das Spital in das ehemalige Niederösterreichische Landeskrankenhaus Speising, wo es heute zu den führenden Spezialkliniken für Erkrankungen des Bewegungsapparats zählt.

Dort zeichnete sich in der zweiten Hälfte des 20. Jahrhunderts Hans Tilscher aus, der unter besonderer Berücksichtigung der manuellen Medizin 1971 die erste Abteilung für konservative Orthopädie und Rehabilitation im deutschen Sprachraum schuf. Die vielen erfolgreich behandelten Patienten waren froh, dass ihnen eine Operation erspart blieb. Der Widerstand der operierenden Kollegenschaft hingegen war groß. So behandelte Tilscher zunächst viele Patienten unentgeltlich, damit er mit großer Fallzahl den Erfahrungsgewinn maximieren und sich in der Fachwelt etablieren konnte. Ein weiterer Durchbruch ergab sich durch den damaligen Außenminister außer Dienst Bruno Kreisky, der in Speising explizit nach Tilscher fragte und sich nur von ihm behandeln ließ – und das mit Erfolg. Ab da verstummte die abschätzige Bemerkung etlicher Kollegen: »Der Kreisky war beim komischen Tilscher.«

In Spitzys ehemaligem Kriegsspital in der Gassergasse wurde 1920 ein Klassenzimmer für Kinder mit körperlichen Beeinträchtigungen, wenn man so will eine erste Körperbehindertenschule, eingerichtet, mit Hans Radl als Direktor. Radl hatte im Ersten Weltkrieg eine schwere Unterschenkelverletzung erlitten und ein Bein verloren. Während seiner Genesungsphase knüpfte er Kontakte zu Kindern mit körperlichen Behinderungen und setzte sich in der Folge ganz besonders für ihre Bedürfnisse ein. Die österreichische Schulreform Mitte der 1920er-Jahre, maßgeblich gestaltet von Otto Glöckel, ermöglichte Radl die Errichtung von drei Spitalschulen, einer Heimschule und einem Kindergarten für körperlich beeinträchtigte Personen. 1959 wurde die noch heute in der Währinger Straße bestehende Hans-Radl-Schule für körperbehinderte Kinder und Jugendliche erbaut.

Doch Spitzy hatte seine Schattenseiten. Schon als Lorenz 1924 in Pension ging, lief gegen Spitzy eine Untersuchung beim Bundesministerium für soziale Verwaltung. Die Presse beschuldigte ihn der Steuerhinterziehung, der Unterschlagung von Krankenhausgebühren, der Einrichtung einer Krüppelschule zur Versorgung ihm genehmer Patienten sowie Hilfsangestellten und der Beschimpfung und Ausweisung einer Mutter aus dem Spital. In einer anderen Eingabe warf man ihm mangelnde Hygiene vor, außerdem soll er ein Kind im Spital aufgenommen haben, obwohl der Bruder an Scharlach erkrankt war. Und einen Kunstfehler habe er auch begangen: durch Abtrennung der Weichteile samt Knochen mittels Säge. Obwohl Spitzy von Kollegen schwer belastet wurde, sprach ihn die Disziplinaroberkommission beim Bundesministerium für soziale Verwaltung 1926 nur wegen »unkorrekter Gebarung« schuldig. Dies hatte keine Folgen. Er konnte im Spital in der Gassergasse weiter praktizieren.

Da aber Lorenz bei seinem Abschied von der Klinik sogar selbst für eine Eingliederung seines Ambulatoriums in die Chirurgie plädierte und meinte, dass alle Probleme der Orthopädie gelöst wären und sie wieder in den Schoß der Chirurgie zurückkehren könne, entschied das Professorenkollegium 1927, das Ambulatorium wieder stärker an die Chirurgie zu binden.

Julius Hass (1883–1959), Lorenz' ehemaliger Assistent, wurde mit der Leitung betraut. Hass fand wenig Unterstützung. Alle Versuche, die Station zu vergrößern, missglückten. Im Gegenteil, Krankenschwestern wurden ihm sogar weggenommen und die Kinder als Gäste auf der Kinderchirurgie untergebracht. 1934 kam es zur endgültigen Auflösung des Ambulatoriums.

Bald danach versuchte Leopold Schönbauer (1888–1963) einen Neuanfang, scheiterte aber mit seinem Antrag auf die Errichtung einer Orthopädischen Universitätsklinik aus politischen Gründen. Immerhin gelang ihm der Aufbau einer orthopädischen Station, die er mit seinem Assistenten Gerhard Haberler (1897–1980) bis 1945 besetzte. Im darauffolgenden Jahr übernahm Albert Lorenz (1885–1970), Adolf Lorenz' Sohn, die Leitung. Ihm folgte 1951 sein Assistent Karl Chiari (1912–1982). Dieser verlieh der Orthopädie in Wien neuen Schwung.

Karl Chiari, der erste Ordinarius für Orthopädie in Wien

»Ich machte meine Ausbildung in Chirurgie, und als man für die orthopädische Station jemand gesucht hat, bin ich gegangen und gerne hier geblieben.« So kam der in Wien als Spross einer Ärztedynastie geborene Karl Chiari eher durch Zufall zur Orthopädie.

Nach seiner Promotion an der Universität Wien 1936 vertiefte Chiari seine Ausbildung zunächst als Assistent am anatomischen Institut, danach als Hilfsarzt an der I. Chirurgischen Universitätsklinik und ab 1938 an der dort angesiedelten orthopädischen Station bei Julius Hass und später bei Gerhard Haberler, der sich intensiv mit der Früherkennung der Hüftverrenkung befasste und das Ein- und Ausschnapp-Phänomen der Hüfte bei Neugeborenen beschrieb. Bereits kurze Zeit später musste Hass emigrieren. Chiari blieb. 1939 wurde er zum Oberarzt der orthopädischen Station ernannt.

Während des Zweiten Weltkrieges leistete Chiari wichtige Beiträge in der operativen Behandlung und Rehabilitation von körperbehinderten Menschen, insbesondere Kindern. Auch nach 1945 zählte diese Patientengruppe zu einer seiner wichtigsten. Sein soziales Engagement in dieser Hinsicht führte zur jahrelangen Betreuung der Waldschule im Föhrenwald bei Wiener Neustadt, einer Ausbildungsstätte für körperlich behinderte Kinder und Jugendliche. In der Heilanstalt Grimmenstein richtete er eine Abteilung zur Behandlung von Knochentuberkulose und chronischer orthopädischer Beschwerden ein.

Nach Kriegsende setzte er seine Tätigkeit unter Albert Lorenz fort und folgte diesem 1951 als Leiter der orthopädischen Station nach. Erst zwei Jahre später habilitierte er sich, 1961 wurde er zum außerordentlichen Professor ernannt.

1962 erfolgte die Umwandlung der orthopädischen Station in eine selbstständige Orthopädische Klinik, zu deren Leiter Chiari bestellt wurde. Damit war ein längst fälliger und wichtiger Schritt in der Entwicklung der Orthopädie erfolgreich umgesetzt. »Ich bin glücklich, dass gerade mir vergönnt ist, nun als Erster in Österreich eine selbstständige orthopädische Universitätsklinik führen zu dürfen«, meinte Chiari bei der Eröffnung. Wien diente hier weiteren derartigen Einrichtungen mit unterschiedlichsten Schwerpunktsetzungen in ganz Österreich zum Vorbild.

1967 wurde Chiari zum ordentlichen Professor ernannt. In seiner fast 20-jährigen Tätigkeit als Klinikchef beeinflusste er die Entwicklung der Orthopädie hinsichtlich Behandlungsmethoden und Operationstechniken in Österreich maßgeblich. Zu den Schwerpunkten seiner Arbeiten zählten die Therapie der Skoliose, die Skeletttuberkulose, die Behandlung von Knochenkrebs, die Rheumaorthopädie, die Knieendoprothetik (Versorgung eines Patienten mit einem künstlichen Kniegelenk) und die Entwicklung der Hüftendoprothetik (Versorgung eines Patienten mit einem künstlichen Hüftgelenk). Vielfach wurde er dabei von seinen Mitarbeitern unterstützt. Besonders verdient machte er sich um die Beckenosteotomie als Therapiemöglichkeit der angeborenen Hüftgelenksluxation (einer ausgerenkten Hüfte). Dabei wird der Beckenknochen direkt über dem Hüftgelenk durchtrennt, die Hüftgelenkspfanne nach innen verschoben, wodurch der Hüftkopf eine breite knöcherne Überdachung erhält. Diese neue Stellung wird mit Schrauben oder Bohrdrähten fixiert. Dieser als Chiari-Operation bekannte, ab dem vierten Lebensjahr mögliche Eingriff brachte Tausenden Patienten Erleichterung im täglichen Leben. Sein dadurch erworbener internationaler Bekanntheitsgrad steigerte sich noch durch die Entwicklung der künstlichen Arthroplastik, ein operatives Verfahren, das Gelenkfunktionen sicherstellen oder wiederherstellen sollte, und die Behandlung des im Kindesalter auftretenden Morbus Perthes, einer Erkrankung des Hüftgelenks.

Als Verfechter der Präventivmedizin befasste er sich unter anderem mit Skelettschäden aufgrund von Übergewicht. Aber auch der Altersorthopädie schenkte er seine Aufmerksamkeit, denn aufgrund des höheren Lebensalters gewannen Vorbeugung und Behandlung von degenerativen Gelenkserkrankungen und Abnützungserscheinungen immer mehr an Bedeutung.

Chiari stellte viele Weichen für die Orthopädie in Wien, wie etwa für seinen Nachfolger Rainer Kotz, der die modulare Tumorprothese entwickelte, wodurch sich Knie-, Hüft-, Ellbogen- oder Schultergelenke ersetzen lassen und durch die rasche Wiederherstellung der Gelenkfunktion dem Patienten eine bessere Lebensqualität ermöglichen. Allerdings sollten nach der Etablierung des ersten Ordinariats 1967 viele Jahre vergehen, bis die Orthopädie als verpflichtende Facharztprüfung in der Medizinerausbildung eingeführt wurde. Seit 2015 schließen die Ärzte ihre Ausbildung als Fachärzte für Orthopädie und Unfallchirurgie ab.

Eine schwere Geburt

Ich habe da begonnen, wo es noch keine Geburtshilfe gab.« Dieser Ausspruch des Wundarztes Johann Lukas Boër bezieht sich auf die Geburtshilfe als universitäres Fach, denn werdende Mütter wurden schon in der Antike beim Geburtsvorgang unterstützt. Der Beruf der Hebamme zählt nämlich zu den ältesten überhaupt.

In Wien wurde der erste Lehrstuhl für Geburtshilfe unter Gerard van Swieten geschaffen und 1752 mit Heinrich Johann Nepomuk von Crantz besetzt. Crantz sorgte zwar für eine bessere Ausbildung der Hebammen und führte den geburtshilflichen Unterricht im St. Marxer Spital ein, aber das Spital selbst ließ zu wünschen übrig. Hochschwangere und Mütter im Wochenbett waren in unmittelbarer Nähe von infektiösen Patienten untergebracht. Erst mit der Gründung des Allgemeinen Krankenhauses 1784 wurden neue Maßstäbe gesetzt, insbesondere auch durch Statistiken über die Geburten, deren Verläufe und Komplikationen. Basismaterial, auf das später Ignaz Semmelweis bei der Entdeckung des Kindbettfiebers zurückgreifen konnte.

Lukas Boër – Verfechter der sanften Geburt

Lukas Boër wurde im bayerischen Uffenheim als Johann Lukas Boogers geboren und kam 1771 mit einem Stipendium nach Wien. Da er vom Großstadtleben weit mehr angetan war als vom Studieren, verlor er bald jede finanzielle Unterstützung. Doch mit Theaterrezensionen, literarischen Arbeiten, Nachhilfeunterricht und als Lektor in der Trattnerschen Buchdruckerei verdiente er sich seinen Lebensunterhalt und finanzierte sein Studium selbst. 1778 graduierte er zum Magister der Chirurgie, danach arbeitete er in der Gebärabteilung in St. Marx sowie im Findel- und im Waisenhaus.

Kaiser Joseph II., der selbst immer wieder diese Institutionen besuchte und dort sogar mit den Kindern spielte, wurde auf Boogers aufmerksam. Er hielt ihn für äußerst geeignet, die Geburtshilfe in Wien zu stärken. Davor schickte der Kaiser den Arzt, ausgestattet mit einer schönen Summe Geldes und jeder Menge Empfehlungsschreiben, auf eine dreijährige Studienreise, die ihn über Brüssel nach Frankreich und England führte. Allerdings musste er seinen Namen auf Boër ändern, da der Kaiser befürchtete, die Franzosen könnten Probleme mit der Aussprache seines Namen haben, und immerhin sollte ihn niemand Geringere als Königin Marie-Antoinette in die besten medizinischen Kreise einführen. Da brauchte man schon einen passenderen Namen.

In Frankreich machte Boër Erfahrungen mit dem Schambeinfugenschnitt, von dem er aber gar nicht begeistert war. Er zog nach englischem Beispiel die sanfte Geburt vor, bei der man hauptsächlich der Natur freien Lauf ließ. Diese Anschauung führte zu jahrelangen Kontroversen zwischen Boër und dem Geburtshelfer Friedrich Osiander (1759–1822) aus Göttingen. Boër bezeichnete Osiander verächtlich als »Schutzgott aller [Geburts]Zangen.«

1788 kehrte Boër über Italien nach Wien zurück, wurde kaiserlicher Leibchirurg und übernahm die Leitung der Abteilung für arme Wöchnerinnen im Allgemeinen Krankenhaus. Darüber hinaus unterrichtete er praktische Geburtshilfe. Seine Karriere hätte nicht besser verlaufen können, bis 1790 Erzherzogin Elisabeth, die Gattin des späteren Kaisers Franz II. (I.), nach der Entbindung starb. Obwohl Boër keine Schuld traf und dies sogar öffentlich bestätigt wurde, verlor er das Vertrauen der werdenden Mütter. Somit blieb ihm nichts anderes übrig, als sich in sein Lehramt und seine Abteilung zu vertiefen.

Als Vorläufer von Ignaz Semmelweis trat er für mehr Hygiene ein, bekämpfte den Aderlass und hielt eine gute Küche sowie stärkende Getränke, darunter sogar ein halbes Seidel Wein, für wichtiger als Arzneimittel. Außerdem vertrat er die Ansicht, dass ein Geburtsvorgang nur im seltensten Fall einen Arzt benötige. Daher verzichtete er möglichst auf Hilfsmittel wie die Geburtenzange. Kaiserschnitte waren nur dann angeraten, wenn das Becken der Mutter zu eng war. Im schlimmsten Fall war das Leben der Mutter dem des Kindes vorzuziehen. Bei Gefahr musste der Embryo im Mutterleib zerstückelt werden.

Obwohl Boër der Wiener Geburtshilfe zu Weltruf verhalf, hatte er, wie nicht anders zu erwarten, seine Gegner, allen voran Andreas von Stifft. Man warf Boër mangelndes Talent im Unterricht vor, kritisierte, dass er schlecht vorbereitet sei und kein Thema erschöpfend behandle. Außerdem hatte er kein Lehrbuch verfasst, wozu er eigentlich verpflichtet gewesen wäre. Dazu kam, dass er seine Studenten nicht, wie seit 1810 vorgesehen, an Leichen, sondern nur am Modell anatomisch üben ließ. Darüber hinaus ließ er die Hebammen schalten und walten, wie sie wollten, um sich sein Leben möglichst bequem zu machen. Eine Disziplinaruntersuchung war die Folge. Man warf Boër Widerspenstigkeit vor, 1822 wurde er pensioniert. Damit war der Aufschwung der Geburtshilfe in Wien vorerst wieder Geschichte.

Ignaz Semmelweis – »Retter der Mütter«

Ignaz Semmelweis zählt heute wohl zu den tragischsten Vertretern der österreichischen Medizingeschichte. Nachdem er 1844 in Wien zum Dr. med. und zum Magister der Geburtshilfe graduiert worden war, bewarb er sich als Assistent bei Johann Klein (1788–1856), dem Leiter der I. Gebärklinik im Wiener Allgemeinen Krankenhaus.

Klein war als Nachfolger von Lukas Boër 1822 von Salzburg nach Wien geholt worden, offenbar aufgrund seiner guten Beziehungen zum Ministerium des öffentlichen Unterrichts, denn Wunschkandidat war er keiner. Boër hielt nichts von Klein und bezeichnete ihn als den unbedeutendsten Kandidaten für die praktische Geburtshilfe. Im Gegensatz zu seinem Vorgänger ließ Klein die Studenten aber nun an Leichen üben. Dieses gut gemeinte Vorgehen in der Ausbildung führte jedoch rasch zum Anstieg der Todesfälle an der Gebärklinik: War es unter Boër ein Prozent, stieg die Anzahl bei Klein auf sieben Prozent. Dies trug nicht gerade zu einem vertrauenserweckenden Ruf bei. Dennoch bewarb sich Semmelweis und wurde als Aspirant aufgenommen.

Der Pathologe Carl von Rokitansky erlaubte Semmelweis, jeden Morgen zur Überprüfung seiner Patientenbefunde weibliche Leichen zu untersuchen und teilweise zu sezieren. Immer wieder derselbe Befund: Bauchfell, Rippenfelle, Eierstöcke und Eileiter entzündet, manchmal auch die Lunge, das Herz, das Gehirn oder andere Körperteile, Gefäße vereitert. Kurz gesagt: Anzeichen einer schweren Blutvergiftung.

Semmelweis vertiefte sich in die Pathologie, was letztlich zu seiner Promotion zum Doktor der Chirurgie im November 1845 führte. Im Februar darauf erhielt er eine provisorische Assistentenstelle an der I. Gebärklinik, im Juli 1846 wurde er Assistent. Seit 1834 existierte parallel zur I. die II. Gebärklinik unter Franz Xaver Bartsch (1800–1861). Semmelweis ließ der Gedanke einfach nicht los, warum an der II. Gebärklinik viel weniger Frauen im Kindbett starben. Da die beiden Gebärkliniken räumlich eng miteinander verbunden waren, schloss er aus, dass es sich um eine epidemische Krankheit handelte. Die Behandlungsmaßnahmen waren an beiden Kliniken gleich, ebenso die Wäsche, die Verpflegung und die Belüftung. Ein Versuch einer Erklärung lautete, an der I. Gebärklinik würden eher unverheiratete Frauen aufgenommen, deren Schwangerschaften oft von Elend und Verzweiflung geprägt waren und die vielleicht sogar Abtreibungen versucht hatten. Doch das überzeugte Semmelweis nicht. Noch dauerte es, bis Semmelweis erkannte, warum Geburten zu Hause oder auf der Straße viel sicherer verliefen und warum an der Klinik Bartsch nur vereinzelt Frauen die Geburt nicht überlebten.

Der Erklärungsansatz, dass die Frauen an der I. Klinik von Männern untersucht wurden und sich schämten, vor ihnen gebären zu müssen, war für Semmelweis nicht fundiert genug, obwohl man damit gar nicht so weit von der Realität entfernt war, wenngleich der Hintergrund ein anderer war als Scham. Ein Regierungserlass von 1839 teilte nämlich die Mediziner der I. Gebärklinik und die Hebammenschülerinnen der II. Gebärklinik zu.

»Alles war in Frage gestellt, alles war ungeklärt, war zweifelhaft, nur die große Zahl der Toten war eine unzweifelhafte Wirklichkeit«, schrieb Semmelweis 1846 in sein Tagebuch. Eine behördliche Kommission hielt rohe Untersuchungsmethoden vor allem von ausländischen Ärzten und Studenten für das Kindbettfieber verantwortlich. Daher entließ man fast alle Ausländer und verringerte die Zahl der Praktikanten von 42 auf 20. Aber dies änderte nichts daran, dass an der I. Gebärklinik pro Jahr zwischen 600 und 800 Frauen an Kindbettfieber starben und der Prozentsatz an Todesfällen auf rund 11,4 Prozent stieg. In der II. Gebärklinik lag die Quote dagegen bei nur 2,79 Prozent.

Das alles war zu viel für Semmelweis, er brauchte dringend Abstand. Im Frühjahr 1847 reiste er nach Italien, um Geist und Gemüt zu erheitern, »die durch die Erlebnisse im Gebärhaus so übel affiziert wurden«. Bei seiner Rückkehr musste er erneut einen Tiefschlag hinnehmen. Sein Freund, der Gerichtsmediziner und Pathologe Jakob Kolletschka (1803–1847), war an einer Blutvergiftung gestorben, nachdem ihn ein Student bei Sezierübungen mit einem Skalpell an der Hand verletzt hatte.

Die Obduktion war für Semmelweis ein Schlüsselerlebnis. Kolletschka wies dieselben Symptome auf wie die im Kindbett verstorbenen Mütter. Für Semmelweis war nun klar, dass das Kindbettfieber etwas mit dem Sezieren zu tun haben musste. An der I. Gebärklinik wurden die Mütter von Ärzten untersucht, die oft direkt aus dem Sezierkeller kamen und noch Leichengift an den Händen hatten. Weil sie sich ihre Hände, wenn überhaupt, nur mit Seife reinigten, nicht aber desinfizierten, bevor sie die Frauen untersuchten, infizierten sie die Wöchnerinnen. Die Hebammen der II. Gebärklinik dagegen hatten weder Unterricht im Seziersaal, noch nahmen sie vaginale Untersuchungen vor. Damit erklärte sich die unterschiedlich hohe Todesrate an den beiden Kliniken. Und es war nur zu verständlich, dass Frauen, die an der I. Gebärklinik aufgenommen wurden, aus Angst um ihr Leben weinend und händeringend um ihre sofortige Entlassung baten.

Die Lösung für Semmelweis war einfach: Reinigung der Hände mit Chlorkalklösung, bevor man die Frauen berührte. Für die Ärzte war dies jedoch eine unverständliche, zeitverschwenderische Maßnahme. Johann Klein reagierte gehässig und hielt eisern an der Miasmentheorie fest. Seiner Meinung nach war die Ursache des Kindbettfiebers ein »Genius epidemicus«, der von atmosphärischen, tellurischen oder kosmischen Faktoren abhing. Unterstützung fand er im Pathologen Rudolf Virchow, der ebenfalls die Ansicht vertrat, dass das Kindbettfieber »auch unter epidemischen Einflüssen« stehe, »deren nähere Wirkungsweise wir freilich nicht kennen«.

Carl von Rokitansky, Josef von Škoda, Ferdinand von Hebra und einige andere Wiener Ärzte glaubten dagegen fest an die Theorie von Semmelweis und versuchten, dessen Lehren international zu verbreiten. Doch, wie sollte es anders sein, vergeblich. Professor James Young Simpson aus Edinburgh schrieb beispielsweise schroff, dass er schon seit längerer Zeit von der grenzenlosen Verwahrlosung der Wöchnerinnen in Wien gewusst habe, welche die hohe Sterblichkeit erkläre. Andere englische Ärzte vertraten die Meinung, die Krankheit übertrage sich von einer Frau auf die andere, und auch die Akademie der Wissenschaften in Paris sprach sich gegen die Lehren von Semmelweis aus, ebenso wie der Professor der Geburtshilflichen Klinik in Pest Ede Birly oder Carl Edward Marius Levy aus Kopenhagen, dem stichhaltige Beweise fehlten.

Der deutsche Geburtshelfer Gustav Adolf Michaelis (1798–1848), der sich aufgrund der Erkenntnisse von Semmelweis schuldig am Tod seiner Patientinnen fühlte, warf sich 1848 vor einen Zug. Die meisten Ärzte waren tief in ihrer Ehre verletzt. Semmelweis galt als Nestbeschmutzer, der »die eigene Zunft in den Dreck zog«. Josef von Škoda kündigte bei einem Vortrag in der Kaiserlichen Akademie der Wissenschaften noch an, die Entdeckung von Semmelweis kommissionell »einer entscheidenden Prüfung zu unterziehen und derselben, falls sie sich bewähren würde, Anerkennung zu verschaffen«. Johann Klein hielt klarerweise nichts davon. Aufgrund seiner guten Kontakte ins Unterrichtsministerium und zu Anton von Rosas, dem Vizedirektor der »medicinischen Studien« in Wien, gelang es ihm, eine solche Untersuchung zu verhindern. Nicht umsonst bezeichnete der Wiener Mediziner Friedrich Schürer von Waldheim in seinem Buch über Semmelweis diese Aktion mit den Worten: »Die Dummheit hatte die freie Forschung erschlagen.«

Eine weitere Dummheit für Wien war, dass Klein die Assistentenstelle von Semmelweis nicht verlängerte. 1849 scheiterte auch seine Bewerbung um eine Privatdozentur für Geburtshilfe, verantwortlich dafür: Klein und Rosas. Ein Jahr später klappte es zwar mit der Habilitation, doch Semmelweis kehrte Wien den Rücken.

Sein Glück versuchte er nun in Pest. Ab 1851 arbeitete er im St.-Rochus-Spital, 1855 wurde er Professor an der Geburtshilflichen Klinik, die er zu einer Musteranstalt ausbaute. Aber er musste auch dort Rückschläge hinnehmen. 1856, 1857 und 1858 starben insgesamt 34 Wöchnerinnen an Kindbettfieber. Schuld waren einmal verschmutzte Leintücher, die nicht ordnungsgemäß aus der Wäscherei kamen, und ein anderes Mal eine Pflegerin, die vergessen hatte, die Wäsche zu wechseln. Solche Schlampereien waren Semmelweis ein Dorn im Auge. Er reagierte unbarmherzig, wenn die Hebammen nicht sofort verstanden, was er meinte. Standen sie ihm dann tränenüberströmt gegenüber, bemühte er sich, sie mit kleinen Scherzen wieder aufzuheitern. Studenten jedoch, dic bei seinen Desinfektionsmaßnahmen versagten, ließ er beinhart bei den Prüfungen durchfallen.

Was man Semmelweis vorwerfen konnte, war, dass er seine Lehren weder in Vorträgen noch in Publikationen verbreitete. Das lag zum großen Teil daran, dass sich der Arzt, dessen Muttersprache Ungarisch war, mit der deutschen Sprache schwertat. Erst 1861 publizierte er *Die Aetiologie, der Begriff und die Prophylaxis des Kindbettfiebers.* Dem Buch war kein Erfolg beschieden. Im Gegenteil, der scharfe Ton führte erneut zu Streitigkeiten. In einem offenen Brief schrieb Semmelweis 1861 an den Würzburger Ordinarius für Geburtshilfe Friedrich Scanzoni von Lichtenfels (1821–1891), der Semmelweis als »einseitig und beschränkt« bezeichnete: »Die Verantwortung für die Irrthümer ihrer Schüler trifft nur Sie Herr Hofrath; […] und in Bezug auf das Puerperal-Fieber sind Sie so mit Irrthümern und Täuschungen vollgepfropft, daß ich in meiner Schrift über Kindbett-Fieber 103 Druckseiten […] nöthig hatte, um alle Ihre Irrthümer und Täuschungen zu widerlegen; […] ich kann […] andeuten, in Betreff der Beweise, daß die Wahrheit auf meiner Seite, der Irrthum und die Täuschung auf Ihrer Seite sei.« Semmelweis beschuldigte ihn »vor Gott und der Welt für einen Mörder«.

Es nutzte nichts mehr, dass ehemalige Gegner wie Josef Späth (1823–1896) 1864 letztlich doch noch mit Worten wie »Auch wage ich es unumwunden auszusprechen, daß es gar keinen Fachmann mehr gibt, der nicht in seinem Inneren von der Richtigkeit der Semmelweisschen Ansicht überzeugt ist, wenn er auch noch so sehr dagegen spricht« einlenkten, für Semmelweis war es zu spät. Sein vielfach aussichtsloser Kampf gegen seine Feinde und für die Rettung der Mütter führte zu schweren Depressionen. Am 30. Juli 1865 wurde er in die Niederösterreichische Landesirrenanstalt am Brünnlfeld eingeliefert. Am 13. August starb er laut Obduktionsbericht an einer Blutvergiftung, also an jener Erkrankung, die er versucht hatte sein Leben lang zu bekämpfen.

Geburtshilfe und Gynäkologie nähern sich an

Neben der Geburtshilfe entwickelte sich zu Beginn des 19. Jahrhunderts in Wien das Fach Gynäkologie. Schon ab 1809 hatten einige Geburtshelfer auch Gynäkologie unterrichtet, aber erst 1843 wurde in Wien eine Abteilung zur »Behandlung der Weiberkrankheiten« errichtet. In diesem Fachbereich wirkten die Klein-Schüler Carl Braun von Fernwald (1822–1891), Johann Baptist Chiari (1817–1854) und Josef Späth. Braun folgte Klein 1856 an der I. Gebärklinik nach. Zwei Jahre später initiierte er die Errichtung einer gynäkologischen Station, die verbunden mit der Gebärklinik die I. Geburtshilflich-gynäkologische Universitätsklinik bildete. Unter seiner Leitung entwickelte sie sich rasch zu einer vorbildlichen Lehranstalt. Auf seine Initiative hin wurde 1873 eine II. Geburtshilflich-gynäkologische Universitätsklinik mit Josef Späth als Vorstand begründet. Nachdem nämlich die Gynäkologie im Studienplan von 1872 zum Pflichtfach geworden war, war der Studentenzustrom an einer Klinik kaum noch zu bewältigen.

Unter den Schülern Späths ließ Karl Pawlik (1849–1914) aufhorchen, der auf dem Gebiet der Urologie Pionierarbeit leistete und sich vor allem mit der kompletten Entfernung der Harnblase bei Krebserkrankungen einen Namen machte. Aber gerade die Behandlung von Krebserkrankungen war in Wien ein umstrittenes Thema.

Ernst Wertheim und Friedrich Schauta – Wien als Ursprungsort der radikalen Gebärmutterentfernung

Entwicklungen im gynäkologischen Bereich ließen Wien zu Ende des 19. Jahrhunderts zur Wiege zweier Operationstechniken der radikalen Gebärmutterentfernung werden. Die Protagonisten: Ernst Wertheim und Friedrich Schauta. Die Folge: ein heftiger wissenschaftlicher Disput.

Wertheim führte 1898 die erste abdominale Radikaloperation bei Gebärmutterhalskrebs durch. Drei Jahre später erfolgte durch Schauta die erste vaginale Radikaloperation. Ein Tauziehen um die bessere Methode begann.

Der Wiener Schauta bildete sich nach der Promotion zum Doktor der Medizin 1874 in seiner Heimatstadt zunächst chirurgisch weiter. 1876 kam er als Assistent zu Josef Späth. 1881 folgte er einem Ruf als supplierender Leiter an die Innsbrucker Frauenklinik, 1887 ging er an die Frauenklinik nach Prag. Von dort kehrte er 1891 an die I. Geburtshilflich-gynäkologische Klinik nach Wien zurück.

Der um 15 Jahre jüngere Wertheim stammte aus Graz, wo er 1888 sein Medizinstudium beendete und sich zunächst in die Bakteriologie und Histologie vertiefte. Danach kam er als Operationszögling zu Theodor Billroth und Rudolf Chrobak (1843–1910) nach Wien. Kurzfristig war Wertheim an der II. Medizinischen Klinik tätig, ehe er gemeinsam mit Schauta als dessen Assistent nach Prag ging. Wertheim kam dann auch mit seinem späteren Rivalen nach Wien zurück.

Die zunächst enge Beziehung endete abrupt, als Wertheim 1897 die Leitung des Bettina-Pavillons im Kaiserin-Elisabeth-Spital übernahm. Diese damals hochmoderne, mit bester Technik ausgestattete gynäkologisch-onkologische Abteilung hatte der Bankier Baron Albert Rothschild (1844–1911) zum Gedenken an seine an Brustkrebs verstorbene Frau Bettina gegründet. Dort entfernte Wertheim am 16. November 1898 erstmals nach Öffnung der Bauchdecke Gebärmutter, Lymphknoten und das parametrane Bindegewebe (Wertheim-Operation). In den 1880er-Jahren hatten Anatomen und Pathologen nämlich nachgewiesen, dass sich Gebärmutterhalskrebs viel schneller ins umliegende Gewebe ausbreitete und die Lymphknoten befiel, als man bis dahin gedacht hatte. Das erforderte radikale Maßnahmen, auch um die Gefahr der Metastasenbildung abzuwenden.

Drei Jahre nach Wertheim behandelte Schauta erstmals eine Patientin, indem er die Gebärmutter und die Eierstöcke von der Vagina aus entfernte.

Die Wertheim- sowie die Schauta-Operation wurden in den folgenden Jahren weiterentwickelt, unter anderem von dem Amerikaner Joe Vincent Meigs (Wertheim-Meigs-Operation), von Walter Stoeckel an der Berliner Charité und von dem österreichischen Gynäkologen Isidor Amreich (Schauta-Stoeckel-Operation oder Schauta-Amreich-Operation).

In den Anfängen galten beide Operationsmethoden als risikoreich. Bei der Wertheim'schen Operation starben aufgrund der Größe des Bauchschnitts und der Dauer des Eingriffs bis zu 74 Prozent der Patientinnen während oder unmittelbar nach dem Eingriff. Wenn Schauta operierte, überlebten zwar mehr Patientinnen, aber durch den schwierigen Zugang über die Scheide konnte oft nicht alles an Gewebe entfernt werden, was nötig gewesen wäre, sodass nur wenige Frauen von ihrem Krebsleiden tatsächlich geheilt wurden.

Bereits im Jahr 1900, noch vor seiner ersten Operation, sprach sich Schauta in der Gesellschaft der Ärzte gegen die Bauchöffnung aus und trat für das vaginale Operationsverfahren ein. Vier Jahre später entbrannte in der Gesellschaft der Ärzte ein heißer Streit, nachdem Wertheim einen Vortrag »über die mit der erweiterten Uteruskrebsoperation zu erwartenden Dauerheilungen« abgehalten hatte.

Schauta vertrat anhand von pathologisch-anatomischen Untersuchungen die Ansicht, dass das Drüsengewebe entweder gar nicht krebsig entartet war und daher nicht entfernt werden musste, beziehungsweise, wenn es befallen war, in den meisten Fällen eine Entfernung nichts mehr brächte. Da Wertheim in seinem Vortrag »die betrübende Tatsache mitteilen mußte, daß fast alle jene Fälle, in denen karzinomatöse Drüsen entfernt worden waren, rezidiv geworden seien«, sah sich Schauta in seiner Meinung bestätigt, dass die abdominale Radikaloperation vor allem in Hinblick auf die Ausweitung auf das Drüsengewebe unnötig sei. Außerdem warf er Wertheim vor, nicht mit repräsentativen Zahlen zu argumentieren, weil die Operationen weniger als fünf Jahre zurücklagen und man in diesem Zeitraum noch nicht von einem Dauerresultat, egal ob Heilung, Rezidiv oder neuerliche Erkrankung, sprechen könne und er auch Schautas statistische Erfahrungen nicht berücksichtigt habe. Eine bessere Chance auf Behandlungserfolg hätte man laut Schauta »nicht auf dem Wege der immer größeren Ausdehnung der Operationen auf trostlose Fälle, nicht durch die Einführung von immer kühneren Eingriffen«, sondern durch den Appell der Ärzte an Patientinnen, bei anfänglichen Symptomen einen Arzt aufzusuchen, denn »viele kamen erst nach mehrmonatlicher Dauer des Leidens«. Ein wichtiger und aktueller Aspekt!

Auch andere Ärzte mischten sich in die Diskussion, sodass die Sitzung, wie die *Wiener klinische Wochenschrift* am 20. Oktober schrieb, »wegen der fortgeschrittenen Stunde« sogar vertagt werden musste und eine Woche später wiederaufgenommen wurde. Da ging es dann noch hitziger zu, Schauta und Wertheim verstrickten sich in weitere gegenseitige Anfeindungen. So warf Schauta Wertheim vor, dass er den Neuwert seiner anatomischen Untersuchungen über die Drüsen bei Karzinompatienten missachtete, und Wertheim kam zum Schluss, dass Schautas Argumentationen an seiner Ansicht nichts ändern würden. Die Streitereien gingen noch mehrere Jahre weiter.

Radium: Teufelszeug oder Wunderheilmittel?

Ein weiterer Bereich, in dem Wertheim und Schauta unterschiedlicher Ansicht waren, betraf die Bestrahlung von Krebspatientinnen mit Radium. Als das Radium für die medizinische Welt entdeckt wurde, waren die meisten Ärzte begeistert, nur Wertheim nicht. Er stand dem chemischen Element höchst skeptisch gegenüber. Zwar nahm Wien 1910 mit der Errichtung des Instituts für Radiumforschung der Kaiserlichen Akademie der Wissenschaften, der weltweit ersten derartigen Institution, eine Vorreiterrolle ein, doch war man dort am Anfang mit der Anwendung vorsichtiger als in anderen

Ländern. Deutsche Kollegen berichteten auf Kongressen von fulminanten Heilungsprozessen, praktisch von Wunderheilungen. Sie belehrten die Österreicher, diese würden zu zurückhaltend agieren. Sie sollten einfach die Dosis erhöhen, dann stelle sich auch der Erfolg ein.

Schauta ließ sich davon beeinflussen. Weil der Rat ja »von sehr maßgebender Seite« kam, befolgte er ihn, und das mit erschreckenden Konsequenzen. In seiner ersten Versuchsreihe starben alle Patientinnen, sofern sie nicht aus eigenem Willen die Behandlung vorzeitig abgebrochen hatten. Die zweite Versuchsreihe verlief etwas besser, aber das Wundermittel hatte viel von seinem Glanz eingebüßt.

Insgeheim konnte Wertheim triumphieren, denn sein Operationsverfahren, das durch die Radiumbehandlung als überholt galt, war plötzlich wieder im Gespräch. Eine größere radikale Operation in Kombination mit einer dann nur mehr geringen Bestrahlung schien bessere Aussicht auf Erfolg zu bieten. Vaginale Eingriffe wurden immer skeptischer betrachtet, dem Umstand, man könnte vom Krebs befallenes Gewebe übersehen, wurde zunehmend mehr Bedeutung zugemessen. Dazu kam, dass Operationen am offenen Bauch sicherer wurden.

Nach dem Ersten Weltkrieg zeigte sich deutlich, dass beim Wertheim-Verfahren nur mehr 15 von 100 Frauen starben. Mit der Einführung der Antibiotikatherapie konnte sich die abdominale Chirurgie bei Gebärmutterhalskrebs schließlich gänzlich etablieren, weil das Risiko der gefürchteten Bauchfellentzündung als Komplikation stark zurückging. Wertheims Operation hatte sich durchgesetzt und wurde zum Vorbild für alle weiteren derartigen Eingriffe.

Die Antibabypille, eine österreichische Erfindung

1870 kam das Kondom aus Gummi auf den Markt. Allerdings war es für viele Menschen zu teuer, sodass nach wie vor die bereits aus der Antike bekannten, oft selbst genähten Kondome aus Tierdärmen oder Schwimmblasen von Fischen verwendet wurden oder Kondome aus Baumwolle und Leinen. Alles unbequem und vielfach wirkungslos. Diverse Scheidenspülungen, um die Spermien abzutöten, oder Cremen und Zäpfchen brachten ebenfalls nicht die gewünschte Wirkung. Erst ab 1914 sollte die serienmäßige Produktion von Kondomen diese für die breite Bevölkerung leistbarer machen.

Seit den 1880er-Jahren können Frauen zusätzlich mit dem Scheiden-Diaphragma verhüten, ab Beginn des 20. Jahrhunderts mit der Spirale. Aber auch diese beiden Verhütungsmittel waren für die breite Masse meist unerschwinglich.

Einen echten Durchbruch in der Schwangerschaftsverhütung erbrachte die Antibabypille – eine österreichische Erfindung. 1919 konnte der Physiologe Ludwig Haberlandt (1885–1932) in Innsbruck an Ratten beweisen, dass eine bestehende Schwangerschaft das Heranreifen von weiteren Eizellen verhindert. Also spekulierte er, dass auch der Extrakt aus den Eierstöcken von schwangeren Säugetieren einen Eisprung und somit eine Empfängnis bei Frauen verhindern könnte. Das führte zu massiver Kritik seitens seiner Kollegen und der Medien. Man bezichtigte ihn, Verbrechen gegenüber dem ungeborenen Leben zu begehen und gegen Moral, Ethik und Kirche zu verstoßen. Haberlandt beging Selbstmord.

Als ein anderer Pionier der Pille gilt der Vorarlberger Eugen Steinach (1861–1944). Eigentlich wurde er bekannt, weil er eine Operationsmethode entwickelt hatte, die den Menschen ewige Jugend versprach. Nach anfänglichen Versuchen mit Hodenverpflanzungen durchtrennte er die Samenleiter, um die körpereigene Produktion von Testosteron anzuregen und somit einen verjüngenden Effekt zu erzielen. Die Idee hatte er ebenfalls von Experimenten mit Ratten. Nachdem er nämlich bei phlegmatischen Ratten nach Unterbindung der Samenleiter eine Vergrößerung des hormonproduzierenden Gewebes an den Hoden beobachtet hatte, erkannte er in der Folge, dass sich die Nagetiere plötzlich viel mehr bewegten und fast jugendlich aktiv wirkten. Das sollte doch beim Menschen genauso funktionieren.

Sigmund Freud probierte die Verjüngung aus, ebenso der Literaturnobelpreisträger des Jahres 1923 William Butler Yeats. Yeats schwärmte vom Erfolg, für Freud war es ein Flop. Diese »Sensation des Verjüngens« war 1922 sogar einen Dokumentarfilm im Kino

(Steinachs Forschungen, wissenschaftliche Fassung) wert, in dem Steinach selbst mitspielte.

Das »Steinachen«, wie seine Operation im Volksmund genannt wurde, zog aber nicht nur Kinobesucher an, sondern weckte auch das Interesse der Pharmafirma Schering-Kahlbaum in Berlin, die auf dem Gebiet der Forschung und Entwicklung von Hormonpräparaten damals zu den führenden Konzernen zählte. So begann 1923 eine enge Zusammenarbeit. In den 1930er-Jahren war Steinach an der chemischen Strukturanalyse der Sexualhormone mitbeteiligt, wodurch er wesentliche Grundlagen für die Entwicklung der Antibabypille lieferte. Trotzdem galt der namhafteste Hormonforscher seiner Zeit zugleich als einer der umstrittensten – mit ein Grund, warum er trotz neunmaliger Nominierung am Nobelpreiskomitee scheiterte.

Der endgültige Durchbruch bei der Pille gelang dem gebürtigen Wiener Carl Djerassi (1923–2015). Nachdem der Sohn eines Arzteehepaars ab 1938 aus Wien über Bulgarien in die USA emigriert war, studierte er Chemie »durch einen glücklichen Zufall« und aus »Nervenkitzel, Neugier und Ehrgeiz«, wie er selbst einmal erzählte. In Mexiko-Stadt gelang es ihm gemeinsam mit dem Chemiker Luis Miramontes (1925–2004), für die Pharmafirma Laboratorios Syntex SA das Schwangerschaftshormon Gestagen künstlich herzustellen. Mit dem Physiologen Gregory Pincus (1903–1967) und dem Gynäkologen John Rock (1890–1984) entwickelte Djerassi 1951 die erste Antibabypille. 1960 wurde sie von der US-Arzneimittelbehörde freigegeben.

Djerassi, der auch als »Mutter der Pille« bezeichnet wird, wehrte sich allerdings gegen den Begriff Antibabypille. Für ihn war die Pille kein Mittel gegen Babys, sondern sie verhalf der Frau zu mehr Unabhängigkeit und Selbstbestimmung. Bis zum Durchbruch der Pille war nämlich die Kenntnis über die fruchtbaren Tage und das Vermeiden des Geschlechtsverkehrs in dieser Zeit die oft einzig leistbare Möglichkeit, eine ungewollte Schwangerschaft zu verhindern.

Das »Tagezählen« – Empfängnisverhütung oder Kinderwunsch

In den 1920er-Jahren hatten unabhängig voneinander der Kärntner Hermann Knaus (1892–1970), der zunächst an der Universitäts-Frauenklinik in Graz und dann lange Jahre an jener in Prag tätig war, und der Japaner Kyūsaku Ogino (1882–1975), der an der Abteilung für Gynäkologie und Geburtshilfe im Takeyama-Krankenhaus in Niigata arbeitete, an einer Methode zur Berechnung der fruchtbaren Tage einer Frau geforscht. Um den Termin des Eisprungs zu bestimmen, ersuchte Knaus seine Patientinnen, genaue Aufzeichnungen über ihre Menstruation zu machen. Anhand dieser Daten fand er heraus, dass zwischen dem Wirksamwerden des Gelbkörpers und dem Eisprung maximal 48 Stunden liegen. Daraus ergibt sich die Zeitspanne von 14 Tagen zwischen dem Eisprung und der nächsten Regelblutung.

1929 stellte Knaus seine Erkenntnisse zur Schwangerschaftsverhütung auf der 21. Versammlung der Deutschen Gesellschaft für Gynäkologie in Leipzig vor und betonte drei wichtige Aspekte. Erstens, dass Eizellen nur wenige Stunden lang befruchtbar sind. Zweitens, dass Samenzellen spätestens am zweiten Tag nach ihrer Aufnahme in den weiblichen Fortpflanzungsapparat zur Eizelle gelangen müssen, um diese noch befruchten zu können, denn die Samenzellen sind nur bis zu fünf Tage befruchtungsfähig (eine Aussage, die zu heftigem Widerstand bei den Ärzten führte). Und drittens, dass die Befruchtung nur in einem engen Zeitfenster rund um den Eisprung erfolgt.

Ogino war bereits davor zu ähnlichen Ergebnissen gekommen, Knaus hatte allerdings keine Ahnung über Oginos Forschungen und lernte diese erst kennen, als der Japaner eine Reise nach Deutschland unternahm.

Diese Zählweise war im Vergleich zu früheren Verhütungsmaßnahmen ein gewaltiger Fortschritt. Auch wenn sie keine absolute Sicherheit bot, rettete sie viele Frauenleben, denn bis dahin war Verhütung ein reines Glückspiel. Viele ungewollte Schwangerschaften endeten mit Hinterhofabtreibungen. Man geht davon aus, dass ohne Verhütung etwa 85 von 100 Frauen im gebärfähigen Alter innerhalb eines Jahres schwanger werden.

Die Empfängnisverhütung, die Knaus ermöglichte, wurde in Österreich über Jahre bekämpft. Knaus war hierzulande verpönt. International hatte er mehr Erfolg und wurde zu Vorträgen eingeladen – mit Ausnahme von Stockholm. Eine preiswürdige Leistung war das Tagezählen zumindest nach Ansicht des Nobelkomitees nicht. 1936 wurde eine Nominierung schon im Vorfeld vom damaligen Sekretär des Nobelkomitees Göran Liljestrand (1886–1968) und dem Gynäkologen Erik Ahlström (1877–1949) abgelehnt, weil sie »in den erwähnten Arbeiten von Knaus und Ogino über die periodische Fruchtbarkeit und Unfruchtbarkeit der Frau keine so bedeutende Entdeckung« fanden, »die ein detailliertes Gutachten des Nobelkomitees über diese Forscher begründet«.

Das Tagezählen konnte aber nicht nur Schwangerschaften verhindern, sondern auch helfen, die fruchtbaren Tage herauszufinden, wenn man einen Kinderwunsch hatte. Bei vielen Frauen, die lange erfolglos probiert hatten, schwanger zu werden, klappte es dann doch. 1962 äußerte sich Knaus in der *Mittelkärntner Zeitung* zu seinen Erkenntnissen: »[…] so sehe ich mich veranlaßt, meiner Lehre ehestmöglich zu allgemeiner Anerkennung zu verhelfen, um das weitestgehend unnatürlich geführte Geschlechtsleben der Menschen wieder in natürliche Bahnen zu lenken, die Zeugung der Nachkommenschaft dem Zufall zu entrücken und damit die verantwortungsbewußten Menschen von jenen Sorgen zu befreien, durch die bisher sehr viel körperliches und seelisches Glück im menschlichen Dasein zerstört wurde.«

Heute wird das Tagezählen als die Knaus-Ogino-Verhütungsmethode oder Kalendermethode bezeichnet. Ab 1951 war sie die einzige Maßnahme zur Empfängnisverhütung, die von Papst Pius XII. (1876–1958) und somit von der katholischen Kirche toleriert wurde. Im Volksmund war die Methode bald schon als »Katholiken-Roulette« oder »Römisches Roulette« bekannt, weil für eine sichere Anwendung der Zyklus der Frau sehr regelmäßig sein muss und nicht durch äußere Einflüsse wie Reisen, klimatische Veränderungen oder Stress gestört werden darf.

Hugo Husslein und Ingrid Leodolter – vom Schwangerenpass zum Mutter-Kind-Pass

Nachfolger von Hermann Knaus in Prag wurde 1939 der aus Bregenz stammende Hugo Husslein (1908–1985), der sich intensiv mit der Hormontherapie in der Gynäkologie befasste. Nach dem Ende des Zweiten Weltkrieges kam er an die II. Universitäts-Frauenklinik in Wien und übernahm dort 1964 die Leitung. Davor führte er ab 1956 die Ignaz-Semmelweis-Frauenklinik.

In den späten 1960er-Jahren betrug die Säuglingssterblichkeit rund um den Geburtsvorgang in Mitteleuropa zwei Prozent. Das klingt eigentlich wenig, war aber im Vergleich zu den skandinavischen Ländern noch immer hoch. Also brauchte es Maßnahmen: neue Methoden in der Geburtenüberwachung durch moderne Technik und einen Intensivkreißsaal. Die elektronische Geburtenüberwachung fand jedoch nicht überall Gefallen und wurde 1986 von einer Delegation der Weltgesundheitsorganisation abgelehnt, weil Doppelblindstudien zu diesem Thema fehlten. Heute ist sie aus der modernen Medizin in den westlichen Ländern nicht mehr wegzudenken.

Aber auch die Gesundheitskontrolle während der Schwangerschaft war wichtig. Husslein gelang es, die Schwangerenbetreuung durch Beratungsstellen zu reformieren und den Schwangerenpass einzuführen, der die ärztlichen Informationen über Schwangerschaftsverlauf und Geburt enthalten sollte. Darüber hinaus setzte er sich für das Lebensrecht des Ungeborenen ein und kämpfte als Wortführer gemeinsam mit anderen österreichischen Gynäkologen gegen die Freigabe der Abtreibung. Verdienste erwarb er sich mit der Errichtung der ersten Familienplanungsstelle in Österreich.

Auf Hussleins Ansätzen konnte Ingrid Leodolter aufbauen. 1950 erhielt sie ihr Facharztdiplom für Innere Medizin. In ihrer Karriere zählte Leodolter vielfach zu den Ersten: Sie war die erste Oberärztin an der medizinischen Abteilung im Wiener Allgemeinen Krankenhaus. Als erste Frau Österreichs erhielt sie eine Primararztstelle. Sie war die erste weibliche Spitalsleiterin in Wien, die erste Person im Arztberuf in einer Regierung und ab 1972 die erste Ministerin im neu gegründeten Ressort Gesundheits- und Umweltschutz.

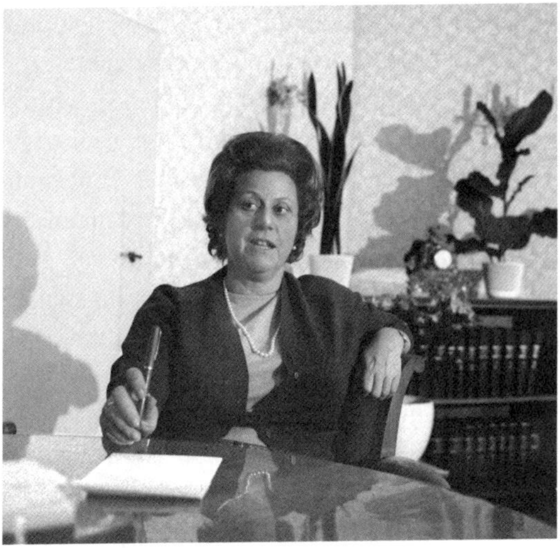

Ingrid Leodolter, Bundesministerin für Gesundheit und Umwelt, bei einem Interview 1972

In »ihrem« Sophienspital, das sie von einem veralteten Krankenhaus zu einer modernen Einrichtung umgestaltete, hatte sie bald ihren heimlichen Spitznamen »der Dragoner«. Schuld daran war ihr forscher Schritt, mit dem sie durch die Gänge eilte. Berühmt-berüchtigt war sie für ihre Blitzdiagnosen. 1974 charakterisierte ein Arztkollege im *Profil* ihre Art der Visite: »Sie ist durchgestürmt durch den Saal, hat gesagt: Das ist das, und das machen wir so – und war draußen.« Höchst anerkannt waren ihre Kenntnisse auf dem Gebiet des Magen-Darm-Traktes, Schwächen warf man ihr bei den Nieren und beim Diabetes vor. Goldrichtig war ihre Einführung des Mutter-Kind-Passes im Jahr 1974. Bis dahin war Österreich Schlusslicht in Westeuropa, was die Säuglingssterblichkeit betraf. Der Mutter-Kind-Pass regelte nun die Zahl und den Zeitpunkt der Schwangerenuntersuchungen, der Labortests, der Ultraschalluntersuchungen und der Untersuchungen beim Kinderarzt. Wenn man alle Untersuchungen durchführte, erhielt man eine erhöhte Geburtenbeihilfe. Der finanzielle Anreiz ließ den Mutter-Kind-Pass rasch zum Erfolg werden und die Säuglingssterblichkeit sank innerhalb weniger Jahre von zwei auf 0,7 Prozent.

Weiters leitete Leodolter eine Spitalsreform ein mit einer Erhöhung der Zahl an Stationen, Abteilungen, Instituten und Kliniken, sie gestaltete die Krankenpflegeausbildung neu und erwirkte ein neues Lebensmittelgesetz und ein Bäderhygienegesetz. 1974 wurde die kostenlose Vorsorgeuntersuchung für Frauen ab 30 zur Früherkennung von Brust- und Gebärmutterkrebs eingeführt. Auch hier gab ihr der Erfolg recht. In den folgenden vier Jahrzehnten stieg die durchschnittliche Lebenserwartung von Frauen um sieben Jahre auf 82.

Leodolters Ministeramt stand jedoch von Anfang an unter keinem guten Stern. Politisches Taktieren war ihr fremd, rasch wurde sie zur Zielscheibe der Opposition. Aber auch ihre eigene Partei entzog ihr immer stärker ihre Unterstützung. Man warf ihr vor, die Opposition zu wenig einzubinden beziehungsweise 1972 ihren Mann in eine ministerielle Beraterkommission berufen zu haben. Bereits am Beginn ihrer Amtszeit galt sie in einer von der Zeitschrift *Der Spiegel* veröffentlichten Umfrage als unpopulärstes Regierungsmitglied des Kabinetts. Immer wieder wurde berichtet, Bruno Kreisky sei mit ihr unzufrieden. Sie selbst erzählte in einem Interview mit dem *Kurier* 1973: »Drei Dinge machten es besonders schwierig: Erstens, dass ich eine Frau bin. Zweitens, dass ich ein Arzt bin. Ärzten begegnet man auf der politischen Ebene ja mit Vorsicht. […] Und drittens bin ich kein gewachsener Politiker.« Nachdem schon die Opposition wiederholt ihren Rücktritt gefordert hatte und es dann noch zu scharfen Kritiken in einem Rechnungshofbericht kam, trat Leodolter von ihrem Ministeramt 1979 zurück und kehrte ins Sophienspital zurück.

Im Jahr 2022 geriet der Mutter-Kind-Pass ins Kreuzfeuer der Kritik. Dabei ging es nicht um die Idee an sich, sondern darum, dass Vorschläge der Ärztekammer zur Erweiterung und zur Verbesserung nicht berücksichtigt wurden und die Ärzte zu wenig Honorar für die Untersuchungen erhielten. Das Gesundheitsministerium war gefordert, denn der Eltern-Kind-Pass, wie er künftig heißen soll, soll weiterhin dazu beitragen, die Gesundheit der Jüngsten, aber auch der Mütter zu schützen.

Die Psychoanalyse

Ein Möbelstück machte Furore. Es handelt sich um eine etwas kurze, unelegante, mit einem sperrigen Orientteppich belegte Couch, die jahrelang in der Berggasse 19 stand und auf der eine Vielzahl von Sigmund Freuds Patienten Platz nahm. Sie lagen relativ aufrecht, Rücken und Nacken gestützt von Polstern. Freud den Rücken zugekehrt, sollten sie in die Tiefen ihres Bewusstseins eindringen. Dabei halfen Ruhe und gedämpftes Licht. Diese Couch, die sich heute im Londoner Freud-Museum befindet, wurde zum Inbegriff der Psychoanalyse, dem Zusammenspiel des Bewussten und Unbewussten.

Sigmund Freud – Ikone und Antiheld

»Im Nobelpreis übergangen«, schrieb Freud 1929 in sein Tagebuch. »Im Nobelpreis endgültig übergangen«, liest man ein Jahr später. Und 1938 zog er die bittere Bilanz: »Es ist nur zu sicher, dass ich keinen Nobelpreis bekommen werde.« Die Enttäuschung war groß. Freud hatte sich den Nobelpreis für Physiologie oder Medizin erhofft, nicht nur, weil es sich um einen prestigeprächtigen Preis handelt, sondern weil er sich dadurch für seine Forschungen, die höchst kontroversiell diskutiert wurden, eine Bestätigung wünschte. Aber er scheiterte, obwohl er mit 32 Nominierungen zwischen 1915 und 1938 für den Medizin- und eine für den Literaturnobelpreis im Jahr 1936 bis heute zu den am häufigsten vorgeschlagenen Österreichern zählt.

Sigismund Schlomo Freud, Sohn eines jüdischen Wollhändlers, geboren in Freiberg in Mähren, bekam bereits als kleiner Bub mit, dass sein Vater aus »rassischen« Gründen gedemütigt wurde. Die Familie übersiedelte 1860 nach Wien. Ab 1873 studierte Freud Medizin und besuchte Vorlesungen des Philosophen und Psychologen Franz Brentano (1838–1917) über Logik, Erkenntnistheorie und

Empirismus. Weiters interessierte er sich für Zoologie, Physiologie und Naturphilosophie. Damals ahnte er wohl nicht, dass ihn sein Wissen über Aalhoden, das er sich bei einem Forschungsaufenthalt in der zoologischen Versuchsstation in Triest angeeignet hatte, und philosophische Gedankenansätze dazu bringen würden, einen Zusammenhang zwischen Philosophie und Geschlechtsorganen zu deuten.

Da Freud eigentlich Naturforscher werden wollte oder Histologe, vielleicht auch Hirnforscher, untersuchte er während seines Studiums im Labor von Ernst Wilhelm von Brücke das Nervensystem niederer Fische und verglich es mit dem menschlichen. Diese Arbeiten führten 1881 zu seiner Dissertation *Über das Rückenmark niederer Fische*. Ab 1882 praktizierte er an verschiedenen Abteilungen im Wiener Allgemeinen Krankenhaus, darunter 1883 an der Psychiatrischen Klinik von Theodor Meynert (1833–1892), der ihn schon als Student fasziniert hatte. Ein Jahr später wechselte er an die neurologische Abteilung.

Damals experimentierte Freud auch mit Kokain. Er nahm es selbst und empfahl es anderen zur Therapie, bis ihn die schwere Abhängigkeit seines Kollegen Ernst Fleischl von Marxow die Gefahr der Droge vor Augen führte.

1885 habilitierte sich Freud für Neuropathologie. Eine mehrmonatige Studienreise führte ihn nach Paris, wo er sich am Hôpital de la Salpêtrière bei dem Neurologen Jean-Martin Charcot (1825–1893) über das Hypnoseverfahren weiterbildete.

1886 eröffnete Freud eine Privatpraxis, die anfangs allerdings schleppend ging. Schuld daran war sein Vortrag *Über männliche Hysterie* in der Gesellschaft der Ärzte. Freud hatte nicht mit so einer großen Gegnerschaft innerhalb seiner Kollegen gerechnet. Vor allem sein von ihm verehrter Lehrer Meynert warf ihm vor, »französische Dekadenzen« nach Österreich gebracht zu haben, denn männliche Hysterie existiere einfach nicht. Freud war mit einem Schlag in der Ärzteschaft isoliert, die Patienten blieben seiner Praxis fern. Das verstärkte sich, als Meynert 1888 bei einem Vortrag die Hypnose als »ein Lieblingsfach unärztlicher Charlatane« bezeichnete und weiter ausführte: »Die Beobachtung, daß Hypnotisierte über Dinge Auskunft zu geben wissen, die ihnen vollständig unbekannt sind, wenn sie nur der Hypnotiseur weiß, der sie an der Hand hält«, ist eine »tief unter der Würde jedes Nachdenkens« stehende Sinnlosigkeit.

Freud befand sich damals gesamt gesehen in einer schwierigen Situation, zumal er seine Arbeit am Ersten Öffentlichen Wiener-Kinder-Krankeninstitut unentgeltlich verrichtete. Dank Josef Breuer (1842–1925), der ihn finanziell unterstützte, und seiner Tätigkeit als Übersetzer fremdsprachiger Fachliteratur, wie etwa von Werken von Jean-Martin Charcot, konnte er seine Familie einigermaßen ernähren. Den einzigen Lichtblick fand er ab 1897 in der jüdischen Loge B'nai B'rith. Dort wurden seine Forschungen zur Traumdeutung nämlich äußerst positiv aufgenommen.

Erst seine Ernennung zum außerordentlichen Professor 1902 sollte die Situation verbessern. Nach dem Ersten Weltkrieg konsultierten ihn dann britische und amerikanische Patienten in Scharen.

1902 gründete Freud als ersten psychoanalytischen Arbeitskreis die Psychologische Mittwoch-Gesellschaft, aus der sich 1908 die Wiener Psychoanalytische Vereinigung (WPV), die weltweit erste psychoanalytische Organisation, entwickelte. Diese Gruppe, der unter anderem Wilhelm Stekel (1868–1940) und Alfred Adler (1870–1937) angehörten, traf sich jede Woche um halb neun Uhr abends in Freuds Wartezimmer in der Berggasse, um bei schwarzem Kaffee und Kuchen, Zigarren und Zigaretten über psychoanalytische Behandlungen und Theorien zu diskutieren. Später durften auch Frauen der Vereinigung beitreten, wie 1910 Margarete Hilferding-Hönigsberg, die sich in der Sozial- und Bildungspolitik des Roten Wien, insbesondere bei Frauenfragen, Sexualität, Geburtenregelung, Aufklärung und Erziehung, engagierte, 1922 Anna Freud (1895–1982) und 1925 Grete Bibring-Lehner, die ab 1961 als erste Professorin an der Harvard Medical School lehrte.

Dass Freud keinen Widerspruch zu seinen Lehrmeinungen duldete, führte letztlich zum Bruch mit seinen Schülern Alfred Adler und Carl Gustav Jung (1875–1961). Die beiden hatten es gewagt, eigene Lehren zu entwickeln und sich fachlich wie persönlich immer mehr von Freud zu distanzieren. Beide lehnten die Auffassung, die kindliche Sexualität sei die motivierende Kraft des Seelenlebens, ab.

Als Freud 1909 für fünf Vorlesungen anlässlich der 20-jährigen Gründungsfeier der Clark University in Worcester, Massachusetts, eingeladen wurde, konnte er die Psychoanalyse einem internationalen Publikum vorstellen. 1919 wurde er zum ordentlichen Titular-Professor an der Universität Wien ernannt. 1922 erfolgte die Gründung des ersten Psychoanalytischen Ambulatoriums für mittellose Patienten. Bereits im November desselben Jahres forderte die städtische Sanitätsbehörde jedoch die sofortige Schließung, weil Laienanalysen angeboten wurden und nach österreichischem Recht nur Ärzte Heilbehandlungen durchführen durften. Über Beziehungen zum Bundesministerium für soziale Verwaltung konnte die Schließung verhindert werden. Allerdings drohte eine sofortige Sperre, sollte es noch einmal zu einem solchen Vorfall kommen.

Obwohl 1925 das Lehrinstitut der Wiener Psychoanalytischen Vereinigung zur Ausbildung nichtärztlicher Psychoanalytiker gegründet wurde, kam es 1926 zu einem Verfahren wegen eines Verstoßes gegen das Kurpfuschergesetz. Der prominente Angeklagte war Theodor Reik (1888–1969), der ohne medizinische Ausbildung als Analytiker gearbeitet hatte. Sein Fall veranlasste Freud, sich ausdrücklich zur Laienanalyse zu bekennen. In seiner 1926 erschienenen Monografie *Die Frage der Laienanalyse* betonte er, dass es nicht wichtig sei, ob ein Analytiker ein ärztliches Diplom besitze oder nicht, sondern ob er die besondere Ausbildung zur Ausübung der Psychoanalyse erworben habe. Mit einem Seitenhieb auf die Mediziner hieß es, dass diese nicht selten selbst zu Kurpfuschern werden, weil sie die Psychoanalyse durchführen, ohne geschult zu sein und ohne sie zu verstehen.

Damals stieg Freuds Popularität stetig. Seine Lehren wurden in Kaffeehäusern, auf Veranstaltungen und sogar im Theater diskutiert. Einerseits erfüllte es ihn mit Stolz, andererseits war er nicht ganz glücklich damit. Vor allem hatte er Bedenken, wie es mit der Psychoanalyse nach ihm weitergehen werde, so als ob er schon eine Vorahnung gehabt hätte.

Nach der Machtübernahme der Nationalsozialisten in Deutschland wurden Freuds Schriften am 10. Mai 1933 öffentlich verbrannt. Freud reagierte gelassen und meinte, im Mittelalter hätte man ihn verbrannt, jetzt seien es nur seine Bücher. Als der französische Analytiker René

Laforgue Freud 1937 dringlichst empfahl, Wien wegen der Nationalsozialisten zu verlassen, antwortete Freud: »Lassen Sie mich mit den Nazis in Ruhe, helfen Sie mir lieber gegen die Katholiken.«

Freud verband generell mit Wien so etwas wie eine Hassliebe und fühlte sich von der Wissenschaft, der Politik, aber auch der Öffentlichkeit stets schlecht behandelt. Schon in jungen Jahren schrieb er nach einem Urlaub an der Adria: »Ich bin kaum drei Tage hier, und schon hat mich der ganze Mißmut des Wienertums ergriffen. Es ist ein Elend, hier zu leben.« 1914 bekräftigte er seine Antipathie mit den Worten, die Stadt Wien habe »alles dazugetan, um ihren Anteil an der Entstehung der Psychoanalyse zu verleugnen. An keinem anderen Orte ist die feindselige Indifferenz der gelehrten und gebildeten Kreise dem Analytiker so deutlich verspürbar wie gerade in Wien.«

Als bekennender Kritiker Freuds galt Karl Popper (1902–1994), der ihm Unwissenschaftlichkeit vorhielt und monierte, Freud publiziere nur Vermutungen. Etwas freundlicher beurteilte Popper Freuds Werk *Die Traumdeutung*: »Ich jedenfalls bin davon überzeugt, dass es eine Welt des Unbewussten gibt und dass Freuds Traumanalysen, wie er sie im Buch darlegt, im Wesentlichen korrekt sind, wenn sie auch sicher unvollständig und […] etwas einseitig sind.«

Nach dem Einmarsch deutscher Truppen in Österreich im März 1938 wurde Freud am 7. Juni offiziell in Wien abgemeldet. Mit seiner Frau Martha, seiner Tochter Anna sowie seiner Haushälterin emigrierte er über Paris nach London, wo er begeistert aufgenommen wurde. Freud war da allerdings bereits von einer Krebserkrankung schwer gezeichnet.

Sein Leidensweg hatte an der Jahreswende 1922/23 begonnen. Damals wurde bei dem Kettenraucher ein Tumor im hinteren Gaumenbereich diagnostiziert. Eine dringend notwendige Operation schob Freud wochenlang vor sich her, erst im April 1923 ließ er sich von einem HNO-Arzt behandeln. Nach einer ersten Operation überwies man Freud zu dem Röntgenologen Guido Holzknecht. Bei ihm sollte er sich einer Strahlenbehandlung unterziehen. Weder die Operation noch die Röntgenbehandlung zeigten jedoch Erfolg. Der Tumor breitete sich rasant auf Gaumen, Ober-, Unterkiefer, Wangenschleimhaut sowie Zunge aus. Eine neuerliche Operation im Oktober

1923 war unausweichlich, brachte aber nicht den gewünschten Heilungsprozess. Wieder bildete sich ein Geschwür. Also blieb nur mehr eine Radikaloperation übrig, bei der Teile des Kiefers und des Gaumens entfernt und durch eine Prothese ersetzt wurden, die Freud beim Sprechen, Essen sowie beim Rauchen erheblich behinderte. Diese Operation, die so neuartig war, dass der Kieferchirurg Hans Pichler (1877–1949) sie vorher an einer Leiche ausprobiert hatte, brachte immerhin eine etwas nachhaltigere Verbesserung.

Erst 1931 kam es zu einem Rückfall. Freud holte sich damals Holzknechts Meinung ein, der von einer Bestrahlung ab- und zur Operation riet, vermutlich aus eigenen leidvollen Erfahrungen. Die beiden gaben einander Kraft, ihr Schicksal zu meistern, stets im Bewusstsein der Tragweite ihrer Krebserkrankungen.

Als Freud Holzknecht nach einer seiner Operationen im Spital besuchte, meinte der Psychoanalytiker zum Radiologen: »Sie sind zu bewundern, wie Sie Ihr Schicksal tragen.« Holzknecht entgegnete: »Sie wissen, dass ich das Ihnen zu verdanken habe«, denn Holzknecht war ein Freund der Psychoanalyse und sogar Mitglied der Wiener Psychoanalytischen Vereinigung.

Hypnose, Traumdeutung, Es, Ich und Über-Ich, der Freud'sche Versprecher oder der Ödipus-Komplex sind Begriffe, mit denen man Freud auch außerhalb der Fachwelt in Verbindung bringt. In seiner Praxis behandelte er zunächst vor allem Patientinnen mit nervösen Leiden, Hysterie, Sprachhemmungen, Krämpfen oder Halluzinationen und setzte dabei auf Hypnose, Elektrotherapie, Massagen und Heilbäder.

Mittels Hypnose versuchte er in die unbewussten Bereiche der menschlichen Seele einzudringen und herauszufinden, was im menschlichen Gehirn vor sich ging. Aber nicht alle Patienten standen der Hypnose positiv gegenüber und ließen sie zu.

Der Fall der jüdischen Schriftstellerin, Übersetzerin und Sozialarbeiterin Anna O. (mit richtigem Namen Bertha Pappenheim), die Josef Breuer wegen Hysterie behandelte, veranlasste Freud, anstatt der Hypnose die Technik der »freien Assoziation« auszuprobieren.

Dabei sollten die Patienten ihren Gedanken freien Lauf lassen und über alles sprechen, was ihnen gerade durch den Kopf ging. Bei dieser »Rede-Kur« war es wichtig, Erinnerungen so weit zurückzuverfolgen, bis die Patienten an einem unangenehmen, schambehafteten, schmerzlichen Punkt angelangt waren und diese Geschichte erzählten, wodurch Freud in das Unterbewusste einzudringen versuchte. So kam er zu dem Schluss, dass Eltern-Kind-Beziehungen oft geprägt waren von Unsicherheiten, Konflikten oder Traumatisierungen und viele seiner Patienten im Kindesalter offenbar sexuell missbraucht worden waren. Daher legte er sein Augenmerk verstärkt auf die Fragestellung, ob sexuelle Konflikte neurotische Erkrankungen auslösen. Wichtig war ihm, die Ursachen von Verhaltensstörungen, die den Alltag von Patienten erheblich beeinträchtigen konnten, aufzudecken und durch Gespräche die hemmende Wirkung zu nehmen. Somit hatte Freud quasi den Beruf des Psychotherapeuten etabliert. Er wollte den Menschen nicht nur zeigen, wer sie sind, sondern auch, wie sie zu dem geworden sind, der sie sind. Und so resümierte er einmal: »Die Gegenwart kann man nicht genießen, ohne sie zu verstehen, und nicht verstehen, ohne die Vergangenheit zu kennen.«

Diese Thesen führten zum Bruch mit Josef Breuer. Breuer teilte Freuds Ansicht nicht, dass bei Neurotikern, Hysterikern oder Neurasthenikern stets sexuelle Erlebnisse in der Kindheit schuld an der Krankheit waren. Freud wiederum konnte sich nicht mit Breuers neurophysiologischen Erklärungen als Ursache der Beschwerden abfinden.

1936 wurde Freud auf Anregung einer Bekannten, der Übersetzerin Prinzessin Marie Bonaparte, von dem französischen Autor Romain Rolland für den Literaturnobelpreis vorgeschlagen, weil Freuds Denken und Schreiben die Literaturgattung des Romans und das Theater generell in Frankreich, Italien und Deutschland inspirierten. Seine Fachliteratur galt als leicht und flüssig zu lesen, fast wie Geschichten.

Dieser Argumentation schloss sich sogar Albert Einstein an. Er hatte zwar Freud nie für den Nobelpreis nominiert, aber nachdem er dessen Werk *Der Mann Moses und die monotheistischen Religionen* gelesen hatte, schrieb er 1939 an Freud: »Ich bewundere alles von Ihnen Geschriebene, vom literarischen Standpunkt aus.«

Als etwas süffisanter ist die Aussage von Julius Wagner-Jauregg zu deuten. Trotz früherer Diskrepanzen hielt er Freuds Arbeit über die pathologische Psychologie zwar für nobelpreiswürdig und unterstützte ihn 1937 mit einem Nominierungsschreiben. Als man ihn allerdings fragte, ob Freud einen Nobelpreis erhalten solle, antwortete er: »Ja, vielleicht, aber den für Literatur.«

Ob Medizin oder Literatur, Freud scheiterte an Bror Gadelius (1862–1938). Der Professor für Psychiatrie war Mitglied des Nobelkomitees 1912 und von 1914 bis 1916, hatte aber auch danach Einfluss auf die Entscheidungen. Gadelius bezeugte Freud zwar, dass er ein durchaus genialer Mann mit Ideenreichtum sei, der gut schreiben könne, nur sei er eben kein Wissenschaftler. Diese kritische Einschätzung schmerzte, kam Freuds Selbsteinschätzung jedoch offensichtlich sehr nahe, denn nicht einmal Freud selbst war sich ganz klar darüber, wer oder was er eigentlich war. Grundsätzlich war es ihm wichtig, als Neurologe bezeichnet zu werden, andererseits sagte er über sich selbst: »Ich bin gar kein Mann der Wissenschaft, kein Beobachter, kein Experimentator, kein Denker. Ich bin […] ein Abenteurer mit der Neugierde, der Kühnheit und der Zähigkeit eines solchen.« Wogegen er sich verwehrte, war, die Psychoanalyse als spekulativ abzutun. Für ihn war sie richtig, solange sie dem Patienten half, selbst wenn es ein langer, über Jahre andauernder Prozess war.

Alfred Adler – Widerstand gegen die Psychoanalyse

Als der praktische Arzt und Sozialmediziner Alfred Adler 1902 zu den Gründungsmitgliedern der Psychologischen Mittwoch-Gesellschaft zählte, war die Welt zwischen ihm und Freud noch in Ordnung. Freud bezeichnete Adler als »einzige Persönlichkeit« in der Gruppe und schenkte ihm höchstes Vertrauen.

1909 wurde ihr Verhältnis auf eine harte Probe gestellt, als Adler, der Mitglied der Sozialdemokratischen Partei war, in der Wiener Psychoanalytischen Vereinigung seinen politisch enthusiastischen Vortrag *Zur Psychologie des Marxismus* hielt. Freud war echauffiert. Politischer Gesinnungseifer war ihm ein Dorn im Auge.

Auch andere Freudianer waren von Adler nicht sonderlich begeistert. So schrieb Ernest Jones in seinem Werk *Das Leben und Werk von Sigmund Freud:* »Mein eigener Eindruck von Adler war der eines mürrischen, zänkischen Menschen, der immer zwischen Streitsucht und Verdrießlichkeit hin- und herpendelte. Es war offensichtlich, daß er sehr ehrgeizig war, und ständig fand man ihn im Streit mit den anderen um Prioritätsansprüche hinsichtlich gewisser theoretischer Punkte.«

Zwar war Adler 1910 Obmann der Wiener Psychoanalytischen Vereinigung geworden, aber die Gegensätze zwischen ihm und Freud nahmen stetig zu, bis Adler 1911 aus der Gesellschaft austrat und mit ihm weitere fünf Mitglieder. Adler gründete in der Folge den Verein für freie psychoanalytische Forschung (ab 1913 Verein für Individualpsychologie). Treffpunkt war immer donnerstags. Und er prägte den Begriff Individualpsychologie. Dies war freilich ein denkbar ungünstiger Ausdruck, der aus der Not heraus entstand, denn Adler wollte jegliche Bezeichnung, die mit der Psychoanalyse in Verbindung gebracht werden könnte, vermeiden. Der Begriff meint aber nicht die Psychologie des Individuums, sondern eine Psychologie der Vernetztheit des Menschen mit seiner Umgebung, seinen Mitmenschen bis hin zum Universum. Das »Unbewusste« bei Freud wurde zum »Unerkannten« bei Adler.

1912 erfolgte die nächste Niederlage. Adler wollte sich mit seinem Hauptwerk *Über den nervösen Charakter* habilitieren, scheiterte aber am damaligen Dekan der Medizinischen Fakultät Wagner-Jauregg. Der Psychiater gab ein vernichtendes Gutachten ab. Erst nach dem Zweiten Weltkrieg sollte sich Adlers Situation bessern.

Ab 1920 unterrichtete Adler am pädagogischen Institut der Stadt Wien und errichtete ein Netz von Erziehungsberatungsstellen. Darüber hinaus leitete er die erste Klinik für Kinderpsychologie.

1934 übersiedelte der Sohn eines jüdischen Getreidehändlers in die USA, lehrte an der Columbia University und arbeitete am Long Island Medical Center. Er lebte mit seiner Ehefrau im Hotel Gramercy Park, wo ihn seine Patienten konsultierten. Längst galt er als Superstar. Seine Bücher waren bekannt und ins Englische übersetzt worden und weit mehr verbreitet als jene von Freud. Adlers ganzheit-

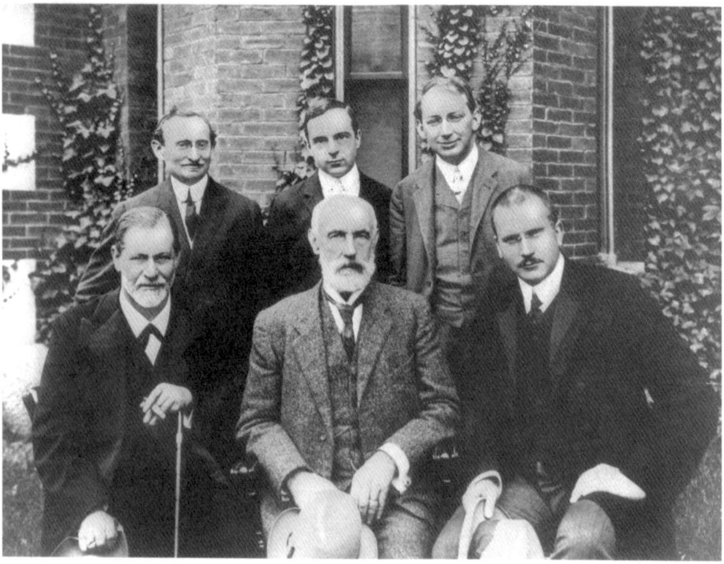

Sigmund Freud mit dem Psychologen Stanley Hall, Präsident der Clark University in Worcester, Massachusetts (links), und Carl Gustav Jung. Dahinter der Psychiater Abraham Arden Brill, Übersetzer von Freuds Werken, der Psychoanalytiker und Schüler Freuds Sándor Ferenczi und der Psychoanalytiker Ernest Jones

licher Ansatz, der den Menschen als Einheit von Körper, Seele und Geist sah, machte ihn zum bedeutendsten Wegbereiter der Psychosomatik. Auf Reisen durch Europa und die USA verkündete er seine Lehren und seine Ansichten vom Menschen als sozialem, in permanenten Wechselbeziehungen stehendem Individuum, das gegen Minderwertigkeit und Schwäche zielgerichtet anzukämpfen versucht.

In Wien hatte er sich vehement gegen Freud gestellt, da er die Sexualität nicht als Ursprung und Zentrum jeder Neurose deutete und meinte, dass Neurosen auf minder oder noch nicht ausreichend entwickelte Organe zurückzuführen seien. Hier lassen sich Rückschlüsse auf Adlers Biografie ziehen. Als Kind war er oft kränklich, litt an Rachitis und einem Stimmritzenkrampf, der dazu führte, dass er ohnmächtig wurde, wenn er weinte. Als er an einer Lungenentzündung erkrankte, entging er nur knapp dem Tod, und er wurde zweimal angefahren. Eine Minderwertigkeit von Organen wird nach

Adler durch besondere Anstrengungen und Leistungen auszugleichen versucht, denn wenn die Organe weniger wert sind, ist auch der Mensch weniger wert. Die daraus resultierenden »Minderwertigkeitskomplexe« verursachen entweder eine Starre, in die der Patient verfällt und nur den Mächtigen oder Obrigkeiten huldigt, oder im Gegenteil rücksichtslos nach Macht strebt und andere erniedrigt.

Freud hatte dafür kein Verständnis. Er bezeichnete Adler als vor Ehrgeiz wahnsinnig geworden und an einem paranoiden Verfolgungswahn leidend. Im Gegenzug verdeutlichte die ketzerische Frage »Warum sollte ich meine Arbeit immer in Ihrem Schatten verrichten?« die abschätzige Haltung Adlers gegenüber seinem Lehrer.

Wilhelm Stekel – »Freuds Apostel«

Als Alfred Adler 1911 die Wiener Psychoanalytische Vereinigung verließ, bestärkte ihn Wilhelm Stekel in dieser Entscheidung und wollte eigentlich mitziehen, obwohl er es war, der 1902 Freud zur Gründung der Mittwoch-Gesellschaft gedrängt hatte. Doch Stekel hatte gerade einen Schritt getan, der ihm den Austritt erschwerte. »Ich hatte die allgemeine Praxis aufgegeben und mich als Spezialarzt für Analyse niedergelassen. Freud hatte mir seine Unterstützung versprochen.« Von den einstigen Lobeshymnen – Freud, der »Meister«, Freud, der »bedeutendste jetzt lebende Traumforscher«, der »große Seelenkenner Professor Sigmund Freud, der mir diesen Weg gezeigt hat und dem ich das neue Licht verdanke, das mir so vieles früher Dunkle erhellt hat« bis hin zu »Ich war Freuds Apostel, er war mein Christus« – war jedoch nichts mehr zu hören. Stekels ambivalente Haltung zu Freud war offensichtlich, umgekehrt verhielt es sich genauso. Bereits 1909 schrieb Freud an den Schweizer Carl Gustav Jung über Stekel: »Er ist ein zucht- und kritikloser Mensch, der alle Disziplin verdirbt.« »Das Malheur ist nur, dass er von uns allen die beste Spürnase für den Sinn des Unbewussten hat. Denn er ist ein absolutes Schwein […]. So muss man ihn halten und mit Misstrauen von ihm lernen.«

Stekel hatte 1893 sein medizinisches Doktorat in Wien erhalten und vertiefte sich anschließend in die Neurologie. Aufgrund einer

Charakter- und/oder Potenzstörung suchte er Freud auf, und schon nach kurzer Zeit zeigte die psychoanalytische Behandlung Erfolg. Stekel, in Wien zudem als Journalist bekannt, praktizierte in der Folge selbst als einer der Ersten die Psychoanalyse und befasste sich intensiv mit der Interpretation von Träumen. Dazu legte er ein großes »Traum-Archiv« an, in dem er Fragebögen zu Träumen sammelte, die er Künstlern vorgelegt hatte.

Zu seinem Steckenpferd zählte das »Spiel« mit der Bedeutung von Symbolen. Freud reagierte auf dieses in seinen Augen wilde Analysieren und Psychologisieren mit Unmut. In einem Brief an Jung über Stekels 1911 erschienenes Buch *Die Sprache des Traumes* meinte Freud »[…] das Schwein findet Trüffeln.« Jung antwortete zwar »[…] es wäre schade, wenn sein Riechorgan uns verlorenginge«, doch Freud und Jung waren zu diesem Zeitpunkt auf Adler und Stekel gar nicht gut zu sprechen. Den beiden war es nämlich ein Jahr zuvor gelungen, Jungs lebenslängliche Wahl zum Präsidenten der Internationalen Psychoanalytischen Vereinigung zu verhindern. Die Wahl Jungs wäre damals noch Freuds Wunsch gewesen. Später war er vermutlich froh darüber, dass dieser Kelch an ihm vorübergegangen war. 1911 formulierte Freud an Jung noch: »Natürlich lauere ich auf die Gelegenheit, die beiden abzuwerfen, aber sie wissen es und benehmen sich darum vorsichtig und konziliant, so daß ich vorläufig nichts tun kann. Eine strenge Kontrolle meinerseits ist selbstverständlich; sie lassen sich auch die gefallen. Ich bin in meinem Herzen mit ihnen beiden fertig.«

Unterschiedlicher Auffassung waren Freud und Stekel etwa in Bezug auf nervöse Angstzustände und deren Behandlung. Weiters ärgerte es Freud, dass Stekel in den Sitzungen der Wiener Psychoanalytischen Vereinigung frei erfundene Geschichten aus seinem Leben präsentierte und über eigene Symptome und Masturbation sprach, ohne auf sich selbst hinzuweisen. Außerdem warf Freud Stekel vor, Patientennamen veröffentlicht zu haben, worauf Stekel lakonisch meinte, alle Patientenfälle seien ohnehin frei erfunden. Solch ein Verhalten war für Freud inakzeptabel.

Trotz alledem war Stekel 1910 stellvertretender Obmann in der Wiener Psychoanalytischen Vereinigung geworden und initiierte die Gründung der Zeitschrift *Zentralblatt für Psychoanalyse*. Freud war

Herausgeber, Adler und Stekel Schriftleiter, verlangten aber ein Einspruchsrecht.

Die Auseinandersetzung zwischen Freud und Stekel eskalierte, als Victor Tausk (1879–1919) in die Redaktion eingebunden werden und die Buchbesprechungen übernehmen sollte. Tausk hatte sich schon öfter gegen Stekel gestellt. Stekels Versuche, Unterstützung vom Verleger gegen Tausk und Freud zu erhalten, ließen die Wogen hochgehen. Die Aktion bekräftigte wohl Freud in seiner Entscheidung, sich von Stekel trennen zu müssen.

Doch es kam zumindest kurzfristig noch einmal anders: Im Sommer 1912 weilte Freuds Mutter in Bad Ischl. Da sie sich nicht wohlfühlte, konsultierte sie einen Arzt. Und dieser Arzt war ausgerechnet Stekel, der sich gerade in Bad Ischl aufhielt. Stekel korrespondierte bezüglich Amalie Freud mit Sigmunds jüngerem Bruder Alexander und wollte nicht einmal Geld für die Behandlung nehmen. Im Vertrauen berichtete er Alexander von den Zerwürfnissen mit Sigmund und dem wohl unvermeidbaren Bruch.

Im Herbst 1912 verließ Stekel die Wiener Psychoanalytische Vereinigung, blieb aber Schriftleiter des *Zentralblatts*. Freud zog sich aus dem *Zentralblatt* zurück und gründete die *Internationale Zeitschrift für Psychoanalyse*.

Im Ersten Weltkrieg arbeitete Stekel als Militärpsychiater, später errichtete er in Wien das Aktivanalytische Privatambulatorium und 1935 eine Klinik zur Behandlung von Eifersucht. 1938 emigrierte er über Zürich nach England, wo er 1940 in einem Londoner Hotelzimmer Selbstmord beging.

C. G. Jung – vom »Kronprinzen« zum Feind

1912 wurden Spannungen zwischen Freud und Jung immer offensichtlicher. In seiner Publikation *Wandel und Symbole der Libido* distanzierte sich Jung von der Sexualtheorie Freuds. Außerdem wagte er es, gegen Freuds »Traumdeutung« und dessen Ansicht, der Traum sei ein Medium der Verarbeitung von Triebkonflikten und verpönten Wünschen, aufzutreten und dem seine eigene These gegenüberzustellen, wonach es in Träumen um Weichenstellungen und Voraussagungen für die Zukunft des Individuums gehe.

Bereits 1911 hatte Jung die Ansicht vertreten, Freud leide an einer unüberwindbaren Neurose. Bis dahin waren die beiden allerdings fasziniert voneinander. Jung hatte sich ab etwa 1907 von seinem einstigen Kreis in der Schweiz, insbesondere vom Psychiater Eugen Bleuler (1857–1939), abgewandt und der Freud'schen Schule zugewandt, sodass Freud ihn öffentlich als seinen Nachfolger pries. Er wurde sogar als »Kronprinz« Freuds tituliert. Freud schrieb in einem Brief an Jung, dass er sich »keinen andern und besseren [...] Vollender« seiner Arbeit als ihn vorstellen könne. Eigentlich eine gewisse Art von Vater-Sohn-Beziehung, die letztlich im Vater-Sohn-Konflikt endete, und zwar so, dass Freud in Diskussionen mit Jung wiederholt kollabierte.

Die anfängliche Wirkung aufeinander war jedoch tatsächlich produktiv. Freud ließ sich von Jungs Themen wie Ethnopsychologie, Parapsychologie und Psychiatrie beeinflussen. Von Jung geprägte Begriffe wie Imago, das innere, meist unbewusste Vorstellungsbild einer bestimmten Person, das auch nach der realen Begegnung mit dieser Person in der Psyche weiterlebt, Introversion oder Komplex wurden in die Psychoanalyse aufgenommen.

Jung lernte von Freud, Träume, Fantasien oder Fehlleistungen ernst zu nehmen. Aber eigentlich war Jung Freud voraus und konnte einiges vorweisen: Rund 20 Jahre jünger, war er bereits eine international angesehene Koryphäe, bekannt durch seine Arbeiten zur Assoziationspsychologie und Schizophrenie. Als Nichtjude, Universitätsdozent und Oberarzt einer führenden Psychiatrischen Klinik in Zürich (Burghölzli) war er bestens vernetzt. Für Freud, der in der Wiener Gesellschaft dahintingelte und einmal wöchentlich einen Erfahrungsaustausch betrieb, bot sich durch ihn die Chance, verstärkt in die internationale Welt der Psychoanalyse einzudringen.

Doch warf Freud Jung vor, dass ihm die Krankheitseinsicht fehle, sie hatten verschiedene Auffassungen zum Unterbewusstsein, zur Rolle der Sexualität oder zu Jungs Archetypenlehre. Auch auf dem Gebiet der Therapiemaßnahmen waren sie unterschiedlicher Ansicht. Bei Jung gab es keine Couch, er führte seine Sitzungen von Angesicht zu Angesicht und hielt viel weniger Sitzungen mit seinen Patienten für nötig als Freud.

Freud nahm all diese Unstimmigkeiten zum Anlass, 1912 ein Geheimes Komitee »aus den besten und zuverlässigsten Männern« zu gründen, das als informelles Gegengewicht zur Internationalen Psychoanalytischen Vereinigung, deren Präsident Jung war, über die Einhaltung der zentralen psychoanalytischen Ideen wachen sollte. Jeder aus Freuds Komitee erhielt als Zeichen der Anerkennung einen Ring.

1913 ersuchte Freud Jung, ihre »privaten Beziehungen« aufzugeben. Ein Jahr später verließ Jung die psychoanalytische Bewegung und gründete seine eigene Schule, die Analytische Psychologie. Freud, bekannt dafür, dass er an denjenigen Personen, mit denen er in Konflikt geraten war, kein gutes Haar ließ, hatte bereits in seiner *Traumdeutung* geschrieben: »Ein intimer Freund und ein gehasster Feind waren mir immer notwendige Erfordernisse meines Gefühlslebens«, und es konnte schon sein, dass manchmal beide »in dieselbe Person« zusammenfielen. Auf die Person Jung traf dies mit Sicherheit zu.

Nach der Machtübernahme der Nationalsozialisten in Deutschland 1933 wurden, wie in vielen anderen medizinischen Gesellschaften, auch in den psychologischen Fachgesellschaften die jüdischen Mitglieder ausschlossen. Dies veranlasste Jung, von einem »jüdischen« und einem »arischen« Unbewussten zu sprechen und sich nicht nur dem Regime anzubiedern, sondern sich gleichzeitig gezielt gegen den Juden Freud zu stellen.

»Befreien Sie mich von Wilhelm Reich!«

Zu Freuds besten und dynamischsten Schülern zählte der in Galizien geborene Wilhelm Reich (1897–1957), der sich vor allem als Sexualforscher und Soziologe einen Namen machte.

Reich wurde zunächst privat zu Hause unterrichtet, ehe er das Deutsche Gymnasium in Czernowitz besuchte. Er war von Kindheit an stark von Sexualität geprägt. In seinem Tagebuch erzählt er, dass er schon mit vier Jahren mit dem Kindermädchen, mit dem er ein Bett teilte, sexuell verkehren wollte. Ab seinem elften Lebensjahr hatte er fast täglich Geschlechtsverkehr mit einem Stubenmädchen. Im Alter von 15 Jahren besuchte er regelmäßig Bordelle, mit 17 Jahren praktisch täglich. Gezeichnet war sein Körper damals von einer schweren Form der Schuppenflechte. Spurlos dürfte dieser Lebenswandel also nicht an ihm vorübergegangen sein.

Als er herausfand, dass seine Mutter eine Affäre mit einem seiner Privatlehrer hatte, teilte er dies seinem Vater mit und löste damit eine Familientragödie aus. Die Mutter beging 1910 Selbstmord, der Vater, schwer depressiv geworden, starb 1914 an Tuberkulose.

Nach dem Ersten Weltkrieg kam Reich nach Wien. 1918/19 studierte er Rechtswissenschaften, wobei er zu der Ansicht kam, dass Verbrechen einer seelischen Handlung entspringen, die geheilt und nicht bestraft werden müsse. Daraufhin wechselte er zur Medizin. Als Leiter des außeruniversitären Wiener Seminars für Sexuologie kam er in Kontakt mit Freud und war sofort von diesem beeindruckt. Bereits ab 1919 praktizierte Reich mit Einwilligung Freuds Psychoanalyse. 1920 wurde er in die Wiener Psychoanalytische Vereinigung aufgenommen, ganz unüblicherweise bereits zwei Jahre vor seiner Promotion. Danach vertiefte er seine Kenntnisse an der Psychiatrischen Klinik von Julius Wagner-Jauregg. 1922 übernahm Reich eine Sekundararztstelle am Ambulatorium der Wiener Psychoanalytischen Vereinigung, 1928 avancierte er dort zum stellvertretenden Leiter. Von 1924 bis 1930 leitete er daneben das therapeutisch-technische Seminar des Ambulatoriums, wo er seine Therapietechnik der Charakteranalyse entwickelte.

Anfangs trat Reich noch in die Fußstapfen Freuds und verstärkte dessen These »Keine Neurosen ohne Sexualkonflikt« durch die Aussage »So gut wie keine Neurose ohne Störungen der Genitalfunktion«. Damals fühlte sich Reich nach Aussagen seiner Ehefrau Annie als ein »unerhört ergebener, liebender, anbetender Sohn« Freuds. Reich wohnte in Freuds Nähe und konnte ihn jederzeit kontaktieren. »Wenn ich ein Problem hatte, ging ich zu ihm, und wir sprachen darüber, eine halbe oder auch ganze Stunde.« Freud riet seinem Schüler damals sogar noch: »Gehen Sie ruhig weiter mit Ihrer klinischen Arbeit. Was ich da vorgebracht habe, ist nur eine Hypothese.«

Aus seinen klinischen Erfahrungen heraus wandte sich Reich in der Folge einem bis dahin noch kaum erforschten Fragenkomplex der Psychoanalyse zu, nämlich ob eine psychische Erkrankung mit einer Störung der sexuellen Erlebnisfähigkeit einhergehe. Im Gegensatz zu seinem Lehrer Freud betrachtete er die Unterdrückung der Sexualität durch ein Verbot der Onanie, durch voreheliche Keuschheit oder »Zwangsmonogamie« nicht als »kulturelle Notwendigkeit«, sondern meinte, ein unbefriedigtes Sexualleben hemme die kulturelle Leistung. Seine Theorie beschrieb er in seiner mehrmals aufgelegten Arbeit *Die Funktion des Orgasmus* folgendermaßen: »Die seelische Gesundheit hängt [...] vom Ausmaß der Hingabe- und Erlebnisfähigkeit am Höhepunkt der sexuellen Erregung im natürlichen Geschlechtsakt [ab]. [...] Die seelischen Erkrankungen sind Folgen der Störung der natürlichen Liebesfähigkeit. Bei orgastischer Impotenz, unter der die überwiegende Mehrzahl der Menschen leidet, entstehen Stauungen biologischer Energie, die zu Quellen irrationaler Handlungen werden. Die Heilung der seelischen Störungen fordert in erster Linie die Herstellung der natürlichen Liebesfähigkeit.«

Vor allem ältere Kollegen konnten sich mit Reichs Ansichten nicht identifizieren. Entweder erklärten sie seine Gedanken für banal und argumentierten, es stehe ohnedies schon alles bei Freud, oder sie hielten sie für schlichtweg falsch. Einige Kolleginnen wie Anna Freud oder Helene Deutsch (1884–1982) zeigten sich zwar interessiert, aber neutral, nur der österreichische Psychoanalytiker Otto Fenichel (1897–1946) rezensierte Reichs Thesen positiv. Doch auch mit ihm sollte es später zum Bruch kommen.

Anders als bei Adler und Jung, deren Streitigkeiten rasch öffentlich manifest waren, entwickelte sich zwischen Freud und Reich ab 1926 über einen längeren Zeitraum ein schwelender Konflikt. Im Winter dieses Jahres ersuchte Reich Freud, ihn in Analyse zu nehmen. Freud lehnte ab, weil ihm das Verhältnis zu eng war. Reich verfiel daraufhin in eine schwere Depression und erkrankte einige Wochen später an Tuberkulose. Er konnte zwar in Davos geheilt werden, entfernte sich aber in weiterer Folge von der Psychoanalyse, nicht zuletzt, weil ihn Freud mit der Ablehnung schwer gekränkt hatte.

Bereits damals spürte Reich eine gewisse feindselige Haltung in der Wiener Psychoanalytischen Vereinigung. In einem Brief 1926 beklagte er sich, dass man seiner sachlichen Kritik ausweiche, Kritik an ihm vermeide und ihn bei der Besetzung von Positionen bereits mehrmals übergangen habe. »Ganz zu schweigen von all den kleinen Schikanen, kaum greifbar, doch deshalb nicht weniger verletzend.«

Reich wandte sich nun verstärkt politischen Aktionen zu. Gemeinsam mit der Hautärztin Marie Frischauf-Pappenheim (1882–1966) gründete er 1928 die Sozialistische Gesellschaft für Sexualberatung und Sexualforschung mit sechs Beratungsstellen. 1929 wurde der bisherige Sozialdemokrat zudem Mitglied der Kommunistischen Partei und besuchte die Sowjetunion. Daraus resultierte 1934 seine Schrift *Dialektischer Materialismus und Psychoanalyse*, worin er versuchte, Marxismus und Psychoanalyse zu einer weltanschaulichen Konzeption zu vereinen. Er wurde damit zum Begründer des Freudomarxismus.

Aufgrund von klassenkämpferischen Auftritten entfernte sich Reich mehr und mehr von der Wiener Psychoanalytischen Vereinigung, was letztlich dazu führte, dass Freud 1933 zum Vorsitzenden der Berliner Psychoanalytischen Vereinigung Felix Böhm (1881–1958) gesagt haben soll: »Befreien Sie mich von Reich!« In einer Diskussionsveranstaltung für ausgewählte Mitglieder der Wiener Psychoanalytischen Vereinigung stellte sich Freud schließlich offen gegen Reich, der die »Welt retten« wolle und sich daher vom »mittleren Weg der Psychoanalyse« abwende. 1934 stellte sich auch sein Freund Fenichel gegen ihn und attestierte ihm gemeinsam mit dessen geschiedener Frau Annie eine Geisteskrankheit. Im selben Jahr wurde Reich kurz und bündig auf dem XIII. Internationalen Psychoanalytischen Kongress aus der Internationalen Psychoanalytischen Vereinigung ausgeschlossen, wobei in diesem Zusammenhang Anna Freud als damalige Zentralsekretärin eine Rolle gespielt haben soll. Sie begründete den Ausschluss damit, dass Reich behauptet habe, die Psychoanalyse zu einem »eigenen Wissenschaftssystem konsequent weiterentwickelt zu haben«, welches er, »Sexualökonomie« nannte. Diese Sexualökonomie forderte auch ein politisches Handeln, wodurch Wissenschaft und Politik bei Reich zu einer untrennbaren Einheit wurden.

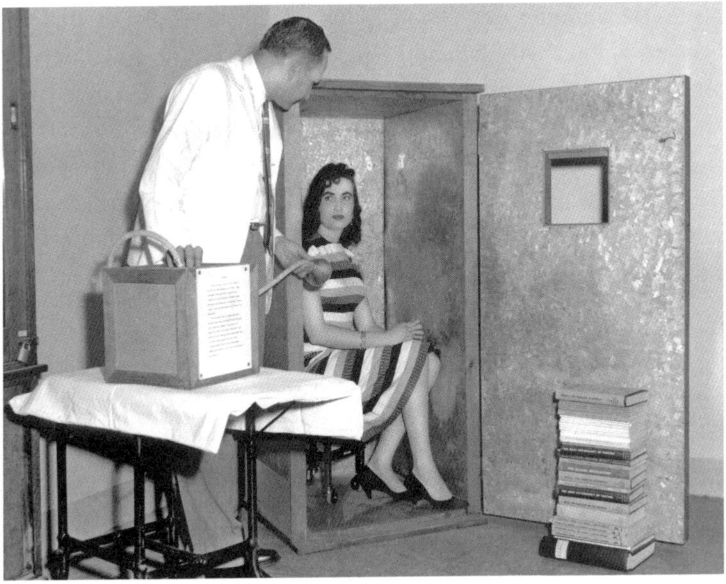

Wilhelm Reich bei der Anwendung seiner Orgontherapie

Dadurch konnte nach außen hin nicht mehr zwischen Reichs persönlicher Position und dem Standpunkt der Internationalen Psychoanalytischen Vereinigung unterschieden werden. Anna Freud wollte in keiner Weise dafür verantwortlich sein, dass Reich die Internationale Psychoanalytische Vereinigung für seine politischen Aktionen missbrauchte. Reich reagierte auf den Ausschluss mit Protest: Er zeltete mit Freundin Elsa Lindenberg und Kind nahe dem Kongresszentrum.

1939 emigrierte Reich in die USA. Dort konstruierte er ab 1940 den »Orgon-Akkumulator«, ein Gerät, das Lebensenergie speichern und unter anderem in der Krebstherapie eingesetzt werden sollte. Auf seinem Landsitz in Maine errichtete er 1942 das Forschungslaboratorium Orgonon und experimentierte mit der von ihm so benannten Orgon-Energie. Diese Forschungen brachten ihn gehörig in Schwierigkeiten. Reich war in den USA ohnehin als Spinner verschrien, weil er vom Weg der dortigen Psychoanalyse in den 1950er-Jahren abwich, mit der Kommunistischen Partei sympathisiert hatte und an einer Strahlenkanone herumtüftelte. Nun erhob die staatliche Food and Drug Administration Anklage gegen ihn wegen der von ihm verkündeten Heilwirkung des Orgon-Akkumulators und dessen Einsatz. Gemeinsam mit seinem Sohn Peter sollte er die Orgon-Akkumulatoren mit der Axt zertrümmern. Reich widersetzte sich, sein Urteil lautete zwei Jahre Haft, die er allerdings nicht überlebte.

Reich, der ähnlich wie Stekel eine Zeit lang praktisch in Vergessenheit geraten war, gilt heute als Begründer der Körperpsychotherapien und übte mit seinen Konzepten großen Einfluss auf die autoritätsfreie Erziehung und die antiautoritäre Bewegung der 1960er-Jahre aus.

Viktor Frankl und die dritte Wiener Schule der Psychotherapie

Weniger im Streit mit Freud als vielmehr mit Adler lag Viktor Frankl, der nach Freud und Adler zum Begründer der dritten Wiener Richtung der Psychotherapie zählt.

Frankl erhielt 1930 sein medizinisches Doktorat und legte 1948/49 seine philosophische Dissertation vor. Sein Interesse galt schon früh dem Suizidgedanken. So organisierte er 1930 rund um die Zeit, in der die Schulzeugnisse verteilt wurden, eine Sonderaktion, um schlechte Schüler vom Selbstmord abzuhalten. Mit Erfolg, es kam damals zu keinem einzigen Suizid. Dies stieß auch im Ausland auf großes Interesse, und Frankl wurde zu unzähligen Vorträgen eingeladen. Er war ein mitreißender Redner und begeisterte über viele Jahre hochrangige Wissenschaftler und Universitätsprofessoren genauso wie komplette Laien.

Zwischen 1933 und 1937 leitete Frankl den sogenannten Selbstmörderinnenpavillon im Psychiatrischen Krankenhaus am Steinhof in Wien und betreute dort jährlich bis zu 3000 Frauen. Später ordinierte er privat als Facharzt für Neurologie und Psychiatrie.

Da es ihm nach der Machtübernahme der Nationalsozialisten in Österreich untersagt war, arische Patienten zu behandeln, übernahm er 1940 die Leitung der neurologischen Abteilung im Rothschild-Spital, wo er versuchte, Patienten durch falsche Diagnosen vor der Deportation und der Euthanasie zu schützen, bis er selbst 1942 ins Ghetto Theresienstadt deportiert wurde. Davor hatte er Angebote für

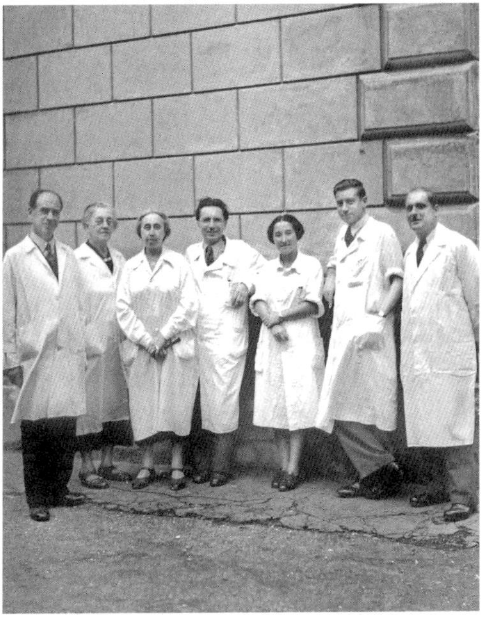

Viktor Frankl (4. v. l.) mit Kolleginnen und Kollegen des Neurologischen Ambulatoriums im Rothschild-Spital im November 1940

ein Ausreisevisum abgelehnt, weil er seine Eltern nicht allein in Wien, einem ungewissen Schicksal ausgesetzt, zurücklassen wollte. Während seine Eltern, sein Bruder und seine Frau im Holocaust umkamen, wurde Frankl über Auschwitz schließlich in Außenlager des KZ Dachaus verbracht. Im KZ-Außenlager Kaufering VI-Türkheim erlebte er am 27. April 1945 die Befreiung durch die amerikanische Armee mit.

1946 wurde Frankl Vorstand der neurologischen Abteilung der Wiener Poliklinik. 1950 gründete er die Österreichische Gesellschaft für Psychotherapie und wurde deren Präsident.

Schon als Schüler interessierte sich Frankl für experimentelle Psychologie, besuchte diesbezügliche Kurse an der Volkshochschule und hielt im Unterricht Referate über die Psychoanalyse. Bereits mit 15 Jahren konnte er hypnotisieren. Noch als Gymnasiast nahm er Kontakt zu Freud auf.

Als Frankl eine Lehranalyse beginnen wollte, verwies ihn Freud an den Vizepräsidenten der Wiener Psychoanalytischen Vereinigung Paul Federn (1871–1950). Frankl vereinbarte mit Federn einen Termin und erschien pünktlich. Nachdem die Haushälterin ihn in das Arbeitszimmer des Psychoanalytikers geführt hatte, ließ sich dieser eine geraume Zeit nicht in seiner Arbeit stören. Plötzlich hob Federn den Kopf und fragte: »Nun, Herr Frankl, was ist Ihre Neurose?« Frankl, etwas perplex, begann über anale Züge zu stammeln und stellte dann seine eigene Sicht der Psychopathologie dar. Federn hörte kurz zu und gab ihm schlichtweg den Rat, erst das Medizinstudium zu beenden. Danach könne er gern wiederkommen. Frankl erkannte, dass er mit der Psychoanalyse in Wahrheit nichts am Hut hatte, und wandte sich 1924 der Individualpsychologie und dem Kreis um Adler zu.

Anfangs schien das Verhältnis recht gut gewesen zu sein, Frankl war im Verein für Individualpsychologie höchst aktiv, publizierte, hielt Vorträge und gab die Zeitschrift zur Verbreitung und Anwendung der Individualpsychologie *Der Mensch im Alltag* heraus.

1926 verwendete er zum ersten Mal den Begriff Logotherapie. Seiner Ansicht nach war der Mensch grundsätzlich ein entscheidungs- und willensfreies Wesen und fähig, zu inneren, also psychischen, und äußeren, den biologischen und sozialen, Bedingungen eigenverantwortlich Stellung zu beziehen. Damit stellte er das Bewusstsein über die Lebenserfahrung, was Adler gar nicht gefiel. 1927 kam es zum Bruch. Adler warf Frankl unorthodoxes Verhalten vor und betrieb seinen Austritt aus dem Verein.

Auch in Bezug auf Neurosen und die »Frage nach dem Sinn« hatten die beiden unterschiedliche Ansichten. Adler beschäftigte sich bei der Sinnfrage mehr mit Vorbeugung und Vermeidung von Schäden, die durch Sorgen, Nöte und Beschwerden bei seelisch gesunden Menschen entstehen können. Für Frankl stand die Vermeidung von Selbstmord im Vordergrund. Die Sinnfrage stellte sich nach Meinung Frankls unabhängig von religiösen, philosophischen oder politischen Ansichten, sie müsse von jedem persönlich für sich gelöst werden. So meinte er einmal: »Im Gegensatz zum Tier sagen dem Mensch keine Triebe, was er tun muß. Im Gegensatz zu früher sagen ihm heute auch keine Traditionen mehr, was er tun soll. Und oft weiß er nicht mehr, was er eigentlich will!«

Frankl erkannte zwei wichtige Bereiche, in denen die Sinnfrage immer wieder akut wurde. Das waren einerseits Jugendliche, die ihn oft nach dem Sinn des Lebens fragten, andererseits spielte die Frage bei Heilungsprozessen eine Rolle. Frankl vermisste im Krankenhausbetrieb die seelische Betreuung der Patienten. In seinen Versuchen, dagegen anzukämpfen, wurde er zum Vorreiter der medizinischen Psychologie und Psychotherapie im klinischen Bereich.

Im Vordergrund stand jedoch für ihn das Überleben, mit diesem Willen überstand er persönlich die Zeit im Konzentrationslager. Damals erfuhr er an sich selbst, dass ein Sinn im Leben nicht nur »lebenswichtig« ist, sondern in einer Extremsituation sogar »überlebenswichtig« sein kann.

Trotz dieser Anschauung wurde Frankl in seinen Ansichten tief erschüttert, als er nach seiner Rückkehr aus dem KZ vom Schicksal seiner Eltern, seines Bruders und seiner Frau sowie von vielen anderen Opfern erfuhr. Sein »Sinn«, im KZ durchzuhalten, um seine Familie wiederzusehen, war mit einem Mal zunichtegemacht, Resignation folgte, die Torturen, die er im KZ durchlitten hatte, schienen plötzlich vergeblich gewesen zu sein. Doch Erfolg auf Heilung besteht dann, wenn sich der Patient mit seiner Krankheit auseinandersetzt und dabei eine Art von »Lebenssinn« (wieder-)gewinnt. In nur neun Tagen schrieb er sich 1946 seine KZ-Erlebnisse in dem Bestseller *... trotzdem Ja zum Leben sagen* von der Seele.

Frankl erhielt unzählige Ehrungen und Auszeichnungen, seine Bücher wurden in zahllose Sprachen, sogar ins Japanische und Chinesische, übersetzt. Von amerikanischen Patienten wurde er regelrecht belagert. Nur in Österreich war er außerhalb des Akademikerkreises kaum bekannt. Das sollte sich erst nach seinem Tod ändern. In der Zweiten Republik wurde ihm von den österreichischen Behörden sogar das Recht, angehende Fachärzte auszubilden, entzogen, weil seine Abteilung nicht über die dafür vorgeschriebene Anzahl von Betten verfügte. Frankl nahm die Zurückweisung gelassen hin.

Bei der katholischen Kirche, die sich gegen Freud und Adler stellte, hatte Frankl mit seiner Logotherapie Erfolg. Frankls Ansicht, dass das Leben nicht nur sinnvoll zu gestalten sei durch Lieben, Handeln und Schaffen, sondern ebenso durch Leid und Überwindung von Schicksalsschlägen, ist gar nicht so weit entfernt von christlichen Lehren.

Trotz vieler schlechter Erfahrungen kehrte Frankl Wien nie den Rücken und verwehrte sich nach dem Zweiten Weltkrieg stets gegen den Begriff der Kollektivschuld. Immer wieder betonte Frankl die positiven Erlebnisse und Eindrücke in der Donaumetropole.

Während Frankl Glück hatte, die Zeit im Konzentrationslager zu überleben, riss das nationalsozialistische Regime in Österreichs Psychoanalyse große Lücken.

Ein schwieriger Neubeginn nach 1945

Bereits 1933 wurde die Freud'sche Psychoanalyse in Deutschland verboten, mit der Machtübernahme der Nationalsozialisten 1938 dann in Österreich. Ein Großteil der Wiener Psychoanalytiker wurde in die Emigration getrieben oder ermordet, die Wiener Psychoanalytische Vereinigung aufgelöst. Damit hatte Wien jeglichen Stellenwert, den die Psychoanalyse vor dem Zweiten Weltkrieg innehatte, verloren.

Der Neuanfang nach 1945 war mehr als schwierig. Zwar wurde die Psychoanalytische Vereinigung im April 1946 wieder ins Leben gerufen, und man hegte große Hoffnung, Freuds Lehren weiterzuführen. Aber die Gegnerschaft war zahlreich. Viele, auch Fachärzte, standen der Psychoanalyse kritisch gegenüber. Erst 1971 erhielt die Medizinische Fakultät einen Lehrstuhl für Tiefenpsychologie, aus dem sich die heutige Klinik für Psychoanalyse und Psychotherapie bildete. Im selben Jahr wurde das Sigmund Freud Museum in der Berggasse eröffnet. Auch dazu war jedoch ein Anstoß aus dem Ausland nötig gewesen. Der damalige österreichische Bundeskanzler Josef Klaus (1910–2001) wurde auf einer Dienstreise in den USA mit der Frage konfrontiert, warum man in Österreich so wenig dazu beitrage, das Erbe Freuds hochzuhalten. Daraufhin beschloss er, nach Einwilligung von Anna Freud, die Museumsgründung.

Die Individualpsychologie tat sich ebenfalls nach dem Zweiten Weltkrieg in Österreich schwer. Aufgabengebiete ergaben sich im Bereich der Psychosomatik, der Krisenintervention und der Suizidverhütung sowie in der Kinder- und Jugendpsychotherapie. Infolge des österreichischen Psychotherapiegesetzes 1990 kam es zur Anerkennung des Österreichischen Vereins für Individualpsychologie als psychotherapeutische Ausbildungsstätte. Schwerpunkte der Vereinsarbeit umfassen neben der psychotherapeutischen Anwendung der Individualpsychologie im Sinne der Tradition vor dem Zweiten Weltkrieg eine pädagogisch-erziehungsberaterische Tätigkeit.

Gerade in letzter Zeit hat sich durch die Pandemie und die daraus resultierende Belastung durch soziale Isolation, Lockdown, Quarantäne und Homeschooling der Bedarf an einem psychoanalytischen Angebot verstärkt. Therapiert wird im Regelfall mindestens dreimal pro Woche, wobei der Patient manchmal noch wie anno dazumal mit dem Rücken zum Analytiker auf der Couch liegt und in freier Assoziation alles sagen soll, was ihm gerade einfällt. Neben der berühmten Couch gibt es aber auch andere, interaktivere Methoden zwischen Patienten und Analytiker. Für viele Sitzungen nehmen die Patienten ganz normal auf einem Sessel Platz. Ziel jedenfalls ist es, aufbauend auf Freuds Lehren, Unbewusstes bewusst zu machen, innere Konflikte zu lösen und seelisches Leid zu lindern. Klingt gut, wäre die Psychoanalyse nicht bis heute teils hart umstritten. Oft wirft man ihr vor, sie sei eine sinnlose Wohlfühltherapie für Privilegierte und kritisiert ihre zeitintensive Therapie. Etwas, was das Gesundheitssystem gar nicht mag, denn Zeit ist Geld, und in der modernen Medizin fordert man schnelle, kostengünstige Lösungen.

Der deutsche Psychiater und Neurologe Stephan Doering, der seit 2011 die Universitätsklinik für Psychoanalyse und Psychotherapie in Wien leitet, erklärte dazu in einem Interview mit der Tageszeitung *Der Standard* am 21. September 2014: »Die Psychoanalyse war immer subversiv und progressiv, weil sie Konventionen hinterfragt. Sie macht vor keinem Tabu halt, stellt Macht und herrschende Strukturen infrage.« Christiane Diercks, Vorsitzende der Wiener Psychoanalytischen Vereinigung, ergänzte: »Die Psychoanalyse weckt bis heute Widerstände«, unter anderem deshalb, weil sie uns an das erinnert, was wir vergessen möchten.

Nicht vergessen ist Sigmund Freud, der trotz aller Widerstände und Anfeindungen heute in aller Welt zu den bekanntesten Österreichern zählt.

Die Psychiatrie

Die Anfänge der psychiatrischen Behandlungen in Wien gingen wie so vieles in der Medizin auf die Zeiten Maria Theresias zurück. Im St. Marxer Spital versuchte man, manische Patienten mit Kampfer, Essig und Moschus zu beruhigen. Man wusste, dass Manie und Melancholie eng beisammen liegen und ein Patient rasch nach dem bekannten Sprichwort »Himmel jauchzend, zu Tode betrübt« von einer Stimmungsschwankung in die andere kippen kann. Das sollte verhindert werden, und wenn möglich medikamentös, denn in St. Marx war es streng verboten, Patienten zu schlagen.

Leopold Auenbrugger befasste sich in dieser Zeit bereits wissenschaftlich mit Erkrankungen der Seele. 1783 erschien sein Werk *Von der stillen Wuth oder dem Triebe zum Selbstmorde als einer wirklichen Krankheit mit Original-Beobachtungen und Anmerkungen*. Ein Jahr später eröffnete man den Narrenturm. Rund 50 Jahre später, 1842, habilitierte sich der Mediziner und Lyriker Ernst von Feuchtersleben (1806–1849) als Erster für Psychiatrie an der Universität Wien und bot seine Vorlesungen zur ärztlichen Seelenkunde für alle Medizinstudenten an.

Theodor Meynert und sein Netzwerk als Impulsgeber für die Psychiatrie in Wien

Als quasi Ersatz für den Narrenturm wurde 1852 die k. k. Heil- und Pflegeanstalt am Brünnlfeld fertiggestellt und im darauffolgenden Jahr mit Patienten belegt, übrigens jene Einrichtung, in der Ignaz Semmelweis seine letzten Wochen verbrachte. Es war die erste Anstaltspsychiatrie in Österreich, und genau dort richtete der aus Dresden stammende Theodor Meynert 1870 die I. Psychiatrische Klinik ein.

Meynert verbrachte bereits seine Kindheit in Wien, studierte hier Medizin und erhielt 1868 die Lehrbefugnis für Psychiatrie. 1873 wurde er zum ordentlichen Professor ernannt. Sein Ziel war es, die Ursache einer psychiatrischen Krankheit im Gehirn zu erforschen.

Vor ihm hatte Franz Joseph Gall (1758–1828) versucht, Geisteskrankheiten in bestimmten Gehirnregionen zu lokalisieren. Weiters beschäftigte er sich damit, ob man aufgrund des Äußeren eines Menschen auf dessen Charaktereigenschaften und Talente schließen könne – eine Frage, mit der sich auch Johann Wolfgang von Goethe befasste und in der er sich mit Gall persönlich austauschte.

Antworten versuchte Gall aus der Form eines Schädels mit seinen knöchernen Erhebungen und Vertiefungen zu gewinnen. Anhand dieser glaubte er, Begabungen, Fehler prophezeien zu können. Für seine Untersuchungen hatte er eine große Schädelsammlung »meist von Irrsinnigen oder Verbrechern« angelegt. Außerdem besuchte er Gefängnisse und Irrenhäuser und betastete die Schädel der Insassen. Er verglich aber auch Schädel von Raufbolden mit jenen von friedfertigen Menschen und behauptete, dass »Unheilstifter« im Bereich der Ohren einen viel breiteren Kopf hätten als »Feiglinge«. Skurril war die von Gall während seiner Schulzeit aufgestellte Behauptung, er könne die begnadeten Auswendiglerner an ihren hervorstehenden Augen erkennen. Diese hätten ein größeres Gehirn, das mehr Platz benötigte und die Augen aus dem Schädel drückte.

Es mag daher nicht ganz unvermutet erscheinen, dass ihm seine Lehren am 24. Dezember 1801 von Kaiser Franz II. (I.) behördlich verboten wurden, weil man fürchtete, dass angesichts des entstandenen Enthusiasmus so mancher Hörer den eigenen Kopf dabei verliere. 1805 wurde Gall endgültig aus Wien ausgewiesen. Und wer steckte wohl dahinter? Der Präses und Direktor der Medizinischen Fakultät Andreas von Stifft hatte wieder einmal ein Opfer gefunden.

In Deutschland, der Schweiz, in Holland und vor allem ab 1807 in Paris hatte Gall mehr Erfolg. Das lag nicht zuletzt daran, dass ihn der König von Preußen Friedrich Wilhelm III. (1770–1840) einer Anekdote zufolge auf eine harte Probe stellte: Er war mehr als skeptisch, was es mit diesem aus Wien angereisten Arzt auf sich hatte, der die Massen polarisierte. So lud der König Gall gemeinsam mit Offizieren in sein Schloss in Potsdam ein. In Wahrheit saßen dort anstatt der Militärs jedoch Zuchthausinsassen in Uniform. Gall soll anhand eines Schädels sofort erkannt haben, dass es sich nicht um einen »edlen Offizierscharakter«, sondern um eine Person mit Angriffslust und Zerstörungswut handelte. Der König war beeindruckt.

Währenddessen stellten Galls ehemalige Schüler in Wien jede Menge Unfug an. Sie stahlen zum Beispiel die Schädel von Joseph Haydn und der Schauspielerin Betty Roose, um diese zu untersuchen. Ebenso beurteilten beziehungsweise besser verurteilten sie Menschen aufgrund ihrer Schädelform und ihrer Mimik so, dass dies dem Ruf der Betroffenen schadete. Sie verfassten Gutachten für potenzielle Arbeitgeber, in denen sie Bewerber hinsichtlich Berufswahl und möglicher Laufbahn anhand ihrer Schädelformen als geeignet oder nicht geeignet bewerteten. Zudem maßten sie sich an, kriminelle Neigungen zu erkennen.

Theodor Meynert hingegen war Wissenschaftler, ein klassischer Vertreter der Universitätspsychiatrie, aber kein Therapeut. Er vertrat die Meinung, dass es für die meisten Patienten ohnehin keine Hilfe gab. Sein Interesse galt der Anatomie des Gehirns, denn nur so könne man Ursachen für psychiatrische Krankheiten erkennen. Deshalb war er unter anderem davon überzeugt, dass zu wenig Blut im Gehirn zu Erregungszuständen führt und umgekehrt zu viel Blut Depressionen hervorruft.

Ihm vorgesetzt waren die Direktoren der k. k. Heil- und Pflegeanstalt am Brünnlfeld, zunächst Carl Spurzheim (1810–1872) und ab 1873 Ludwig Schlager (1828–1885). Schlager war der Erste, der sich in Wien für forensische Psychiatrie habilitierte und sich mit der Begutachtung, Behandlung und Unterbringung von psychisch kranken Straftätern befasste.

Mit Schlager und Meynert standen sich die Anstalts- und die Universitätspsychiatrie praktisch diametral gegenüber. Das löste nicht nur zwischen den beiden einen Konkurrenzkampf aus, sondern führte auch unter Wiens Ärzten zu erheblicher Kritik. So schrieb beispielsweise Billroth 1874 in einem Brief an den Internisten Wilhelm His nach Leipzig: »Ein pathologischer Anatom ist noch lange kein Arzt und ein Hirnanatom noch lange kein Irrenarzt.«

Schlager hatte schon ein paar Jahre davor beklagt, dass es um das Wohl der psychisch Kranken in Wien noch immer schlecht bestellt sei und man mit einer Reform der Pflege nicht warten könne, bis mehr wissenschaftliche Erkenntnisse vorliegen. Um seinen Protest auch öffentlich kundzutun, trat er aus dem von Meynert und Maximilian Leidesdorf ins Leben gerufenen Verein für Psychiatrie und forensische Psychiatrie noch im Gründungsjahr 1867 wieder aus.

Schlager setzte auf zwanglose Behandlung, Beschäftigungstherapie und veranstaltete Gesellschaftsabende für seine Patienten. Meynert wiederum bekrittelte, dass psychiatrische Behandlungen und selbst der Bau einer psychiatrischen Einrichtung auf wissenschaftlich fundierten Erkenntnissen basieren müssen, alles andere sei oberflächlich und führe zu Irrtümern. Auch Meynert zeigte öffentlichen Protest und trat von der Klinikleitung zurück. Schlager hätte es vermutlich nur allzu gerne gesehen, wenn sein Widersacher seine Berufung an die Psychiatrische Klinik in Zürich für längere Zeit angenommen hätte.

1875 gründete man eine II. Psychiatrische Klinik, die im Bereich des Allgemeinen Krankenhauses angesiedelt war, und beauftragte mit deren Leitung Theodor Meynert. Maximilian Leidesdorf übernahm Meynerts Posten an der I. Psychiatrischen Klinik, und somit existierten erstmalig in einer europäischen Stadt zwei psychiatrische Kliniken. Als Leidesdorf 1892 krankheitsbedingt die Klinikleitung abtreten musste, folgte ihm Richard von Krafft-Ebing nach.

Krafft-Ebing hatte eine Zeit lang an der Universität Graz gearbeitet und nebenbei an der Heilanstalt in Feldhof. Diese Kombination machte ihn zum idealen Bindeglied zwischen Anstalts- und Universitätspsychiatrie. Mit ihm untrennbar verbunden sind die Begriffe Dämmerzustand, Zwangsvorstellung, Sadismus, Masochismus sowie Fetischismus, und er begründete die moderne Sexualpathologie. Als Enkel eines Juristen interessierte er sich besonders für die Beziehungen zwischen Strafrecht und Psychiatrie und befasste sich mit Richtlinien zur Strafbarkeit von Sexual- und Sittlichkeitsdelikten. 1886 definierte er Homosexualität als angeborene Nervenkrankheit, die daher auch nicht strafbar sei. Weiters konnte Homosexualität seiner Meinung nach durch Selbstschändung oder durch Schläge eines Erziehers auf den Hintern seiner Schützlinge entstehen.

1902 übernahm Julius Wagner-Jauregg die II. Psychiatrische Klinik. Er wird im Kapitel »Verschmähte ›noble‹ Stars« (ab Seite 231) ausführlich behandelt.

1907 wurde die I. Psychiatrische Klinik nicht mehr nachbesetzt, nachdem die fünf Jahre davor Alexander Pilcz (1871–1954) ohnehin nur noch als supplierender Chef zur Verfügung gestanden war. Aus der ehemaligen I. und der II. Psychiatrischen Klinik entstand 1911 die Psychiatrisch-neurologische Universitätsklinik, die bis 1928 Wagner-Jauregg weiterführte.

Seinen Posten übernahm dann Otto Pötzl (1877–1962). Der Großhirnforscher befasste sich vor allem mit Sprachstörungen, mit dem Verlust der Fähigkeit zu schreiben, optisch-agnostischen Störungen, der Farbenwelt sowie Problemen der Raum- und Zeitbildung. In seinen Vorlesungen berücksichtigte er zudem psychoanalytische Anschauungsweisen und versuchte Freuds Traumtheorie hirnorganisch zu untermauern.

Unter Pötzl wurde für den in Rumänien geborenen Constantin Economo von San Serff (1876–1931) 1931 ein eigenes Hirnforschungsinstitut eingerichtet, das er jedoch nicht lange nutzen konnte, weil er noch im selben Jahr starb. Bekannt wurde Economo unter anderem, weil er 1916 erstmals die Europäische Schlafkrankheit, eine Entzündung des Gehirns, die Lethargie, unkontrollierbare Schlafanfälle und vorübergehende Symptome wie bei einer Parkinson-Krankheit auslöst, beschrieb.

Des Weiteren förderte Pötzl Manfred Sakel (1900–1957), der an der Wiener Klinik die Insulinschock-Behandlung gegen Schizophrenie entwickelte.

1945 übernahm Otto Kauders (1893–1949) die Leitung der Psychiatrisch-neurologischen Universitätsklinik. Sein Name ist eng mit Psychotherapie und Psychohygiene verbunden. Ihm waren allerdings in Wien aufgrund seines frühen Todes auch nur wenige Jahre beschieden.

»Am Steinhof« ist eröffnet

Am 8. Oktober 1907 wurde in Anwesenheit des Thronfolgers Erzherzog Franz Ferdinand das damals modernste und europaweit größte psychiatrische Krankenhaus, die Niederösterreichische Landes-Heil- und Pflegeanstalt für Geistes- und Nervenkranke Am Steinhof, später bekannt als Psychiatrisches Krankenhaus der Stadt Wien – Baumgartner Höhe, eröffnet. Der Gebäudekomplex umfasste drei Abteilungen, eine Heilanstalt, eine Pflegeanstalt für Unheilbare und ein Sanatorium, mit insgesamt 72 Pavillons, dazu noch eine Kirche, ein Theater sowie einen landwirtschaftlichen Betrieb.

Die ursprünglich geplante Bettenkapazität von 2200 (ohne Sanatorium) erwies sich rasch als viel zu gering. Schon vor dem Ersten Weltkrieg wurden bis zu 3600 Patienten aufgenommen. Für mehrere Hunderte gab es keine Betten, sie mussten auf Strohsäcken zwischen den Bettreihen am Boden übernachten, etwas, was für psychiatrische Anstalten bis nach dem Zweiten Weltkrieg nicht unüblich war.

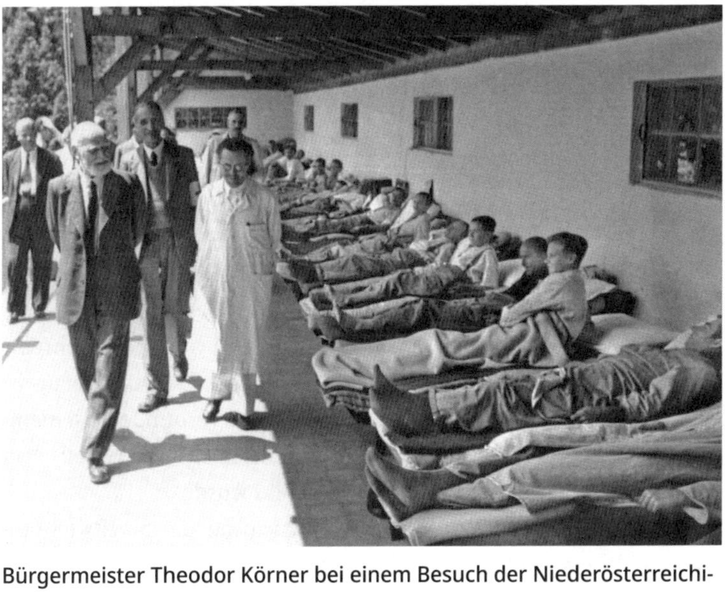

Bürgermeister Theodor Körner bei einem Besuch der Niederösterreichischen Landes-Heil- und Pflegeanstalt für Geistes- und Nervenkranke Am Steinhof am 10. Juli 1945

Da nutzte es wenig, dass schon in den 1920er-Jahren der damalige Direktor Josef Berze (1866–1957), seines Zeichens ein bekannter Schizophrenieforscher, aber auch Eugeniker, Julius Tandler in scharfen Worten über die Missstände informierte. Zumindest initiierte Tandler als Stadtrat für das Wohlfahrts- und Gesundheitswesen Am Steinhof zwei fortschrittliche Pläne: 1922 wurde unter Rudolf Wlassak (1865–1930) die erste österreichische Trinkerheilstätte gegründet, da es unter Wiens Bevölkerung ein großes Alkoholproblem gab, und kurz darauf musste das bis dahin bestehende Sanatorium für reiche Privatpatienten mit Theatersaal, Hallenbad und Tennisplätzen einer öffentlichen Lungenheilstätte zur Behandlung Tuberkulosekranker weichen. Das soziale Elend und die Wohnungsnot in der Nachkriegszeit erforderten diese Maßnahme. Dazu kam, dass das zahlungskräftige Publikum, das bis dahin das Sanatorium genutzt hatte, ausblieb. Aus dieser Heilstätte wurde in den 1960er-Jahren das Pulmologische Zentrum der Stadt Wien.

Ein Neubeginn im Schatten der NS-Zeit

Zu den Schülern von Julius Wagner-Jauregg zählte Erwin Stransky (1877–1962). Dynamisch, ideenreich, energisch eintretend für seine Ideen und ein glänzender Redner, habilitierte er sich 1908 für Neurologie und Psychiatrie. Ab 1909 ordinierte er neben seiner Lehrtätigkeit an der Universität in seiner Facharztpraxis. 1911 übernahm er die Leitung des Nervenambulatoriums der Genossenschaftskrankenkasse, bereits seit 1906 fungierte er als psychiatrischer Gutachter.

Stransky gehörte zu den ersten Psychiatern, die die Schizophrenie erforschten und ihre Auswirkungen beschrieben. Darüber hinaus ist sein Name untrennbar mit der Psychohygiene verbunden. Gemeinsam mit Otto Kauders gründete er die Österreichische Gesellschaft für Psychohygiene, die weltweit zum Vorbild wurde.

Unmittelbar nach dem Zweiten Weltkrieg war der bereits 68-Jährige am Wiederaufbau der schwer beschädigten Nervenheilanstalt Rosenhügel, die 1907 als Nathaniel von Rothschild'sche Stiftung für Nervenkranke im 13. Wiener Gemeindebezirk errichtet worden war, beteiligt. Ab 1946 durfte er wieder an der Universität Wien lehren. Seine Unterrichtstätigkeit hatte er 1938 aufgrund seiner jüdischen Wurzeln niederlegen müssen, obwohl er ein glühender Verfechter des Deutschnationalismus war und sich selbst bereits 1935 als »bekennend Großdeutsch eingestellt, Schober-Anhänger [...] Nichtarier, aber evangelischer Christ« (er war 1901 zum evangelischen Glauben übergetreten) beschrieb. Bereits während des austrofaschistischen Dollfuß-Regimes unterstützte er illegale Nationalsozialisten. Das Dritte Reich konnte er in Wien dank seiner Ehe mit der arischen Opernsängerin Josefine Stransky überleben.

Mit der Zeit des Nationalsozialismus war die Wiener Psychiatrie am absoluten Tiefpunkt angelangt. Es dauerte Jahrzehnte, bis sie die Schatten der Vergangenheit hinter sich lassen konnte. Das lag nicht nur daran, dass Ärzte in die Emigration gezwungen wurden, sondern auch daran, dass die Landes-Heil- und Pflegeanstalt für Geistes- und Nervenkranke Am Steinhof zum Wiener Zentrum der NS-Medizinverbrechen geworden war und dort mindestens 7500 Patientinnen und Patienten ihr Leben lassen mussten.

Hans Hoff – eine Ära der Wiener Psychiatrie geht zu Ende

Hans Hoff (1897–1969) übernahm, nachdem er 1949 aus der Emigration nach Wien zurückgekehrt war, zunächst die Leitung der Nervenheilanstalt Rosenhügel (seit 2002 Nathaniel Freiherr von Rothschild'sche Stiftung für Nervenkranke – Neurologisches Zentrum der Stadt Wien) sowie 1950 die Universitätsklinik für Psychiatrie und Neurologie und wurde quasi *der* Psychiater in Wien.

1951 richtete er eine Kinderstation an seiner Klinik, der Wiener Universitätsklinik für Psychiatrie und Neurologie, ein, die bald schon unter dem Namen »Klinik Hoff« bekannt war. Sie entwickelte sich zu einer eigenen kinderpsychiatrischen Abteilung. Hoffs Steckenpferd galt der Sozialpsychiatrie. Positives leiste er dabei bei der Versorgung und Rehabilitation von Alkoholkranken sowie in der psychotherapeutischen Betreuung von Kriminellen. So initiierte er die Gründung des Genesungsheims in Kalksburg und engagierte sich in der Resozi-

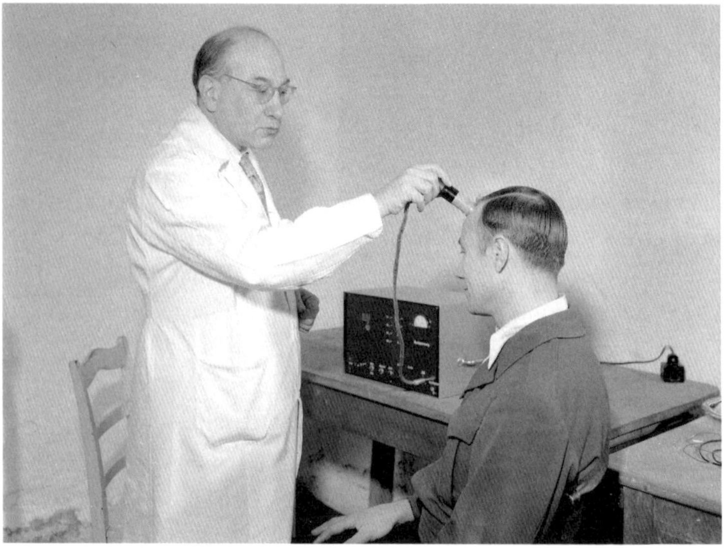

Hans Hoff 1952 bei einer Untersuchung mit einem Geigerzähler (Isotope zeigen Tumore an) an der Universitätsklinik für Psychiatrie und Neurologie in Wien

alisierung jugendlicher Krimineller in der Bundeserziehungsanstalt Kaiser-Ebersdorf. Seine Bemühungen um einen menschlichen Strafvollzug bei geisteskranken Kriminellen führten 1963 zur Neueröffnung der Justizanstalt Mittersteig als Sonderanstalt Mittersteig. Ebenso ging das Rehabilitationszentrum in Maria-Lanzendorf für Schizophrene auf ihn zurück.

Auch anderen gesellschaftspolitischen Themen schenkte er sein Augenmerk. So wurde beispielsweise sein Gedankenansatz, dass Kriegsheimkehrer nach dem Zweiten Weltkrieg oder Flüchtlinge infolge des Ungarischen Volksaufstands 1956 mehr benötigen als Verpflegung, einen Schlafplatz und materielle Güter, international sehr beachtet.

Zur Last wurde ihm gelegt, dass an seiner Klinik heute als inhuman geltende Methoden wie Elektroschock, Lobotomie, bei der den Patienten mit unheilbaren Hirnschäden Nervenbahnen in bestimmten Bereichen des Gehirns durchtrennt wurden, oder in den 1950er- und 1960er-Jahren die Malariatherapie seines Lehrers Wagner-

Jauregg, nach der psychiatrische Erkrankungen durch fieberhafte Infektionen geheilt werden sollen, angewandt wurden.

Und man quälte Heimkinder. Diese erhielten in der Klinik Hoff nicht nur eine Therapie, sondern wurden als Stammträger für den Malaria-Erreger benutzt, um ihr infiziertes Blut weiterzugeben. Eine Patientenkur sah so aus: 24 Stunden Fieber mit bis zu 41 Grad, danach war der Patient dank Gegenmedikamentation für 24 Stunden fieberfrei, ehe wieder ein Fiebertag folgte. Das ging so weiter, bis 14 Tage um waren. Im Anschluss bekam der Patient noch eine »Rehawoche« verordnet, dann war die Behandlung, vorerst, beendet.

Das Unverständliche daran ist, dass diese Therapie zu einer Zeit angewendet wurde, in der sie bereits verpönt und dank der Einführung von Antibiotika nicht mehr nötig war. Erst 1978 wurde an der Medizinischen Fakultät eine Ethikkommission eingeführt, und erst ab diesem Zeitpunkt musste der Patient einer Behandlung zustimmen.

Darüber hinaus arbeitete Hoff mit dem Gerichtspsychiater Heinrich Gross (1915–2005) zusammen, der an der Ermordung von Kindern während der NS-Zeit »Am Spiegelgrund« beteiligt war.

»Mr. Suizid« Erwin Ringel

Zu Hoffs engsten Vertrauten zählte Erwin Ringel. In Timişoara geboren, verlebte er seine Kindheit in Hollabrunn. Im Alter von fünf Jahren kam der Sohn eines Mittelschullehrers nach Wien und studierte hier nach seiner Matura 1939 Medizin. Zuvor verbrachte er einige Monate in Gestapohaft auf dem Wiener Morzinplatz, weil er im Oktober 1938 bei einer antinationalsozialistischen Großkundgebung der katholischen Jugend am Wiener Stephansplatz, dem »Rosenkranzfest«, als Pfarrjugendhelfer mitgemacht hatte. Sein Studium war immer wieder durch Einberufungen zur deutschen Wehrmacht unterbrochen. Als er einmal auf einen Vorgesetzten und auf Hitler schimpfte und seinem Kommandanten das Gewehr vor die Füße warf, hatte er nicht nur Glück, mit dem Leben davonzukommen, sondern schaffte es mithilfe zweier befreundeter Ärzte, aufgrund »psychiatrischer Probleme« aus der Wehrmacht entlassen zu werden. In diesem Zusammenhang wurde erstmals sein Interesse für Psychiatrie geweckt.

1946 erhielt er sein Doktorat, danach kam er an die Psychiatrisch-neurologische Universitätsklinik zu Kauders. Rasch zeigte sich sein großes Interesse am Thema Selbstmordverhütung. Bereits 1948 baute er das weltweit erste Suizidpräventionszentrum im Rahmen der Wiener Caritas auf, aus dem sich 1975 das von der Kirche unabhängige und bis heute existierende Kriseninterventionszentrum Wien bildete. 1954 gründete er an der Frauenabteilung der Psychiatrisch-neurologischen Universitätsklinik eine psychiatrische Station. Diese Station, die er damals leitete, wurde zur ersten psychosomatischen Station Österreichs. 1960 rief Ringel die Internationale Vereinigung für Selbstmordverhütung ins Leben, der heute mehr als 50 Länder angehören, übernahm die Präsidentschaft und wurde später Ehrenpräsident.

Gilt seine Beschreibung des Präsuizidalen Syndroms, nach dem Einengung, verstärkte Aggression und Flucht in eine Fantasiewelt einer Selbstmordhandlung vorausgehen, heute als Meilenstein in der einschlägigen Forschung, musste er um die Anerkennung der Psychosomatik hart kämpfen. In mühevoller Kleinarbeit und mit vielen Gesprächen und Vorträgen gelang es ihm allmählich, sowohl in der Bevölkerung als auch in der Ärzteschaft mehr Verständnis für die Psychosomatik zu erwirken. Als Krönung wurde Ringel 1981 zum ordentlichen Professor für das neu eingeführte Fach Medizinische Psychologie ernannt, seit 1987 können Ärzte nach Absolvierung einer speziellen Ausbildung das »Diplom für psychosomatische Medizin« erhalten.

Ab 1960 baute Ringel gemeinsam mit Walter Spiel (1920–2003) und Kurt Baumgärtl den Österreichischen Verein für Individualpsychologie, der wegen des Verbots der Individualpsychologie infolge der nationalsozialistischen Herrschaft auf wenige Mitglieder zusammengeschrumpft war, wieder auf und war ebenfalls langjähriger Präsident.

Ringel kümmerte sich nicht nur um den Nachwuchs, sondern wollte auch die »Freudianer« und »Adlerianer« zusammenbringen.

Er schätzte beide Gruppierungen und versuchte, sie mit seiner Neurosenlehre zu vereinen.

Große Popularität erreichte er 1984 mit seinem Bestseller *Die österreichische Seele*. Das Buch spaltete allerdings das österreichische Volk, ging Ringel doch mit Erziehungsberechtigten hart ins Gericht. Er warf den Österreichern vor, ihre Kinder zu Neurotikern zu erziehen, wie überhaupt das Land eine Brutstätte der Neurose sei, und charakterisierte die Bevölkerung als devote Diener, die Befehle ausführen, selbst wenn sie noch gar nicht ausgegeben sind. So sagte er einmal: »Ich will das Verdienst Freuds, dieses einmaligen Genies, nicht schmälern, aber es war nicht schwer, in diesem Land die Neurose zu entdecken.«

Ringel trat vehement gegen Gewalt in der Kindererziehung auf und monierte, dass Kinder eingeengt und eingeschränkt werden und Eltern deren Glück oft im Wege stehen.

Von Neidern seines Erfolgs erhielt Ringel rasch recht unliebsame »Koseworte«, die von »Seelendoktor der Nation« bis hin zu »Nestbeschmutzer« reichten. Außerdem wurde er scharf verurteilt, weil er die Ansicht vertrat, dass man die Gesellschaft zwar vor gewissen Verbrechern schützen muss, aber auch, dass jedes Verbrechen ein Gebrechen ist.

Dass er Suizid als Ende einer Krankheit beschrieb, verübelten ihm Vertreter der katholischen Kirche. Für sie war Selbstmord eine Todsünde. Auch seine Worte »Das kirchliche Rechtsbuch zu verändern, ist eine so große Tat, womit nur vergleichbar wäre, die Alpen von Mitteleuropa nach Afrika zu verschieben« brachten ihm unter den Klerikern keine Freunde ein. Ringel war strenggläubig, aber er zerrieb sich an der Kirche. In seinem mit Alfred Kirchmayr geschriebenen Buch *Religionsverlust durch religiöse Erziehung* (1985) formulierte er im Vorspann: »Gewidmet allen, die an der Kirche leiden.«

Bei allem Respekt, den man Ringel zollte, geriet auch er im 21. Jahrhundert ins Kreuzfeuer der Kritik, weil er in seinen Karriereanfängen Elektroschocks verabreicht hatte, und das ohne Narkose. Und weil er ab 1952 rund 20 Jahre als beratender Psychiater in der von Nonnen geführten Justizerziehungsanstalt für weibliche Jugendliche in Wiener Neudorf tätig war, in der es zu körperlichen und seelischen Misshandlungen kam. Ringel muss, so bezeichnete es jedenfalls der Sachbuchautor Hans Weiss, dort »offenbar mit geschlossenen Augen durch die Anstalt« getappt sein, sonst hätte er wohl kaum die »liebevollen« Schwestern so loben können, während Mädchen in Räumlichkeiten eingesperrt waren, die einem Verlies ähnelten.

Die psychosoziale Versorgung von morgen

1971, also fast 100 Jahre, nachdem Theodor Meynert Professor für Psychiatrie geworden war, trennten sich die Psychiatrie und die Neurologie. Vier Jahre später wurde die Klinik für Neuropsychiatrie des Kinder- und Jugendalters gegründet, darüber hinaus das Universitätsinstitut für Tiefenpsychologie und Psychotherapie, das mit Hans Strotzka (1917–1994) besetzt wurde. Das Institut für Medizinische Psychologie leitete bis zu Beginn der 1990er-Jahre Erwin Ringel.

Strotzka, der aufgrund seiner NS-Vergangenheit erst 1949 eine Anstellung als Sekundararzt mit festem Gehalt erhielt, prägte bereits in den 1950er-Jahren den Begriff Sozialpsychiatrie. Damit meinte er, dass die Patienten eine ganzheitliche und auf ihre verschiedenen Lebensaspekte zugeschneiderte Betreuung erhalten sollten. Heinz Katschnig, der Gründer des Ludwig Boltzmann Instituts für Sozialpsychiatrie in Wien (1977), ging noch einen Schritt weiter und vertrat die Ansicht, dass die Patienten in ihrem sozialen Umfeld, in Zusammenarbeit mit Angehörigen und Familien behandelt werden müssen. Diese »gemeindenahe Betreuung« setzte sich zum Ziel, vor allem längere Krankenhausaufenthalte zu vermeiden.

Ein wichtiger Aspekt waren dabei Präventionsmaßnahmen, um beim Auftreten erster Symptome eine tiefergehende gesundheitliche Störung zu vermeiden, eine bereits aufgetretene Erkrankung möglichst frühzeitig zu behandeln und in einem weiteren Schritt psychische Stabilität zu erreichen.

Bis dahin sahen die psychiatrischen Rahmenbedingungen so aus: In den rund 12000 psychiatrischen Betten in Großanstalten erfolgte ein langer stationärer Aufenthalt, wobei alle Altersgruppen, Diagnose-, Gefährdungs- und Behinderungsgrade bunt zusammengewürfelt waren. Es war wenig Geld vorhanden und eine geringe Akzeptanz in der Öffentlichkeit, dass es sich hier tatsächlich um eine Erkrankung handelte.

Eine Reform in Richtung gemeindenaher Betreuung würde die Reduktion der Spitalsbetten an den psychiatrischen Großanstalten erlauben, weiters die Eingliederung der psychiatrischen Abteilungen in die regionalen Krankenhäuser und den Ausbau der ambulanten Dienste.

Erste Versuche einer Arbeitsgruppe an der Universitätsklinik für Psychiatrie unter der Leitung von Katschnig, sozialpsychiatrische Dienste und Einrichtungen im 21. Wiener Gemeindebezirk zu etablieren, scheiterten 1978 an einer Bürgerinitiative, die sich gegen eine solche Idee stellte. Katschnig wandte sich daher von Wien ab und initiierte gemeinsam mit dem ärztlichen Direktor der Landesnervenklinik Gugging Alois Marksteiner (1928–2000) in der Region Mistelbach eine Art Modell, in dessen Rahmen die psychiatrische Versorgung gemeindenah erfolgte. Die Umsetzung wurde, wie in 20 anderen Modellregionen in Europa auch, bis in die Anfänge der 1980er-Jahre laufend beobachtet und evaluiert, sodass auf diesen Erkenntnissen mit einer umfassenden und erfolgreichen Psychiatriereform begonnen werden konnte. Diese hatte letztlich die Auflösung der Landesnervenklinik Gugging zur Folge.

Auch für das Psychiatrische Krankenhaus der Stadt Wien – Baumgartner Höhe forderte man in den 1970er-Jahren Verbesserungen hinsichtlich Unterbringung, Betreuung und Behandlung der Patienten. Das Spital war damals noch immer heillos überfüllt, es gab zu wenig Personal, und die Möglichkeiten zur Behandlung waren mehr schlecht als recht. Patienten jeglichen Alters und unterschiedlichster Symptomatik, chronisch Kranke und akut zu Versorgende lagen gemischt in den Krankenzimmern, teilweise nur auf Matratzen. Von den 5000 Patienten im Jahr 1977 waren 90 Prozent nicht freiwillig hospitalisiert. Diese Patienten wurden entweder durch einen Amtsarzt beziehungsweise gerichtlich eingewiesen oder aus einem öffentlichen Krankenhaus hierher überstellt. Von den unfreiwillig Hospitalisierten betraf der letzte Punkt immerhin 40 Prozent. Darunter befanden sich Patienten, die zwar aufgrund ihres hohen Alters oder schlechten Allgemeinzustands verwirrt waren, bei denen es sich jedoch nicht um Fälle für die Psychiatrie handelte. Nur zehn Prozent der Patienten begaben sich freiwillig in Behandlung, und das vermutlich nur, weil sie nicht wussten, was sie erwartete.

1978 schilderte ein Pfleger in der Zeitschrift *Profil* in dem Artikel »Gepflegter Irrsinn« die am Psychiatrischen Krankenhaus herrschenden Zustände: »Wir sind einer der schlimmsten Pavillons am Steinhof, und mit unseren Patienten ist nichts mehr anzufangen. Die werden hier nur gut versorgt und aufbewahrt!« Was auch immer »gut versorgt« in diesem Zusammenhang bedeutet haben mag, erfährt man doch in der Folge, dass Patienten, die nicht mehr selbst essen konnten, das Frühstück in den Mund gestopft wurde. Gewaschen wurden sie einmal die Woche, aber immerhin, das Bettzeug und das Nachthemd mussten sauber sein. Viele Patienten waren in Gitterbetten eingesperrt, wurden mit Medikamenten sediert oder brutal und handgreiflich gemaßregelt, wenn sie es zum Beispiel nicht rechtzeitig auf die Toilette schafften oder sich beim Essen anpatzten.

Bereits 1955 hatte Erwin Stransky über die Pflegeanstalt gesagt: »Es gab einmal auf dem Steinhof ein sogenanntes ›festes Haus‹, das war sozusagen die Miniatur eines Kriminalasyls. Die Angehörigen der anderen Geisteskranken haben sich jedoch erbittert dagegen gewehrt, dass ihre Verwandten mit Verbrechern sozusagen in einer Anstalt sind.«

1978 übernahm Eberhard Gabriel die Ärztliche Direktion des Krankenhauses, allerdings nur unter der Bedingung, den dringenden Reformbedarf angehen zu können: Abbau von Betten, Verkleinerung der Abteilungen und Trennung der Patienten nach spezifischen Symptomen. Klar machte Gabriel auch, dass die Psychiatrie kein Auffanglager für somatisch-medizinische Interventionen ist und Überweisungen aus anderen Spitalseinrichtungen eines psychiatrischen Konsiliarbefunds bedurften.

Unterstützt wurden diese Maßnahmen durch den Unfallchirurgen Werner Vogt und den Kinder- und Jugendpsychiater Ernst Berger, die 1974 die Arbeitsgemeinschaft Kritische Medizin gründeten, welche immer wieder Missstände in der Gesundheitsversorgung anprangerte.

1979 kam es zur Gründung der Arbeitsgemeinschaft Psychiatriereform unter dem Vorsitz von Michael Leodolter (1949–2020). Darin waren Fachkräfte, Patienten, Angehörige und Juristen vertreten. Mittels Symposien, aber auch mit Kulturveranstaltungen wie Theateraufführungen und einer Zirkusvorstellung am Gelände des Krankenhauses Baumgartner Höhe sowie der Zeitschrift *Psychosoziale Arbeit* versuchte man Patienten und Öffentlichkeit einander näherzubringen, um Vorurteile und Ängste abzubauen.

Alois Stacher auf politischer Ebene und Stephan Rudas (1944–2010) als Wiener Psychiatriebeauftragter und Chefarzt des 1979 gegründeten Kuratoriums für Psychosoziale Dienste in Wien waren ab 1980 maßgeblich für die Umsetzung der Psychiatriereform verantwortlich, nachdem der Zielplan für psychiatrische und psychosoziale Versorgung am 2. April 1979 im Wiener Gemeinderat einstimmig genehmigt worden war. Wichtig war die Gleichstellung von psychisch und physisch Kranken. Die unterschiedlichen psychiatrischen Erkrankungen sollten differenziert und spezialisiert behandelt werden, wenn möglich regional und gemeindenah, aber immer in Zusammenarbeit mit stationären Einrichtungen. Daher war es notwendig, psychiatrische Abteilungen in den regionalen Krankenhäusern einzurichten, auch wenn dies ein langwieriger Weg war und teilweise noch ist, denn erst bis 2025 soll es in allen Spitälern des Wiener Gesundheitsverbunds ein stationäres psychiatrisches Angebot geben.

Auch auf die Zwangseinweisungen haben sich die Reformbestrebungen positiv ausgewirkt. Somit kann Stachers »Wunsch«, den er 1985 in der *Rathauskorrespondenz* geäußert hatte, »nicht die Kranken zur Psychiatrie, sondern die sozialpsychiatrische Hilfe zu den Patienten bringen«, endgültig Wirklichkeit werden. Zum 30. Jubiläum der Psychiatriereform betonte Gesundheits- und Sozialstadträtin Sonja Wehsely: »Um diese modellhafte Struktur beneidet uns ganz Österreich und viele andere Großstädte Europas.«

Verschmähte »noble« Stars

In Quizsendungen wie der *Millionen-Show*, *Q1* oder *Smart 10* ist das Wissen um heimische Nobelpreisträger erstaunlich gering. Dabei würde man meinen, dass diese als Aushängeschilder der Nation gelten. Doch kaum jemand kennt Robert Bárány, den ersten und gleichzeitig jüngsten österreichischen Nobelpreisträger für Physiologie oder Medizin. Nicht einmal Karl Landsteiner ist außerhalb von Fachkreisen populär, obwohl er von 1997 bis 2002 den 1000-Schilling-Schein zierte. Beide wurden ins Ausland vertrieben.

1927 wurde Julius Wagner-Jauregg der Nobelpreis für die Entdeckung der therapeutischen Bedeutung der Malariaimpfung verliehen. Er hatte nicht nur Sigmund Freud und Bror Gadelius zum Gegner, sondern musste sich aufgrund von fragwürdigen Therapiemaßnahmen sogar vor Gericht verantworten.

Die Nominierung von Konrad Lorenz war bereits bei den Zeitgenossen umstritten. Er erhielt gemeinsam mit Karl von Frisch und Nikolaas Tinbergen 1973 den Preis »für ihre Entdeckungen zur Organisation und Auslösung von individuellen und sozialen Verhaltensmustern«. Die Forschungen von Lorenz und Frisch zu den Graugänsen beziehungsweise zu Bienen und Fischen fallen freilich eher in das Fachgebiet der Zoologie und nicht in den klassischen medizinischen Bereich.

Oleh Hornykiewicz (1926–2020), geboren im heutigen Lemberg, aber lange in Wien tätig, hatte sich um die Entwicklung für ein Medikament bei Parkinson verdient gemacht. Ihm wurden beim Nobelpreiskomitee 2000 jedoch Arvid Carlsson, Eric Kandel und Paul Greengard vorgezogen. Ein Protest von etwa 230 Kollegen nutzte nichts.

Robert Bárány – Nobelpreisträger in russischer Gefangenschaft

Als Sigrid Bárány 2012 die Reality-TV-Kochshow *Sveriges mästerkock* (Schwedischer Meisterkoch) gewann, ahnten viele Zuseher nicht, dass die frischgebackene Siegerin altösterreichische Vorfahren hatte und ihr Vater John »Anders« Bárány niemand anderer als der Enkel des österreichischen Medizinnobelpreisträgers Robert Bárány war.

Robert Bárány und der Nobelpreis hatten ihre ganz eigene Geschichte, und auch sein Enkel sollte als Sekretär des Nobelkomitees für Physik so manch Problem bekommen. 2013 etwa wurde er kritisiert, weil er es gewagt hatte, öffentlich auszuplaudern, warum sich die Bekanntgabe des Physiknobelpreisträgers um eine Stunde verzögert hatte. Der Grund waren Diskussionen innerhalb der Königlichen Schwedischen Akademie der Wissenschaften, ob neben den beiden Preisträgern François Englert und Peter Higgs nicht die Kernforschungsorganisation Cern ebenfalls ausgezeichnet werden sollte. Solche Interna öffentlich kundzutun, ist jedoch ein No-Go.

Man könnte fast meinen, die Familie Bárány stehe mit dem Nobelpreis auf Kriegsfuß, denn rund 100 Jahre zuvor kostete die prestigeträchtige Auszeichnung Robert Bárány seinen Lebensmittelpunkt in Wien.

Bárány wurde als Sohn des aus Ungarn stammenden Holzfachmanns Ignaz Bárány in Wien geboren. Seine Mutter Maria kam aus einer angesehenen Prager Gelehrtenfamilie. Beide Eltern waren jüdischer Abstammung. Maria Bárány wollte unbedingt, dass ihr Sohn Medizin studierte, weil sie in ihm »an den Arzt als Helfer in seelischen und körperlichen Nöten dachte« – und Robert hatte bereits entsprechende Erfahrung gesammelt. Als Kind war er an Knochentuberkulose erkrankt, von der er ein steifes Knie zurückbehielt, ab seinem 16. Lebensjahr machte ihm rheumatisches Fieber zu schaffen. Im Jahr 1900 wurde er in Wien promoviert und begann bald darauf mit Gustav Alexander (1873–1932), Assistent an der Ohrenklinik der Universität Wien, mit Untersuchungen an Taubstummen über die Bedeutung des Gleichgewichtsorgans für die Orientierung im Raum. Zunächst funktionierte alles gut, doch dann kam es zu Schwierigkeiten bei einer Versuchsanordnung. Die Arbeiten wurden abgebrochen. Trotzdem versprach Alexander, Bárány eine Stelle als Demonstrator an der Ohrenklinik zu verschaffen und hielt Wort. Bárány erhielt tatsächlich 1903 die Stelle, 1905 wurde er Assistent, 1909 erfolgte seine Habilitation.

Um die Jahreswende 1903/04 schloss sich Bárány verstärkt Heinrich Neumann (1873–1939), wie Alexander als Assistent an der Ohrenklinik tätig, an, den er als gutmütig, liebenswürdig und in der klinischen Diagnostik der Ohrenkrankheiten als vorzüglich ausgebildet bezeichnete. Von dem könne er bedeutend mehr lernen als von Alexander. Für Alexander ein Schlag ins Gesicht.

Bárány interessierte sich nun vor allem für neurologische Themen, die eng mit der Ohrenheilkunde zusammenhingen, und versuchte subjektive Symptome des Schwindels sachlich darzulegen. Durch seine gute Beobachtungsgabe und mithilfe des Zufalls gelang es ihm 1905, beim gesunden Gleichgewichtsorgan durch einseitige kalte oder heiße Ohrspülungen rhythmische Pendelbewegungen der Augen auszulösen. Auch wenn das Interesse für Schwindel in der Medizin nicht neu war und sich seit dem Mittelalter Ärzte damit befassten, hatte man lange Zeit nur mystische Vorstellungen über den Gleichgewichtsapparat, und es war noch nicht möglich, festzustellen, in welchem Ohr der Bogengangsapparat gestört war, wenn sich der Patient schwindlig fühlte.

Über seine Entdeckungen berichtete Bárány am 11. September 1916 bei der Überreichung des Nobelpreises in Stockholm Folgendes: »Unter meinen Patienten befanden sich viele, bei denen ich eine Ausspülung des Ohres vornehmen mußte. Eine Anzahl dieser Patienten klagte nach dem Ausspülen über Schwindel. Es lag nahe für mich, ihre Augen anzusehen, und da bemerkte ich einen Augennystagmus [Augenzittern] von bestimmter Richtung. […] Nach einiger Zeit, als ich zirka 20 Beobachtungen gesammelt hatte, verglich ich sie untereinander und war überrascht, überall dieselbe Beobachtung verzeichnet zu finden. Da erkannte ich, daß diesen Beobachtungen ein allgemeines Gesetz zugrunde liegen muß. Doch wußte ich noch nicht, welches […]. Ein Zufall kam mir zu Hilfe. Einer der Patienten, den ich ausspritzte, erklärte mir: ›Herr Doktor,

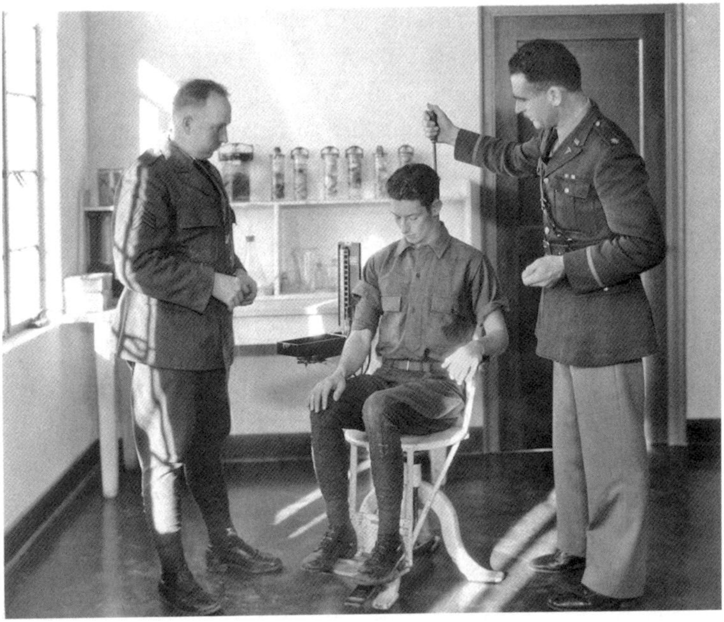

Gleichgewichtstest mit dem Bárány-Stuhl bei einem zukünftigen Piloten

ich werde nur dann schwindelig, wenn das Wasser nicht warm genug ist. Wenn ich mich zu Hause ausspüle und genug warmes Wasser benütze, werde ich nicht schwindelig.‹ […] Bei einer weiteren Ausspülung mit heißem Wasser rief der Patient aus: ›Aber Herr Doktor, das Wasser ist viel zu heiß, jetzt werde ich wieder schwindelig.‹ Rasch beobachtete ich die Augen des Patienten und bemerkte, daß jetzt der Augennystagmus genau umgekehrt gerichtet war als früher bei Ausspülung mit zu kaltem Wasser.« So hatte Bárány erstmalig die Gesetzmäßigkeit des »kalorischen Nystagmus«, also das Auftreten von Augenzuckungen durch Differenzen der Wassertemperatur bei Ohrenspülungen, nachgewiesen. Ähnliche Hin- und Herbewegungen der Augen beobachtete er bei Fahrgästen in Eisenbahnen, wenn sie aus den Fenstern auf die vorbeiziehende Landschaft schauten. Dies bezeichnete Bárány als »Eisenbahnnystagmus« oder »optokinetischen Nystagmus«. Auf Basis seiner Entdeckung konnten nun Erkrankungen des Innenohrs früher diagnostiziert und erfolgreicher therapiert werden.

Darüber hinaus setzte Bárány die Drehprüfung zur Untersuchung des Gleichgewichtsapparats ein. Aus einem Hocker konstruierte er einen primitiven Drehstuhl. Bei der Drehung der Patienten beobachtete er, dass es dabei zu rhythmischen Augenzuckungen in der Drehrichtung kam. Hielt man den Drehstuhl jedoch plötzlich an, erfolgten ruckartige Augenzuckungen entgegengesetzt zur Drehrichtung. Der heute sogenannte Bárány-Stuhl wird im Rahmen von Gleichgewichtstests beispielsweise bei angehenden Piloten verwendet. Dabei wird der Flugschüler mit verbundenen Augen auf einem Stuhl um die vertikale Achse gedreht, während der Kopf entweder aufrecht gehalten, nach vorn oder zur Seite geneigt wird. Der Proband muss dann verschiedene Aufgaben lösen wie die Bestimmung der Drehrichtung, die rasche Änderung der Ausrichtung des Kopfs oder versuchen, nach dem Anhalten des Stuhls und der Abnahme der Augenbinde auf ein stationäres Objekt zu zeigen. Ziel ist es, räumliche Desorientierungseffekte zu demonstrieren und zu beweisen, dass dem Gleichgewichtsorgan beim Flug nicht zu trauen ist und der Pilot sich besser auf seine Fluginstrumente verlassen soll.

Weniger beliebt waren Báránys Versuche zum Einfluss des Alkohols auf den Gleichgewichtsapparat. Hierfür nutzte er einmal die Musterungskommission der Soldaten der k. u. k. Armee, die sich gerade in einer Wiener Brauerei aufhielt. Ein Großteil der jungen Soldaten hatte die bestandene Tauglichkeitsprüfung mit übermäßigem Alkoholkonsum gefeiert. Bárány untersuchte nun die Auswirkungen von Alkohol auf den Gleichgewichtsapparat und wurde für seine sichtlich unangenehmen Experimente von den Soldaten beinahe verprügelt. An der Universität fand er dann Studenten, die mehr Sinn für seine Forschungen hatten und sich freiwillig zur Verfügung stellten. An diesen führte er Versuche mit hohen Alkoholdosen durch, erforschte aber auch den Einfluss anderer Stoffe, etwa Chinin oder Nikotin. Darüber hinaus gelang es ihm, ein wichtiges populäres Phänomen klären: Das Eindringen von kaltem Wasser in die Ohren eines Schwimmers kann zu einem Orientierungsverlust führen, wodurch die Gefahr des Ertrinkens besteht.

1907 veröffentlichte Bárány die Monografie *Physiologie und Pathologie des Bogenganges beim Menschen*. In einem Geleitwort schrieb sein Chef Adam Politzer, Vorstand der Universitäts-Ohrenklinik: »Durch die Untersuchungen Dr. Báránys ist die Klinik dieses Sinnesorganes in ein neues Stadium getreten und die Diagnostik der in der Ohrenheilkunde so wichtigen Erkrankungen des Bogenapparats auf eine sichere Grundlage gestellt worden.« Damit eskalierte der Streit zwischen Bárány und Alexander. Alexander verriss das Werk in der *Österreichischen Ärztezeitung*. Laut Alexander seien Báránys Ergebnisse fehler- und lückenhaft und »gestohlen«. Bárány habe Alexanders einschlägige Arbeiten unrechtmäßig benutzt und ihn nicht zitiert.

Báránys Gegendarstellung erschien prompt in der nächsten Ausgabe. Er konterte, dass er es nicht notwendig habe, Alexander zu zitieren, und dass es auch nicht Alexander war, der ihm Anregungen gegeben habe. Im Gegenteil, Alexander habe seine Arbeiten benutzt, ohne seinen Namen zu erwähnen.

Alexander durfte sich noch einmal rechtfertigen, dann hielt die Redaktion die Auseinandersetzung für beendet. Bárány fühlte sich übergangen.

Vergeblich versuchte er, die Angelegenheit in der Österreichischen Otologischen Gesellschaft zur Sprache zu bringen. Da ihm die Sache keine Ruhe ließ, zog er den Dekan der Medizinischen Fakultät der Universität Wien Alexander Kolisko (1857–1918) als Schiedsrichter heran. Dieser fühlte sich jedoch nicht berufen, ein faires Urteil abzugeben, und beauftragte einen Sachverständigen. Ende 1907 schrieb der Wiener Arzt Josef Breuer in seinem Gutachten: Bárány hätte sehr wohl Alexander zitieren müssen, Alexander habe aber die »Grenzen der Notwehr« überschritten. Damit konnte Bárány nur schwer umgehen.

Zu Beginn des Ersten Weltkrieges meldete sich Bárány freiwillig zum Kriegsdienst. Als im April 1915 die Festung Przemyśl von den Russen eingenommen wurde, wurde er mit vielen anderen österreichischen Kriegsgefangenen nach Merv in Turkestan gebracht. Während dieser Gefangenschaft erreichte ihn ein fremdsprachiges Telegramm. Da er es nicht verstand, gab er es einem Kameraden zur Übersetzung. Dieser rief, nachdem er es gelesen hatte, erstaunt aus: »Ja, ist denn das möglich? Du hast ja den Nobelpreis bekommen.«

Bárány selbst war völlig perplex, denn wenn er mit allem gerechnet hätte, nur damit nicht. Nun sollte er möglichst rasch aus der Kriegsgefangenschaft entlassen werden. Nur wie? Der schwedische Thronfolger Prinz Carl (1861–1951) schlug den Austausch von in Kriegsgefangenschaft geratenen hervorragenden Persönlichkeiten vor, so sollte Bárány in seine Heimat zurückkehren dürfen.

Der international angesehene Begründer des Sonderfachs Otoneurologie musste jedoch bitter zur Kenntnis nehmen, dass er nicht auf der österreichischen Wunschliste stand und sein Heimatland keine Anstalten machte, ihn aus der Gefangenschaft zu befreien. Daher waren die Bemühungen um eine Freilassung seitens Prinz Carls und des Präsidenten der Russischen Akademie der Wissenschaften zunächst vergeblich. Auch der Plan, Bárány gegen den russischen Balletttänzer Vaslav Nijinsky auszutauschen, ging nicht auf. Erst mithilfe des Schwedischen Roten Kreuzes, dessen Vorsitzender Prinz Carl war, gelang schließlich im Rahmen eines Invalidenaustauschs Báránys Freilassung Mitte Juli 1916, sodass er auf der Heimreise den Nobelpreis abholen konnte.

Zurück in Wien, nahm Bárány wieder seine Arbeit an der Universitäts-Ohrenklinik auf, hatte aber nun ein schweres Leben. Die Kollegen reagierten auf den jungen Nobelpreisträger mit Neid und Hass. Der Vorschlag des Leiters der Universitäts-Ohrenklinik Viktor Urbantschitsch (1847–1921), Bárány den Titel eines außerordentlichen Professors zu verleihen, wurde von der Wiener Medizinischen Fakultät ohne Begründung zurückgewiesen. Außerdem überging man ihn bei der Besetzung einer Klinik gänzlich. Und weil das noch nicht reichte, vertrat Julius Tandler, der Dekan der Medizinischen Fakultät, lautstark die Ansicht, dass es für keinen Österreicher mehr einen Anreiz bietet, einen Nobelpreis zu erhalten, sondern im Gegenteil es als Schande zu verstehen ist, nachdem ihn Bárány erhalten hat.

Báránys explosives Temperament half nicht gerade, die Situation zu entschärfen. Um seine Ehre zu retten, beantragte er sogar ein Disziplinarverfahren gegen sich selbst.

Hilfe in der Not kam von außen. Inmitten all der Streitereien erfolgte 1916 ein Ruf als Dozent für Otologie und Laryngologie auf den neu errichteten otologischen Lehrstuhl nach Uppsala, dem

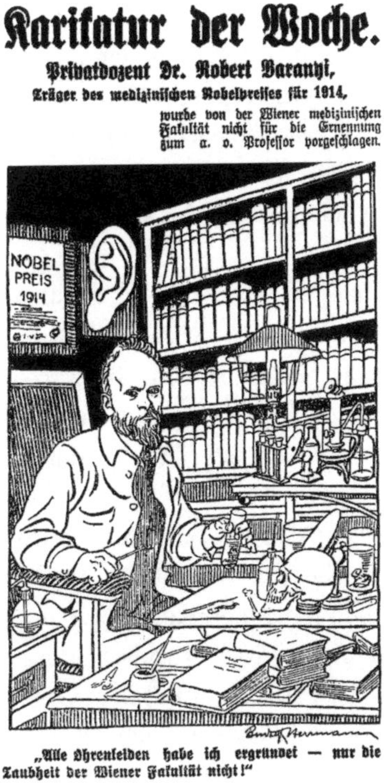
Karikatur der Woche.

Privatdozent Dr. Robert Baranyi,
Träger des medizinischen Nobelpreises für 1914,
wurde von der Wiener medizinischen Fakultät nicht für die Ernennung zum a. o. Professor vorgeschlagen.

„Alle Ohrenleiden habe ich ergrundet — nur die Taubheit der Wiener Fakultät nicht!“

»Karikatur der Woche«: Zeitungsausschnitt aus *Der Morgen. Wiener Montagblatt*, nachdem der Nobelpreisträger Robert Bárány von der Medizinischen Fakultät in Wien nicht zum außerordentlichen Professor ernannt und aus Wien vertrieben wurde

Bárány 1917 folgte. Als Leiter machte er aus der Universitäts-Ohrenklinik ein weltweit wissenschaftlich anerkanntes Zentrum.

Aber nicht einmal nach seinem Weggang aus Wien wurden die Streitereien beigelegt. Im Juli 1918 forderte der akademische Senat der Universität in Wien Bárány auf, sich künftig nicht mehr als Entdecker des kalorischen Nystagmus zu bezeichnen. Erst Ende 1920 konnte er sich in einer Senatssitzung persönlich verteidigen, und im April 1921 hieß es schließlich seitens des akademischen Senats: »In diesem Verhalten Báránys tritt eine grobe Fahrlässigkeit bei der Vorführung des wissenschaftlichen Materials und grobe Fahrlässigkeit bei der gebotenen Rücksicht auf das geistige Eigentum anderer auf, sowie die Sucht, das eigene Verdienst auf Kosten des Fremden zu vergrößern. Dr. Bárány hat dadurch die ihm als Mitglied des Lehrkörpers der Medizinischen Fakultät der Wiener Universität und als wissenschaftlicher Forscher und Schriftsteller obliegenden Pflichten verletzt.«

Josef Breuer stellte sich erneut schützend vor ihn, zumal der akademische Senat zum Großteil aus Nichtmedizinern bestand, deren Urteilsfähigkeit über medizinische Forschungsergebnisse infrage gestellt werden musste. Ende Mai 1922 war die Sache dann endlich beendet. Da Bárány in Uppsala arbeitete und seinen ordentlichen Wohnsitz dorthin verlegt hatte, hatte der akademische Senat in Wien kein Disziplinarrecht mehr.

Die österreichischen Zeitungen übten massive Kritik am akademischen Senat, der Bárány aus seinem Heimatland vertrieben hatte. In der Zeitung *Der Morgen* erschien am 25. September 1916 eine Karikatur von Bárány mit der Nobelpreisurkunde im Hintergrund und der Bildunterschrift »Alle Ohrenleiden habe ich ergründet – nur die Taubheit der Wiener Fakultät nicht!«

Wurde Bárány zumindest in Schweden der ihm gebührende Erfolg zuteil, so endete Gustav Alexanders Karriere dramatisch. Im Jahr 1905 operierte er den Schneidergehilfen Johann Soukop, der an einer Sattelnase litt, also an einer Einsenkung des Nasenrückens. Alexander führte eine Nasenplastik durch. Der Patient war mit dem Operationsverlauf alles andere als zufrieden und klagte auf Schadenersatz in der Höhe von 20 000 Kronen. Die Klage wurde abgewiesen und der Patient neuerlich von Oskar Föderl (1865–1932), einem Primarius im Rudolfspital, operiert. Auch mit diesem Ergebnis war er nicht glücklich und klagte nun beide Mediziner. In seinem Hass verübte Soukop 1910 ein Revolverattentat auf Alexander. Der Arzt konnte dem Anschlag durch Flucht in einen Hauseingang entgehen. Laut *Kärntner Tagblatt* vom 13. Jänner feuerte der Täter dann noch zwei Schüsse ab, die Projektile fielen aber zu Boden. »Als Wachleute herbeieilten, erhob Soukop den Revolver gegen einen Wachmann. Dieser schlug ihm die Waffe mit dem Säbel aus der Hand und nahm den Attentäter fest.« Der Patient wurde als geisteskrank in die Heilanstalt Steinhof eingewiesen und 1922 aus Österreich abgeschoben. 1932 kehrte er zurück und erschoss Alexander.

Julius Wagner-Jauregg – Fieber als Heilmittel gegen alle Krankheiten

Ein hagerer, knorriger Herr mit urwüchsiger Aussprache des Deutschen in österreichischem Dialekt, bei Widerspruch aufbrausend und nachtragend, berühmt-berüchtigt für seinen sarkastischen Witz und Humor und für seinen einfachen, unmodischen Habit, der durchaus einen ausgezeichneten Oklahoma-Sheriff abgegeben hätte, und zwar einen aus den rauen Distrikten, so wird Julius Wagner-Jauregg von seinen Zeitgenossen beschrieben. Der Sportfanatiker liebte das Klettern, Reiten und Radfahren, in seiner Freizeit galt er als eifriger Zirkusbesucher, und er mochte den Wiener Prater.

Geboren als Sohn eines Kameralrats und Kameralbezirksvorstehers in Wels, studierte Wagner-Jauregg im Rekordtempo Medizin und wurde 1880 an der Universität Wien promoviert. Seine erste Anstellung erhielt er als Assistent am Institut für allgemeine und experimentelle Pathologie, wobei eine Position in dieser Fachrichtung nicht sein eigentliches Berufsziel zu sein schien. Doch Bewerbungen an der I. und II. Medizinischen Klinik scheiterten ebenso wie der Versuch, als praktischer Arzt nach Ägypten auszuwandern.

Zufällig erfuhr Wagner-Jauregg von einer freien Assistentenstelle an der I. Psychiatrischen Klinik, die mit der Niederösterreichischen Landesirrenanstalt verbunden war. Zwar hatte er sich mit der Psychiatrie bis dahin kaum befasst, weil das Fach damals noch nicht verpflichtend an der Universität gelehrt wurde, und sonderlich berufen dazu fühlte er sich auch nicht, wie aus seinen Lebenserinnerungen hervorgeht: »Merkwürdig, ich hatte nie im mindesten daran gedacht, Psychiater zu werden; nie hatte ich ein psychiatrisches Kollegium besucht, kaum einmal ein Lehrbuch der Psychiatrie durchstudiert.« Aber das Angebot, das gleiche Gehalt zu beziehen und zusätzlich unentgeltlich eine beheizte Wohnung und die Verpflegung zu erhalten, ließ ihn nicht lange zögern. Rasch fasste er Fuß auf diesem Neuland und meinte Jahre später, dass sein Entschluss »weder ihm noch der Psychiatrie geschadet« habe.

Die entscheidende Entdeckung, die sein wissenschaftliches Leben prägte, machte er 1883: Der Zustand von Geisteskranken besserte sich nach Fieberanfällen. Wagner-Jauregg, gerade einmal 26 Jahre alt, spielte nun mit dem Gedanken, eine Krankheit durch eine andere zu heilen und begann mit diversen Versuchen.

Es sollte jedoch noch eine Weile dauern, bis sich seine Beobachtungen tatsächlich beweisen ließen. Zunächst erfolgten seine Habilitationen für Neurologie 1885 und für Psychiatrie 1888. 1889 wurde er als Professor an die Psychiatrisch-neurologische Klinik nach Graz berufen. Dort befasste er sich mit Schilddrüsenerkrankungen, dem Kretinismus und dem Kropf. Er fand heraus, dass die »Kretins« an einem Mangel an Schilddrüsenhormonen litten, wodurch körperliche und psychische Entwicklungsstörungen auftraten.

Bald kam es zu einer heftigen Auseinandersetzung zwischen Wagner-Jauregg und seinem Kollegen Wilhelm Scholz (1864–1933). Scholz untersuchte in einem kleinen Spital bei Graz Patienten mit Kretinismus. Diesen gab er Medikamente, die apathisch machten oder sogar lebensgefährlich waren. 1902 berichtete Scholz auf einem Kongress in Graz über seine Erfahrungen und verurteilte Wagner-Jaureggs Erkenntnisse als schlichtweg falsch. Das ließ sich Wagner-Jauregg nicht gefallen und stellte Nachforschungen über die Therapien von Scholz an. Dabei deckte er auf, dass dieser viel zu hohe Medikamentendosen verabreicht hatte. Scholz musste sich verantworten, Wagner-Jauregg bekam recht.

Bereits damals schlug Wagner-Jauregg vor, dem Kochsalz Jod beizumengen, um Kropferkrankungen vorzubeugen. Zunächst verhallte seine Empfehlung ungehört. Erst als in der Schweiz 1922 jodiertes Kochsalz eingeführt wurde, zog Österreich nach. Der Erfolg wurde deutlich sichtbar, die Anzahl der Kropferkrankungen ging merklich zurück.

1893 kehrte Wagner-Jauregg als ordentlicher Professor an die I. Psychiatrische Klinik nach Wien zurück, 1902 übernahm er die Leitung der II. Psychiatrischen Klinik. In Wien setzte er seine Forschungen zur Heilung von psychischen Erkrankungen durch fieberhafte Infektionen fort. So erlebte er bei einer an Rotlauf leidenden geisteskranken Patientin die Heilung mit, nachdem diese eine fiebrige Erkrankung durchgemacht hatte. Fasziniert von diesem »medizinischen Wunder« sammelte er weitere Daten und Fakten.

Innerhalb von vier Jahren konnte er anhand von über 200 Patienten feststellen, dass zumindest bei einem Drittel eine wesentliche Besserung oder sogar eine Heilung ihrer Geisteskrankheit nach einer fieberhaften Infektion eingetreten war. So getraute er sich zu behaupten, dass wenn »ein Geisteskranker in dem ersten Halbjahr des Bestehens seiner Geisteskrankheit von einer der genannten Erkrankungen (Bauchtyphus, Cholera, Wechselfieber, Rückfallfieber, Rotlauf) befallen wird [...], die Wahrscheinlichkeit eine sehr große [ist], daß er dadurch von seiner Psychose geheilt wird.« Im Zuge seiner Experimente impfte Wagner-Jauregg Patienten auch mit Streptokokkenkulturen und behandelte sie mit Tuberkulin.

In der Ärzteschaft stießen Wagner-Jaureggs Forschungen auf Ablehnung. Die Erkenntnisse über die Pathologie der progressiven Paralyse, des fortschreitenden Nachlassens aller geistigen Funktionen bis hin zur Verblödung steckten zu Beginn des 20. Jahrhunderts noch zu sehr in den Kinderschuhen.

1917 wurde ein Soldat mit einer Nervenverletzung von der mazedonischen Front in Wagner-Jaureggs Klinik eingeliefert. Dieser litt zusätzlich an Malaria. »Da kam mir wie der Blitz der Gedanke, mit dem Blut dieses Malarikers Paralytiker zu impfen.« Unter den zehn Erstgeimpften befand sich ein professioneller Unterhaltungskünstler, der vollkommen verblödet war und alle seinen Nummern vergessen hatte. Nach der Malariakur beherschte er wieder sein gesamtes Repertoire und unterhielt Ärzte und Patienten mit seinen Späßen. Ein Erfolg, aber weil Wagner-Jauregg noch viele Rückschläge einstecken musste und einige Patienten die Therapie nicht überlebten, wollte er schon aufgeben. Da besorgte ihm der Bakteriologe Robert Doerr (1871–1952) gerade zur rechten Zeit Erreger der Malaria tertiana. Bald wurden alle Paralytiker und Tabiker (Patienten, die an Rückenmarksschwindsucht litten) der Malariakur unterzogen. 1919 war der Durchbruch gelungen, die Therapieform wurde bis zur Einführung von Antibiotika beibehalten.

Wagner-Jauregg konnte seinen Erfolg nicht lange auskosten. Um 1920 herum stand er in der Öffentlichkeit unter Anklage, seine Patienten unter dem Druck der Kriegsereignisse zu Versuchen gezwungen und die bereits damals umstrittenen Elektroschocks als Therapie angewendet zu haben.

Der Psychoanalytiker Kurt Eissler (1908–1999) berichtete: »Eines der scheußlichsten Kapitel der österreichischen Militärkrankenpflege bildete die Behandlung der Kriegsnervösen. Diese beklagenswerten Opfer der raffinierten modernen Kampftechnik hat man in eine Kur ganz besonderer Art genommen. [...] Den Kriegsnervösen wurde nämlich elektrischer Starkstrom durch ihren Körper geleitet, und ihnen dadurch so wahnsinnige Schmerzen zugefügt, daß viele bei der Behandlung starben, die meisten aber sich dieser Tortur durch die Flucht aus dem Spital entzogen, ungeheilt natürlich. [...] Besonders ausgezeichnet haben sich auf diesem Gebiet während des Krieges in Wien die Klinik Wagner und eine Nervenabteilung im Grinzinger Kriegsspital. Mehr als einer von den Patienten dieser Schandspitäler hat Selbstmord verübt. Mit diesen Herren Ärzten sollte gründlich abgerechnet werden.«

Die Vorwürfe, die man Wagner-Jauregg zur Last legte, wurden auch in den Printmedien verbreitet. So ließ etwa *Der Morgen* am Montag, dem 15. März 1920, unter dem Titel »Die Hölle in der Klinik Wagner-Jauregg« einen Patienten zu Wort kommen. Dieser sprach von Apomorphin-Injektionen, die den Opfern in reichlichen Dosen verabreicht wurden und stundenlange Brechkrämpfe zur Folge hatten, von elektrischer Folterung eines Kindes und anderen fragwürdigen Behandlungsweisen. Seine Abteilung wurde als Herd für Infektionen aller Art bezeichnet, weil Ventilationseinrichtungen und Spucknäpfe fehlten. Außerdem wurde Wagner-Jauregg die brutale Behandlung seiner Patienten, darunter die oftmalige Anlegung von Zwangsjacken, vorgeworfen.

In einer Verhandlung wurde Sigmund Freud als Sachverständiger befragt. Freud war Titularprofessor der Universität Wien, Wagner-Jauregg damals sein Klinik-Chef. Die beiden waren nicht gerade Freunde. Freud bezeichnete die Psychiatrie als »unnütze Zeitverschwendung«, Wagner-Jauregg galt als Gegner der Freud'schen Psychoanalyse. In der Vernehmung kritisierte Freud Wagner-Jaureggs Methoden, musste aber zugleich zugeben, dass die Therapie wirksam war und von seinem Chef nie auf das Grausamste gesteigert worden sei.

Die Kommission zur Erhebung militärischer Pflichtverletzungen kam zu folgendem Schluss: An der Klinik Wagner-Jauregg und in der Mehrzahl der Spitäler waren nur die durch Chromsäureelemente betriebenen Induktionsapparate in Verwendung, die seit langer Zeit zur Ausrüstung des praktischen Arztes gehören; schädigende Wirkungen der Behandlung mit solchen Apparaten sind ausgeschlossen. Die Anklage im Staatsgerichtshof endete daher mit einem Freispruch.

Bereits 1925 war Wagner-Jauregg für den Nobelpreis vorgeschlagen worden, 1927 erhielt er ihn. Kein außergewöhnlicher Vorgang, oft braucht es viele Nominierungen über mehrere Jahre, bis der Preis, wenn überhaupt, verliehen wird. Dem Stockholmer Kollegium, das über die Vergabe der Nobelpreise entschied, gehörte jedoch Bror Gadelius an, der vehement gegen Wagner-Jauregg auftrat und argumentierte, es sei nicht vertretbar, jemandem den Nobelpreis zu überreichen, der arme Menschen, die schon mit einer Paralyse geschädigt seien, auch noch künstlich mit Malaria infiziere. Erst als Gadelius aus dem Komitee ausschied, war der Weg für Wagner-Jauregg frei.

Bezüglich der Verleihung erzählte Wagner-Jauregg, dass ihn eines Abends im September 1927 ein Zeitungsreporter aus Berlin informierte, dass am Karolinska-Institut in Schweden sein Name als Kandidat für den Nobelpreis gefallen sei, die Beratung aber noch andauere. Zunächst ließ ihn dies ziemlich kalt, und er ging schlafen. Als er um ein Uhr nachts vom Anruf des Reporters geweckt wurde, der ihm mitteilte, dass ihm soeben der Medizinnobelpreis zugesprochen worden sei, war an Schlaf nicht mehr zu denken. Er stand auf und spielte mit sich selbst Schach. Als er in seiner Klinik zum Nobelpreis beglückwünscht wurde, entgegnete er: »Aber meine Herren Kollegen, so was ist in erster Linie Glücksache, und überhaupt, wenn ich Sie so vor mir sehe, bin ich überzeugt, dass so mancher von ihnen auch den Nobelpreis kriegen wird, wenn schon nicht für Medizin, so doch für Literatur.« In dieser Anekdote mokierte sich Wagner-Jauregg über die Veröffentlichungen so mancher seiner Kollegen, die zahllose Spalten medizinischer Zeitschriften mit in seinen Augen belanglosen Beschreibungen von Patientenfällen füllten.

In den 1990er-Jahren geriet Wagner-Jauregg in öffentliche Kritik, da er 1937 Mitglied der antisemitisch ausgerichteten Großdeutschen

Partei war, mit dem Nationalsozialismus sympathisiert hatte und weil seine Malariatherapie späteren inhumanen Malariaexperimenten an der Klinik Hoff in Wien den Weg ebnete. Zwar war Wagner-Jauregg weder in medizinische noch in andere NS-Verbrechen involviert, er war damals immerhin schon 83 Jahre alt, und sein am 21. April 1940 gestellter Antrag auf Mitgliedschaft in der NSDAP wurde aufgrund der jüdischen Herkunft seiner ersten Ehefrau zurückgestellt, aber er trat vehement dafür ein, die Tradition der Wiener medizinischen Schule in judenreiner Form weiterzuführen. Als 1938 die Gesellschaft der Ärzte aufgelöst und als Wiener Medizinische Gesellschaft neu gegründet wurde, war Wagner-Jauregg der Erste, der seine Aufnahme beantragte.

Karl Landsteiner – Entdecker der Blutgruppen

»Blut ist ein ganz besonderer Saft«, das wusste nicht nur Johann Wolfgang von Goethe in seinem Paradestück *Faust*, sondern auch experimentierfreudige Forscher im 17. Jahrhundert, als sie anfingen, Tierblut auf den Menschen zu übertragen und anstatt Patienten zu heilen, vielfach deren Tod verursachten.

Bereits 1492, im Jahr der Entdeckung Amerikas, soll eine Art erste Bluttransfusion zur Rettung des schwerkranken Papsts Innozenz VIII. erfolgt sein. Drei zehnjährigen Knaben wurde Blut abgezapft, das der Papst trinken musste. Alle vier starben.

Erst in den 1820er-Jahren fand die erste erfolgreiche Bluttransfusion von Mensch zu Mensch statt. Damals erhielt eine ausgeblutete Wöchnerin im Guy's Hospital in London eine humane Blutspende. Sie hatte Glück, die Therapie gelang. Doch bis zum Ende des 19. Jahrhunderts verliefen die meisten Blutübertragungen tödlich. Auch Versuche, Tierblut auf den Menschen zu übertragen, scheiterten.

Es brauchte einfach einen genialen Kopf, der dem Blut seine Geheimnisse entlockte. Und dieser war Karl Landsteiner. Mit seiner Entdeckung der Blutgruppen in den Jahren 1901 und 1902 legte er die Basis für eine ungefährlichere Blutübertragung, ermöglichte neue Operationsmethoden und die Errichtung des Blutspendedienstes sowie der Blutbanken. Es dauerte allerdings etliche Jahre, bis Landsteiners lebensrettende Entdeckung von seinen Kollegen anerkannt wurde, und vor allem, bis die Übertragung mittels Blutkonserven erfolgte. Bis dahin lagen Spender und Patient nebeneinander, und man stellte eine direkte Verbindung ihrer Schlagadern her, sodass das Blut vom Spender in den Empfänger fließen konnte.

Karl Landsteiner wurde als Sohn des Wiener Journalisten und Zeitungsherausgebers Dr. jur. Leopold Landsteiner und dessen Ehefrau Fanny in Baden bei Wien geboren. Ab 1885 studierte er Medizin an der Universität Wien. Bereits als Student fesselte ihn die Kunst des Experimentierens, und so wurde er zum Theoretiker, der zeit seines Lebens die Untersuchung und Behandlung von lebenden Patienten scheute.

Landsteiners geniale Entdeckung begann mit einem Experiment, das heute zu den klassischen Methoden ärztlicher Diagnostik zählt. Er entnahm sich selbst sowie seinen Mitarbeitern Blutproben aus den Armvenen, anschließend brachte er jede abgenommene Probe mit den Blutkörperchenaufschwemmungen aller anderen zusammen und konnte beobachten, dass manche dieser Gemische sich zusammenballten und sich die roten Blutkörperchen zu Klumpen formten, die teils sogar mit freiem Auge sichtbar waren. Bei anderen Mischungen zeigte sich dieses Phänomen nicht. Landsteiner zog den Schluss, dass an den roten Blutkörperchen eine Substanz vorhanden sein musste, welche mit korrespondierenden Stoffen in manchen der von ihm untersuchten Seren in Reaktion trat. Die Gesetzmäßigkeit des Eintretens und Ausbleibens solcher Agglutinationserscheinungen war die Ursache, warum frühere Blutübertragungen von Mensch zu Mensch wenig Erfolg zeigten und solche Eingriffe in manchen Ländern sogar gesetzlich verboten waren.

1901 fasste er die entscheidenden Aussagen in der *Wiener klinischen Wochenschrift* zusammen: »In einer Anzahl von Fällen (Gruppe A) reagirt das Serum auf die Körperchen einer anderen Gruppe (B), nicht aber auf die der Gruppe A, während wieder die Körperchen A vom Serum B in gleicher Weise beeinflußt werden. In der dritten Gruppe (C) agglutinirt das Serum die Körperchen von A und B, während die Körperchen C durch die Sera von A und B nicht beeinflußt werden.«

Landsteiner fand also vorerst drei verschiedene Typen von Blutgruppen, die er nach dem Alphabet mit A, B und C bezeichnete. Diese Entdeckung wurde zunächst nur in engsten Fachkreisen wahrgenommen. Größere Erfolge mit Bluttransfusionen konnten erst auf den Schlachtfeldern des Ersten Weltkrieges verzeichnet werden. Die wirkliche Anerkennung erfolgte viel später: 1930 mit der Verleihung des Nobelpreises für Physiologie oder Medizin – zu einer Zeit, als Landsteiner amerikanischer Staatsbürger war.

Landsteiners Schüler und Mitarbeiter Adriano Sturli (1873–1964) und Alfred Decastello-Rechtwehr (1872–1960) entdeckten 1902 eine weitere Bluttype, die sie »typenlos« nannten.

Die heute bekannte Bezeichnung der Blutgruppen erfolgte viele Jahre später durch Emil von Dungern (1867–1961) und Ludwik Hirszfeld (1884–1954), die am Heidelberger Institut für Krebsforschung arbeiteten. Sie übernahmen die Termini A und B von Landsteiner, den Typ C bezeichneten sie als O und das »typenlose« Blut mit AB.

Landsteiner erzielte auch in vielen anderen Bereichen Erfolge. 1906 konnte er gemeinsam mit dem Dermatologen Viktor Mucha (1877–1933) mittels der sogenannten Dunkelfeldmikroskopie den Syphiliserreger Spirochaeta pallidum darstellen. Mit dem Dermatologen Ernest Finger (1856–1939) gelang ihm die Überimpfung dieser Geschlechtskrankheit auf Affen, wodurch die Wirkung von Medikamenten beobachtet werden konnte. Bereits damals verwendete Landsteiner für seine Tierversuche Rhesusaffen, die später durch die Entdeckung des Rhesusfaktors Berühmtheit erlangten.

Als 1908 in Wien die Kinderlähmung grassierte, versuchte Landsteiner gemeinsam mit dem Kinderarzt Erwin Popper (1879–1955) die Poliomyelitis von Menschen auf Affen, Mäuse, Meerschweinchen und Kaninchen zu übertragen. Mäuse, Meerschweinchen und Kaninchen zeigten keine Symptome, der Erreger war auch mikroskopisch nicht nachzuweisen. Landsteiner wollte schon aufgeben, als plötzlich ein Affe zu hinken begann. Bei der Sektion stellte er fest, dass das Tier jene Veränderungen im Bereich des Zentralnervensystems aufwies, die von Patienten mit Kinderlähmung bekannt waren. Damit war bewiesen, dass die Kinderlähmung eine ansteckende Erkrankung ist.

Diese Versuche bildeten eine wichtige Grundlage für die Entwicklung eines Impfstoffs.

Inmitten der Wirren des Ersten Weltkrieges kam 1917 Landsteiners Sohn zur Welt. Landsteiners abgöttische Liebe zu seiner Mutter und die enorme Arbeitslast, die er sich auferlegt hatte, ließen ihn erst 1916 Ja zu seiner langjährigen Verlobten Leopoldine Wlasto sagen. Die Familie lebte damals in Purkersdorf. Um für den kleinen Ernst Karl in diesen Zeiten die Versorgung einigermaßen sicherzustellen, hielt er sich im Garten seines Wohnhauses eine Ziege, um genügend Milch zu haben, und sammelte Kräuter als Gemüseersatz. Die finanzielle und wirtschaftliche Not sowie das soziale Elend nach dem Zusammenbruch der Habsburgermonarchie ließen Landsteiner wenig Hoffnung, seine Forschungen weiter in Österreich betreiben zu können. Ebenso war die Aussicht auf einen Karrieresprung gering, er war damals nur Leiter der Pathologie im Wilhelminenspital. Der Antrag auf eine bezahlte außerordentliche Professur, die er zwar 1920 erhielt, war an unzumutbare Bedingungen geknüpft. Er hätte nebenbei unbezahlt als Prosektor im Wilhelminenspital weiterarbeiten müssen. Antisemitische Strömungen bekam er zusätzlich zu spüren.

Die Gattin seines Kollegen Hans Lampl vermittelte Landsteiner 1919 eine Stelle im katholischen R. K. Ziekenhuis in Den Haag. Die dortigen Arbeitsbedingungen waren ebenfalls schlecht, die Räumlichkeiten klein und eng. Darüber hinaus besserte sich auch seine angespannte finanzielle Lage kaum, sodass er zusätzlich eine Stelle in einer kleinen Firma annehmen musste, wo er Alttuberkulin (ein Filtrat, das für den Hauttest auf Tuberkulose eingesetzt wird) herstellte.

Da kam ihm ein Angebot vom Direktorium des Rockefeller Institute for Medical Research in New York gerade recht. Im Frühjahr 1923 übersiedelte die Familie in die USA. Rasch erlernte Landsteiner die englische Sprache und ließ sich ein Laboratorium für chemische Untersuchungen einrichten.

1927 entdeckte er gemeinsam mit seinem Mitarbeiter Philip Levine (1900–1987) die erblichen Blutfaktoren, die er mit den Buchstaben M, N und P bezeichnete und die für den Nachweis der Vaterschaft wie auch bei gerichtsmedizinischen Untersuchungen zur Identifizierung potenzieller Täter von Bedeutung sind.

Gemeinsam mit Alexander Solomon Wiener (1907–1976) entdeckte er in seinen letzten Lebensjahren den Rhesusfaktor, der unter bestimmten Umständen die Blutzerfallskrankheit bei Neugeborenen auslöst.

Für all diese Entdeckungen und Erkenntnisse wurde Landsteiner vielfach geehrt. Nur Österreich ließ aus. Einzig die Gesellschaft der Ärzte in Wien ernannte ihn 1923 zum Mitglied und 1931 zum Ehrenmitglied.

Immerhin erinnerte die Zeitung *Der Wiener Tag* am 15. November 1930 anlässlich der bevorstehenden Verleihung des Medizinnobelpreises an die »größte Autorität auf dem Gebiete des Mechanismus der Immunität« mit einem Interview. Dieses war gar nicht so leicht zu bekommen, denn Landsteiner lebte von der Öffentlichkeit zurückgezogen. Auch von der Nobelpreisverleihung nahm er zunächst kaum Notiz. Sein lakonisches Statement: »Ich habe nichts angestellt, bitte. Ich arbeite. Das ist alles.« Gegenüber seinem Mitarbeiter Levine erwähnte er später einmal, dass es ihm sogar lieber gewesen wäre, er hätte den Nobelpreis für seine Beiträge zur chemischen Grundlage serologischer Reaktionen erhalten und nicht für die Entdeckung der Blutgruppen. Der Reporter brachte Landsteiners Leistung jedoch auf den Punkt: »Die praktische Auswirkung der Entdeckung bestimmter individueller Unterschiede im menschlichen Blut und deren Festlegung in Blutgruppen durch Professor Landsteiner kam der Operationstechnik, die Bluttransfusionen erfordert, zugute. Sie machte die Auswahl geeigneter Blutspender möglich, wodurch früher gefährliche Operationen zu sicheren Unternehmungen wurden. Auch in der forensischen Diagnostik der Vaterschaft und der Identifikation von Blutflecken wird die Blutgruppenentdeckung mit Erfolg verwendet.«

Karl Landsteiner starb am 26. Juni 1943. In Österreich nahm man davon erst nach dem Ende des Zweiten Weltkrieges Notiz.

Zeitlebens litt Landsteiner darunter, dass das öffentliche Österreich keinen Versuch unternahm, ihn in sein Heimatland zurückzuholen, denn er fühlte sich im Ausland nie ganz heimisch. Sein Wunsch war es gewesen, einen Posten im Hygiene-Institut in Innsbruck zu erhalten. Deutsch sprach er aber in Amerika nur noch, wenn er grantig war. Für seine Mitarbeiter und Studenten sicher ein gewisser Vorteil, wenn sie nicht alles verstanden, denn Landsteiner war als überaus kritischer Wissenschaftler und pitzeliger Lehrer verschrien und verhielt sich im Laboratorium oft starrköpfig. Alle Forschungsarbeiten seiner Mitarbeiter und Assistenten mussten vor seinen Augen wiederholt werden, alle wichtigen Experimente wurden von ihm selbst durchgeführt oder zumindest überprüft. Seine engsten Vertrauten charakterisierten ihn als »alten Raunzer«. Geschätzt war freilich seine Gastfreundschaft, allerdings nahm er sich wenig Zeit für private Aktivitäten. Um von seiner Arbeit nicht abgelenkt zu werden, verzichtete er sogar auf Radio, Telefon und Auto. Zur Entspannung las er heimlich Kriminalromane, genierte sich jedoch für sein Interesse an Trivialliteratur. Und er spielte gerne Klavier, was ihm in Amerika vereitelt wurde. Er musste sein geliebtes Instrument verkaufen, weil sich sein Nachbar durch den »Lärm« belästigt fühlte.

Ist Österreichs medizinische Versorgung in Gefahr?

Österreichs Gesundheitssystem zählt zu den besten der Welt. 99,6 Prozent der Bevölkerung haben eine Krankenversicherung, jeder, der medizinische Hilfe benötigt, bekommt sie. Die Frage ist nur wann, wo und in welchem Ausmaß.

Das hängt zum Teil davon ab, wo man lebt, denn in ländlichen Gegenden sind viele Arzt- und Facharztstellen unbesetzt, das nächste Spital ist oft kilometerweit entfernt. Ein Problem, mit dem sich schon der deutsche Arzt Johann Peter Frank während seiner Reise durch die Lombardei im 18. Jahrhundert auseinandergesetzt hat. Er scheiterte an der Einstellung des Adels.

Der Adel war es auch, der sich die besten oder zumindest namhaftesten Mediziner beziehungsweise überhaupt einen Arzt leisten konnte. Geld spielt heute in der medizinischen Versorgung ebenfalls eine nicht unbedeutende Rolle. Abgesehen davon, dass die Krankenkassen unterschiedliche Leistungsangebote aufweisen und mehr oder weniger Kosten zum Beispiel für Zahnbehandlungen oder Psychotherapien übernehmen, kann sich der zahlungskräftigere Bürger bei Bedarf einen Wahlarzt oder eine Zusatzversicherung leisten. Das bedeutet kürzere Wartezeit, raschere Versorgung, höheren Komfort im Spital, mehr Zeit für den Patienten.

Aber wie bereits im 18. Jahrhundert erkannt, brauchen wir auch äußere Faktoren, die helfen, den Gesundheitszustand der Bevölkerung zu verbessern: Bildung, Wohnqualität, sichere Arbeitsplätze, gesundes Essen. Oft sind Menschen mit einem niedrigeren sozialökonomischen Status weit mehr von Zivilisationskrankheiten betroffen, leben ungesünder, rauchen oder trinken öfter, weil sie verstärkt unter Stress stehen, unzufriedener oder unglücklicher sind und nicht die Kraft aufbringen, selbst auf ihre Gesundheit zu achten. Hier ist die Politik gefragt.

In anderen Bereichen die Bevölkerung selbst: Es ist 00:30 Uhr. 37,5 Grad Fieber und leichte Verkühlungssymptome lösen einen Rettungseinsatz aus. Warum? Weil der Patient 144 gewählt hat. Fragt man Patienten in solchen Fällen vor Ort, warum sie die Rettung gerufen haben, hört man oft: »Na ja, beim Hausarzt morgen ist so viel los, da muss ich so lange warten. Da fahr ich lieber jetzt ins Spital.« Was der Patient nicht ahnt: Er ist kein Einzelfall, die Spitalsambulanzen wissen auch nicht mehr, wohin mit den Patienten. Die Telefonnummer 1450, seit der Corona-Pandemie vermutlich bestens bekannt, aber eigentlich als Hotline »Wenn's weh tut« ins Leben gerufen, sollte helfen, Ärzte und Spitäler zu entlasten. Vielfach ist es jedoch selbst für Fachpersonal schwierig, die richtige medizinische Hilfestellung nur durchs Telefon zu geben, und dann werden die Patienten erst recht wieder ins Spital geschickt.

Andere Patienten dagegen warten viel zu lange, nehmen Schmerzen und Einschränkungen in der Lebensqualität in Kauf, bevor sie einen Arzt aufsuchen. Dann kann es für eine heilende Behandlung zu spät sein.

Nehmen wir uns diesbezüglich Friedrich Schautas Warnung zu Herzen, als Arzt nicht interessiert zu sein, ständig kühnere Operationstechniken für hoffnungslose Fälle zu entwickeln, sondern an die Patienten zu appellieren, bei den ersten Symptomen einen Arzt zu konsultieren!

Die richtige Entscheidung zu treffen, wann man einen Arzt aufsucht, wann es nötig ist, ins Spital zu gehen und wann vielleicht sogar noch gute alte Hausmittel helfen, ist zugegebenermaßen nicht immer einfach. Doch hier hilft in gewisser Weise: Fernsehen bildet!

Seit vielen Jahren sind mediale Sprechzimmer in Österreich Bestandteil des Fernsehprogramms. Zurzeit ist Siegfried Meryn der Arzt, dem die Nation vertraut. In *Meryn am Montag* rückt er Gesundheitsthemen wie Diabetes, Rheuma, Alzheimer genauso wie saisonale Krankheiten, Allergien, Kinderkrankheiten oder Fragen zur Narkose im Alter in den gesellschaftlichen Mittelpunkt. Gemeinsam mit Experten geht er live auf Fragen, Wünsche und

Bedürfnisse des Publikums oder direkt Betroffener ein oder informiert über neue Behandlungsmöglichkeiten. In der Sendung *Meryns Sprechzimmer* wird selbst über schwierige und sogar tabuisierte Gesundheitsthemen wissenschaftlich-kontroversiell diskutiert. Wichtig ist es Meryn, dem Zuseher medizinische Fragen einfach und verständlich nahezubringen und mit Hintergrundwissen die Bildung einer eigenen Meinung zu fördern. In *bewusst gesund* ist Meryn ebenfalls zu sehen und unterstützt sein Publikum auf dem Weg zu einem aktiven und gesunden Leben. »Je nach Themen erreichen wir 3,5 bis vier Millionen Österreicher, so zum Beispiel mit dem Thema Übergewicht. Das Tolle daran ist, dass man eine große Anzahl von Menschen seriös informieren und motivieren kann, für die Gesundheit etwas zu tun. Auch die Sendung über die Polyneuropathie war sehr erfolgreich. Das Gesundheitsbewusstsein zu fördern, ist eine unserer Hauptaufgaben, denn selbstbewusste, mündige Patienten zu haben, kann hilfreich sein«, so Meryn.

Bereits 1959 nahm der ORF die Gesundheitsberichterstattung in sein Programm auf. Den Anfang machte die Sendung *Helfer der Menschheit*, die bald von *Hüter der Gesundheit* abgelöst wurde. Darin wurden vor allem Erste-Hilfe-Tipps gegeben oder der richtige Umgang mit Säuglingen gezeigt. Karl Fellinger (1904–2000) vermittelte später in *Der gläserne Mensch* publikumswirksam medizinisches Wissen. Auch in der Vorabendsendung *WIR* wurden in den 1980er-Jahren immer wieder medizinische Themen aufgegriffen, ebenso wie in *Willkommen Österreich* oder in *Modern Times*. Und der ORF setzte auf *Fit mach mit*. Bereits in den 1960er-Jahren versuchte Ernst Waldbrunn (1907–1977) mit seinem Tanzkurs *Darf ich bitten, Frau Gemahlin*, die Österreicherinnen und Österreicher zu mehr sportlicher Betätigung anzuregen. Heute inspiriert *Dancing Stars* den einen oder anderen Zuseher, auch einmal selbst das Tanzbein zu schwingen. *Fit mit Philipp* hatte ebenfalls berühmte Vorgängerinnen. Ilse Buck (1923–2012) motivierte via Radio zur Morgengymnastik, und die Solotänzerin der Wiener Staatsoper Susanne Kirnbauer förderte die Begeisterung für flottes Muskeltraining.

Ein Verständnis für Gesundheit kann nicht früh genug gefördert werden, und so lässt sich heutzutage mit Gamification bei Kindern viel erreichen. Lassen wir die Jüngsten zum Beispiel in puncto Ernährung zum stolzen Vorbild für die Familie werden!

Information, Wissensvermittlung und Motivation, besser auf seine Gesundheit zu achten, sind das eine, die Möglichkeiten der Digitalisierung können aber noch zusätzlich zur Entlastung des Gesundheitssystems beitragen, und zwar mithilfe der Telemedizin. Dabei werden Leistungen des Gesundheitswesens mittels Informations- und Kommunikationstechnologien zur Verfügung gestellt, wobei Patienten und Gesundheitsdiensteanbieter wie Mediziner, Apotheken, Krankenhäuser oder Pflegepersonal nicht am selben Ort anwesend sind. Voraussetzung dafür ist eine sichere Übertragung medizinischer Daten für die Prävention, Diagnose, Behandlung und Weiterbetreuung von Patienten in Form von Text, Ton und/oder Bild. Die Telemedizin bietet mehrere Optionen an. Vitalparameter wie Blutzucker, Blutdruck, Körpergewicht von Patienten, die an chronischen Herzerkrankungen oder an Diabetes leiden, sollten ständig überwacht werden. Mithilfe des Telemonitoring-Sets können diese Werte problemlos zu Hause erhoben und automatisch an den behandelnden Arzt geschickt werden, ohne dass der Patient diesen aufsuchen muss. Werden Grenzwerte überschritten, benachrichtigt das System den Arzt, sodass dieser eingreifen und die Behandlung, zum Beispiel durch eine Änderung der Medikation, aus der Ferne steuern kann (Teletherapie). Mittels einer Telekonferenz kann ein anderer Arzt zur Behandlung hinzugezogen werden, mithilfe des Telekonzils kann sich der behandelnde Arzt eine Zweitmeinung einholen oder einen Röntgenbefund gegenchecken lassen. Die Telemedizin erspart somit Wege in Ordinationen oder zu Ambulanzen, lässt zeitnahe Reaktionen auf Änderungen des Gesundheitszustands zu, kann Hospitalisierungen vermeiden und Kosten senken, Teilaspekte, die bereits bei der gemeindenahen Betreuung von psychiatrischen Patienten in den 1970er- und 1980er-Jahren angedacht wurden. Auch Meryn sieht hier noch ein großes Potenzial. Smartphones, Smartwatches und künstliche Intelligenz werden im Vergleich zu anderen Ländern in Österreich noch viel zu wenig in die Gesundheitsförderung integriert.

Nutzen wir also die Chancen, die uns das 21. Jahrhundert bietet, und gehen wir ressourcenschonend mit unserem Gesundheitssystem um, damit die Erkenntnisse der Medizin, die oft um einen harten Preis erkämpft werden mussten und viele schwere Schicksalsschläge forderten, denjenigen Patienten gezielt zukommen können, die sie gerade am dringendsten benötigen.

Literatur

Amreich, Isidor: Zwei große Gynäkologen der Wiener Schule. In: Ciba-Symposium 6/1 (1958). S. 2–8.

Angetter, Daniela: Guido Holzknecht. Leben und Werk des Pioniers der österreichischen Röntgenologie. Wien 1998.

Angetter, Daniela; Nemec, Birgit; Posch, Herbert; Druml, Christiane; Weindling, Paul (Hg.): Strukturen und Netzwerke – Medizin und Wissenschaft in Wien 1848–1955 (650 Jahre Universität Wien – Aufbruch ins neue Jahrtausend. Hg. von Fritz Stadler. Band 5). Göttingen 2018.

Angetter-Pfeiffer, Daniela: Am I from Austria? Oder über die Kunst ein österreichischer Nobelpreisträger/eine Nobelpreisträgerin zu sein. In: Angetter-Pfeiffer, Daniela; Hansson, Nils (Hg.): Laureaten und Verlierer. Der Nobelpreis und die Hochschulmedizin in Deutschland, Österreich und der Schweiz. Göttingen 2021. S. 25–45.

Angetter-Pfeiffer, Daniela; Hansson, Nils: Brillante Verlierer. Nobelpreiskandidaten aus Österreich. In: Angetter-Pfeiffer, Daniela; Hansson, Nils (Hg.): Laureaten und Verlierer. Der Nobelpreis und die Hochschulmedizin in Deutschland, Österreich und der Schweiz. Göttingen 2021. S. 139–156.

Beck, L. (Hg.): Zur Geschichte der Gynäkologie und Geburtshilfe. Aus Anlaß des 100jährigen Bestehens der Deutschen Gesellschaft für Gynäkologie und Geburtshilfe. Berlin, Heidelberg 1986.

Bergmann, Anna: Tabuverletzung und Schuldgefühle in der Transplantationsmedizin. In: Decker, Oliver; Borkenhagen, Ada (Hg.): Psychoanalyse. Texte zur Sozialforschung 4 (2000). Heft 6. S. 127–150.

Bernheimer, Hans (Hanno): Der Anfang – und wie es weiterging: 125 Jahre Klinisches Institut für Neurologie. In: Wiener klinische Wochenschrift 120 (2008). S. 583–586.

Deimer, Erich: Chronik der Allgemeinen Poliklinik in Wien im Spiegel der Medizin- und Sozialgeschichte. Wien 1989.

Eckert, S.: 100 Jahre Blutdruckmessung nach Riva-Rocci und Korotkoff: Rückblick und Ausblick. In: Journal für Hypertonie 3 (2006). S. 7–13.

Ehrlich, Anna: Ärzte, Bader, Scharlatane. Die Geschichte der Heilkunst in Österreich. Wien 2007.

Erlich, Shmuel: Freud heute. In: Forum der Psychoanalyse 22 (2006). S. 117–126.

Exner, Martin: Johann Peter Frank – Visionär und Initiator der modernen Hygiene und Öffentlichen Gesundheit. Vortrag. 2012.

Fischer, J.: Geschichte der Geburtshilfe in Wien. Leipzig, Wien 1909.

Flamm, Heinz: Das Werden des österreichischen Sanitätswesens – vor 250 Jahren das »Sanitäts-Hauptnormativ«, vor 150 Jahren das »Reichs-Sanitätsgesetz«. In: Wiener klinische Wochenschrift 132 (2020). S. 115–152.

Gabriel, Eberhard: Zum Wiederaufbau des akademischen Lehrkörpers in der Psychiatrie in Wien nach 1945. In: Virus. Beiträge zur Sozialgeschichte der Medizin. Band 14. Schwerpunkt: Gesellschaft und Psychiatrie in Österreich 1945 bis ca. 1970, Gabriel, Eberhard; Dietrich-Daum, Elisabeth; Lobenwein, Elisabeth; Watzka, Carlos (Hg.). Leipzig 2016. S. 35–77.

Ganzinger, Kurt: Gerard van Swieten und die Pharmazie. In: Österreichische Apotheker-Zeitung 26 (1972). S. 452–453.

Ganzinger, Kurt: Naturwissenschaften und Pharmazie unter Maria Theresia und Joseph II. In: Österreichische Apotheker-Zeitung 34 (1980). S. 361–365.

Glaser, Hugo: Wiens große Ärzte. Wien 1947.

Glaser, Hugo: Das Denken in der Medizin. Eine Einführung. Berlin 1967.

Gröger, Helmut; Gabriel, Eberhard; Kasper, Siegfried (Hg.): Zur Geschichte der Psychiatrie in Wien. Wien, München 1997.

Gruber, W.: 40 Jahre Geburtsmedizin. In: Speculum – Zeitschrift für Gynäkologie und Geburtshilfe 26 (2008). S. 11–14.

Hadwiger, A.: Geschichte der k. k. Wiener Augenklinik. Wien 1836.

Higgins, Mary B.; Raphael, Chester M. (Hg.): Reich speaks on Freud. New York 1967.

Holubar, Karl: Ferdinand von Hebra – Ein Pionier der deutschsprachigen Dermatologie. In: Der Hausarzt 32 (1981). S. 517–519.

Lesky Erna (Hg.): Johann Peter Frank: Seine Selbstbiographie. Bern 1969.

Seitelberger, Franz: Heinrich Obersteiner and the Neurological Institute: Foundation and History of Neuroscience in Vienna. In: Brain Pathology 2 (1992). S. 163–168.

Skopec, Manfred: Meilensteine der Endoskopie (Schriften der Internationalen Nitze-Leiter-Forschungsgesellschaft für Endoskopie. Band 2). Wien 2000.

Staudigl-Ciechowicz, Kamila Maria: Das Dienst-, Habilitations- und Disziplinarrecht der Universität Wien 1848–1938. Eine rechtshistorische Untersuchung zur Stellung des wissenschaftlichen Universitätspersonals (Schriften des Archivs der Universität Wien. Band 22). Göttingen 2017.

Svojtka, Matthias: Lehre und Lehrbücher der Naturgeschichte an der Universität Wien von 1749 bis 1849. In: Berichte der Geologischen Bundesanstalt 83 (2010). S. 48–61.

Tilscher, Hans: Auch Ärzte haben Gefühle. Anekdoten aus einem Medizinerleben. Wien 2011.

Tragl, Karl-Heinz: Chronik der Wiener Krankenanstalten. Wien, Köln, Weimar 2007.

Vorbeugen ist besser als Heilen. Eine Präventionsoffensive für Österreich. In: Aktuell. Das Infoservice der AK 8 (2013). S. 1–6.

Windhager, Reinhard; Chiari, Catharina (Hg.): 50 Jahre Universitätsklinik für Orthopädie im AKH Wien. Wien 2012.

Dank

Bedanken möchte ich mich sehr herzlich bei meinen Interviewpartnern Theo Kelz, Raimund Margreiter, Ursula und Alexander Rokitansky, Hans Tilscher, Herwig Swoboda und Siegfried Meryn.

Bildnachweis

Wellcome Collection/Public Domain Mark (19), Wikimedia Commons/SVpellicom/CC BY-SA 3.0 (46), Sammlungen Archiv Josephinum (65, 97), Familienarchiv Rokitansky (66, 148), Austrian Archives/brandstaetter images/picturedesk.com (76, 83), Archiv Amalthea Verlag (80 links, 108), Courtesy of the National Library of Medicine, Bethesda/Public Domain (80 rechts), mauritius images/Well/BOT/Alamy/Alamy Stock Photos (86 links, 93), ullstein bild/Ullstein Bild/picturedesk.com (86 rechts), Archiv der Österreichischen Akademie der Wissenschaften (AÖAW) (88), Pathologisch-Anatomisches Bundesmuseum, Wien (101), Archiv der Universität Wien (104), ÖNB-Bildarchiv/picturedesk.com (120), mauritius images/Historical image collection by Bildagentur-online/Alamy/Alamy Stock Photos (129), United States Information Service/ÖNB-Bildarchiv/picturedesk.com (137, 214), Großruck Bernhard/APA/picturedesk.com (145), Christian Kreuziger/picturedesk.com (146), Wikimedia Commons/Library of Congress (153), Barbara Pflaum/brandstaetter images/picturedesk.com (179), mauritius images/TopFoto (190), Science Source/PhotoResearchers/picturedesk.com (199), Viktor Frankl Archiv/brandstaetter images/picturedesk.com (201), Blaha, Franz/ÖNB-Bildarchiv/picturedesk.com (211), Wikimedia Commons/National Institutes of Health (225), ANNO – Austrian Newspapers Online/Österreichische Nationalbibliothek (229)

Creative Commons:
https://creativecommons.org/licenses/by-sa/3.0/deed.en

Der Verlag hat alle Rechte abgeklärt. Konnten in einzelnen Fällen die Rechteinhaber der reproduzierten Bilder nicht ausfindig gemacht werden, bitten wir, dem Verlag bestehende Ansprüche zu melden.

Namenregister

Adler, Alfred 183, 188–193, 197, 200, 202f.
Ahlström, Erik 177
Albert, Eduard 15, 68, 99, 139, 150–152
Alexander, Gustav 223f., 227, 230
Alexander I., Zar 57
Alth, Gerhard 124
Ammon, Christoph von 20
Amreich, Isidor 171
Andry de Boisregard, Nicolas 149
Armour, Lolita 154
Arzt, Leopold 122–124
Auenbrugger, Leopold 17, 23, 25, 35–38, 63, 206

Bárány, Ignaz 223
Bárány, John »Anders« 223
Bárány, Maria 223
Bárány, Robert 13f., 222–230
Bárány, Sigrid 223
Barnard, Christiaan 140
Barth, Joseph 79–82
Bartsch, Franz Xaver 165
Basch, Samuel von 106–110
Baumgärtl, Kurt 216
Beer, Georg Joseph 13f., 78–84, 131
Beethoven, Ludwig van 57
Benedict, Traugott Wilhelm 82
Berger, Ernst 220
Berze, Josef 212
Bibring-Lehner, Grete 183
Bienenfeld, Bianca 16
Billroth, Theodor 9, 12, 15, 96, 126–132, 140, 150, 170, 208
Birly, Ede 167
Bleuler, Eugen 194
Boër, Johann Lukas 13, 15, 57, 162–164
Boerhaave, Herman 18f., 24, 31
Böhler, Lorenz 12, 15, 132–138
Böhm, Felix 198
Böhmig, Hans Jörg 140
Bonaparte, Marie, Prinzessin 187
Brahms, Johannes 96, 127
Braun von Fernwald, Carl 169
Brauner, Renate 43f.
Brentano, Franz 181
Brettauer, Joseph 112
Breuer, Josef 183, 186f., 227, 230
Brill, Abraham Arden 190
Brown-Séquard, Charles-Édouard 85
Brücke, Ernst Wilhelm von 15, 76, 118, 182
Brücke-Teleky, Dora 16
Buck, Ilse 244
Bürger, Gottfried August 29

Carabelli-Lunkaszprie, Georg von 26f.
Carl, schwed. Prinz 228
Carlsson, Arvid 222
Castelrotto, Albin 141
Cessner, Karl 151
Charcot, Jean-Martin 182f.
Chiari, Hermann 68
Chiari, Johann Baptist 169
Chiari, Karl 159–161
Chiari, Ottokar von 90f.
Christen, Theophil 133
Chrobak, Rudolf 170
Civiale, Jean 95
Cornax, Matthias 125
Corvisart des Marets, Jean-Nicolas 37
Crantz, Heinrich Johann Nepomuk von 23, 162
Czermak, Johann Nepomuk 14, 84, 86–88
Czerny, Vincenz 128, 130

Damerow, Heinrich 100
Decastello-Rechtwehr, Alfred 238

Deutsch, Helene 197
Dieffenbach, Johann 150
Diercks, Christiane 205
Dirlewang, Paul 125
Dittel, Leopold von 96–98, 150
Djerassi, Carl 175
Dlauhy, Johann 76
Doering, Stephan 205
Doerr, Robert 233
Dollfuß, Engelbert 124, 213
Dumreicher von Österreicher, Johann 76, 152
Dungern, Emil von 238

Economo von San Serff, Constantin 210
Ehrlich, Johann 151
Eichendorff, Joseph von 102
Eichendorff, Luise von 102
Einstein, Albert 187
Eiselsberg, Anton von 15, 131f., 136, 139
Eissler, Kurt 234
Elisabeth, Erzherzogin 163
Englert, François 223
Englisch, Josef 99
Exner, Franz 119

Fasching, Wolf 146
Federn, Paul 201f.
Fellinger, Karl 244
Fenichel, Otto 197f.
Ferenczi, Sándor 190
Feuchtersleben, Ernst von 206
Finger, Ernest 238
Fleischl von Marxow, Ernst 182
Föderl, Oskar 230
Frank, Franz 54
Frank, Johann Peter 13, 30, 35, 44, 46–58, 61, 65, 78, 100, 242
Frank, Niklas 46
Frank, Rudolf 154
Frankl, Viktor 17, 200–204
Franz I. Stephan, Kaiser 31
Franz II.(I.), Kaiser 13, 26, 39, 56f., 61, 66, 163, 207
Franz Ferdinand, Erzherzog 132, 211
Franz Joseph I., Kaiser 70, 155
Frauenberger, Sandra 43f.
Freud, Alexander 193
Freud, Amalie 193
Freud, Anna 183, 185, 197–199, 204
Freud, Martha 185
Freud, Sigmund 16, 112f., 174, 181–198, 200f., 203–205, 210, 217, 222, 234
Freund, Leopold 121
Friedmann, J. 97
Friedrich Wilhelm III., preuß. König 207f.
Frisch, Anton von 98f.
Frisch, Karl von 222
Frischauf-Pappenheim, Marie 198
Fuchs, Ernst 83
Fuchs, Franz 142
Füger, Heinrich Friedrich 80
Fux, Josef 103

Gabriel, Eberhard 220
Gadelius, Bror 188, 222, 235
Galen, Pergamon von 60, 107
Gall, Franz Joseph 13, 207f.
García, Manuel 86f.
Gärtner, Gustav 110
Gasser, Lorenz 25
Gerl, Josef 39
Glöckel, Otto 158
Goethe, Johann Wolfgang von 207, 236
Görgen, Bruno 100, 102
Görgen, Gustav 102
Greengard, Paul 222
Gross, Heinrich 215
Gruber, Ignaz 92
Gruber, Josef 14, 91, 93f.
Grünfeld, Josef 97
Gschnitzer, Franz 141
Gulz, Ignaz 92
Gussenbauer, Karl 130

Haberlandt, Ludwig 174
Haberler, Gerhard 159
Hacker, Peter 43f.
Hadik von Futak, Andreas, Graf 38
Haen, Anton de 24f., 31–33, 35f., 38
Hahnemann, Samuel 33
Hales, Stephen 107
Hall, Stanley 190
Hallam, Clint 143
Haller, Carl 76
Harvey, William 107
Hass, Julius 159f.
Haydn, Joseph 17, 57, 208
Hebra, Ferdinand von 41, 59, 61, 68, 72–77, 90, 167

Hebra, Johann 72
Heider, Moritz 26
Helm, Theodor 76
Herzig, Wilhelm 97
Heunisch, Hugo von 25
Higgs, Peter 223
Hildenbrand, Franz Xaver von 62f.
Hildenbrand, Johann Valentin von 40
Hilferding-Hönigsberg, Margarete 16, 183
Hillischer, Hermann Theodor 113f.
Hippokrates 41, 149
Hirszfeld, Ludwik 238
His, Wilhelm 208
Hitler, Adolf 215
Hochenegg, Julius von 130f., 139f., 156
Hoff, Hans 213–215
Holzknecht, Guido 15, 119–124, 185f.
Horbaczewski, Ivan 44
Hornykiewicz, Oleh 9, 222
Hruby, Walter 124
Hufeland, Christoph Wilhelm 42
Humboldt, Alexander von 58
Husslein, Hugo 178
Hyrtl, Joseph 14, 58, 76, 116–118

Ibsen, Henrik 96
Ingen-Housz, Jan 27
Innozenz VIII., Papst 236
Ivánchich, Victor von 96

Jacquin, Nikolaus von 23, 25f.
Jones, Ernest 189f.
Joseph, Erzherzog 31
Joseph II., Kaiser 25, 39f., 51–54, 79f., 163
Jung, Carl Gustav 183, 190–195, 197
Jüngken, Johann Christian 83

Kandel, Eric 222
Kärcher, Karl-Heinz 124
Karl Alexander, Prinz 18
Kassal, Hermann 147
Katschnig, Heinz 218f.
Kauders, Otto 210, 212, 216
Kaunitz-Rietberg, Wenzel, Graf 18–20, 38
Kelz, Theo 15, 140, 142–144, 249
Kermer, Christian 140
Kern, Vincenz von 95f., 126
Kienböck, Robert 121
Kilian, Hermann 40
Kirchmayr, Alfred 217
Kirnbauer, Susanne 244
Klaus, Josef 204
Klein, Johann 164, 166–169
Knaus, Hermann 176–178
Koch, Robert 128, 131
Kocher, Theodor 139
Kolisko, Alexander 227
Koller, Carl 89, 112f.
Kolletschka, Jakob 166
König, Franz 155f.
Körner, Theodor 211
Korotkow, Nikolai Sergejewitsch 110
Kotz, Rainer 161
Krafft-Ebing, Richard von 209
Kreisky, Bruno 180
Kundrat, Hanns 151
Kußmaul, Adolf 12

Laczkovics, Axel 147
Laennec, René 63
Laforgue, René 184f.
Lampl, Hans 239
Landsteiner, Ernst Karl 239
Landsteiner, Fanny 237
Landsteiner, Karl 13, 222, 236–241
Landsteiner, Leopold 237
Laudon, Gideon Ernst von 38
Laugier, Robert-François 23, 25f.
Leber, Ferdinand von 34f.
Lechner, Zacharias 154
Leidesdorf, Maximilian 102, 209
Leiter, Joseph 97
Leodolter, Ingrid 16, 178–180
Leodolter, Michael 221
Leopold, Erzherzog 31, 51
Leopold II., Kaiser 39, 53
Levine, Philip 239f.
Levy, Carl Edward Marius 167
Liljestrand, Göran 177
Lindenberg, Elsa 199
Ling, Pehr Henrik 151
Lippurger, Josef 132
Lister, Joseph 128
Lorenz, Adolf 15, 139, 151–156, 158f.
Lorenz, Agnes 151

Lorenz, Albert 159f.
Lorenz, Emma 154
Lorenz, Konrad 151, 222
Lorinser, Friedrich 151
Losert, Udo 146
Ludwig, Carl 92
Luzzi, Mondino dei 60

Mannagetta von Lerchenau, Johann Wilhelm 107
Marburg, Otto 104f.
Margreiter, Raimund 15, 139–145, 147, 249
Maria Amalia, Erzherzogin 31
Maria Anna, Erzherzogin 18
Maria Elisabeth, Erzherzogin 21
Maria Theresia, Erzherzogin 18f., 21–23, 25–27, 29–35, 37, 39, 49, 79, 206
Marie-Antoinette, franz. Königin 163
Marksteiner, Alois 219
Maximilian I., Kaiser 107
Mayer, Aloys Michael 117
Mayrhofer-Krammel, Otto 114f.
Meigs, Joe Vincent 171
Melicher, Ludwig 151
Meryn, Siegfried 12, 243–245
Mesmer, Franz Anton von 31, 33f.
Meynert, Theodor 182, 206–209, 218
Michaelis, Gustav Adolf 167
Mikulicz-Radecki, Johann von 130
Miramontes, Luis 175
Montenuovo, Wilhelm Albrecht von 103
Morton, William 111
Mucha, Viktor 238

Napoleon I., Kaiser der Franzosen 37, 57
Navrátil, Johann 146f.
Neumann, Heinrich 224
Niemann, Albert 112
Nijinsky, Vaslav 228
Nitze, Maximilian 97
Nothnagel, Hermann 14, 110

Obersteiner, Heinrich Benedikt 102–105
Obersteiner, Heinrich Georg 102
Ogino, Kyūsaku 176f.
Oliver, Henry K. 72
Olsen, Don 148
Oppolzer, Johann von 69, 76, 92
Osiander, Friedrich 163

Pappenheim, Bertha 186
Paradis, Maria Theresia 34
Pawlik, Karl 169
Pechlaner, Sigurd 143, 145
Pichler, Hans 186
Pilcz, Alexander 210
Pincus, Gregory 175
Pittermann-Höcker, Elisabeth 43f.
Pius XII., Papst 177
Piza, Franz 140
Piza-Katzer, Hildegunde 140, 143
Plogojowitz, Peter 29
Pöch, Rudolf 119
Politzer, Adam 14, 91–94, 227
Pölzl, Anna 16
Popper, Erwin 238
Popper, Karl 185
Possanner von Ehrenthal, Gabriele 16
Pötzl, Otto 210
Prochaska, Georg 82
Purkyně, Jan Evangelista 61
Puschmann, Theodor 38, 53

Quarin, Joseph von 26, 38–40

Radetzky von Radetz, Josef Wenzel 103
Radl, Hans 158
Ranzi, Egon 131
Redtenbacher, Joseph 76
Reich, Annie 196, 198
Reich, Wilhelm 195–200
Reik, Theodor 184
Reinlein, Jacob von 40, 53f.
Renner, Karl 138
Réthi, Leopold 91
Rickmann, Christian 45
Rieder, Sepp 43
Ringel, Erwin 12, 215–218
Riva-Rocci, Scipione 110
Rock, John 175
Rokitansky, Alexander 147
Rokitansky, Carl von 12f., 38, 41, 56, 58f.,

61f., 64–72, 74, 76, 90, 92, 94, 107, 116, 147, 165, 167
Rolland, Romain 187
Röntgen, Anna Bertha 119
Röntgen, Wilhelm Conrad 119
Roose, Betty 208
Roosevelt, Theodore 154
Rosas, Anton von 76, 131, 167f.
Rosenbach, Ottomar 109
Rothschild, Albert von 170
Rothschild, Bettina von 170
Rudas, Stephan 221
Rust, Johann Nepomuk 82

Sakel, Manfred 210
Santa Sofia, Galeazzo di 59
Scanzoni von Lichtenfels, Friedrich 168
Schauta, Friedrich 15, 130, 170–173, 243
Schlager, Ludwig 208f.
Schmidt, Johann Adam 80f.
Schober, Johann 213
Scholz, Wilhelm 232
Schönbauer, Leopold 159
Schrötter von Kristelli, Leopold 89f.
Schuh, Franz 69, 76, 111, 126, 150
Schürer von Waldheim, Friedrich 167
Schwarzenberg, Eleonore Fürstin 29
Seligmann, Adalbert Franz 129
Semeleder, Friedrich 107
Semmelweis, Ignaz Philipp 9, 17, 162–169, 206
Semon, Felix 90
Sigmund von Ilanor, Carl Ludwig 74, 76
Simpson, James Young 167
Škoda, Josef von 14, 37f., 41, 58f., 61–66, 68f., 72, 74, 76, 90, 111, 126, 167
Slawik, Aloysia 72
Sonnenfels, Joseph von 35
Soukop, Johann 230
Späth, Josef 168f.
Spiel, Walter 216
Spitzy, Hans 156–158
Spurzheim, Carl 208
Stacher, Alois 42f., 221
Steinach, Eugen 174f.
Stekel, Wilhelm 183, 191–193, 200
Stephani, Albert von 150
Stifft, Andreas von 13, 56–58, 78, 82f., 125, 164, 207
Stifter, Adalbert 102
Stoeckel, Walter 171
Stoerk, Carl 90
Stoker, Abraham »Bram« 30
Stoll, Maximilian 24f., 36, 38–40, 54
Störck, Anton von 23, 25, 31–34, 38, 55
Stransky, Erwin 212f., 220
Stransky, Josefine 213
Stricker, Salomon 112
Strotzka, Hans 218
Sturli, Adriano 238
Swieten, Gerard van 12, 17–20, 22–28, 30–31, 33, 35f., 39, 54f., 61, 78f., 162
Széchenyi, István 102

Tandler, Julius 42f., 136, 212, 228
Tausk, Victor 193
Thoma, Herwig 146
Tilscher, Hans 157f.
Tinbergen, Nikolaas 222
Traube, Ludwig 109
Türck, Ludwig 14, 84–89
Türkheim, Ludwig von 64, 85

Uhl, Roman jun. 102
Ullmann, Emmerich 139f.
Ultzmann, Robert 98f.
Unger, Felix 146
Unger, Franz 76
Urbantschitsch, Viktor 228

Vesalius, Andreas 107
Virchow, Rudolf 70–72, 167
Vogt, Werner 220
Volker, Ottmar 123

Wagner-Jauregg, Julius 13, 121, 188f., 196, 210, 212, 214f., 222, 231–236
Waldbrunn, Ernst 244
Waller, Augustus Volney 85

Wattmann von Maëlcamp-Beaulieu, Joseph 95f., 126
Wawruch, Andreas 35
Wehsely, Sonja 43f., 221
Weinberger, Lois 42f.
Weiss, Hans 218
Wenzel, Michael Baron 79
Wertheim, Ernst 15, 170–173
Wiener, Alexander Solomon 240
Wieser, Wolfgang 124
Wimmer, Franz 141
Wirer von Rettenbach, Franz de Paula 78
Wittelshöfer, Leopold 66
Wlassak, Rudolf 212
Wlasto, Leopoldine 239
Wöhler, Friedrich 112
Wolczer, Margarethe 125
Wolfsohn, Sigmund 150
Wolner, Ernst 10, 12, 15, 145–148
Wunderlich, Carl August 65–67
Wylie, James 57

Yeats, William Butler 174

Zimmer, Daniel 150f.
Zimmermann, Gustav 72
Zink, August 150f.
Zinner, Friedrich 113
Zirm, Eduard 140
Zuckerkandl, Otto 99

Die Autorin

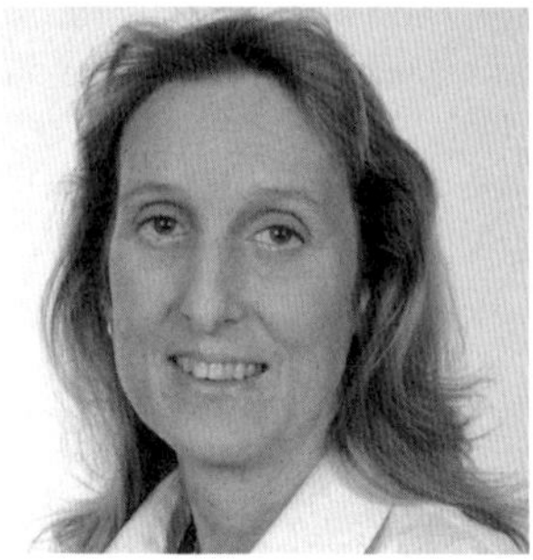

© Maren Jeleff Photography

Daniela Angetter-Pfeiffer, Dr., geboren in Wien, studierte Geschichte und Germanistik und ist am Austrian Centre for Digital Humanities and Cultural Heritage der Österreichischen Akademie der Wissenschaften tätig. Die aktive Notfallsanitäterin befasst sich intensiv mit Medizin-, Militär-, (Natur-) und Wissenschaftsgeschichte, Notfall- und Katastrophenmedizin.

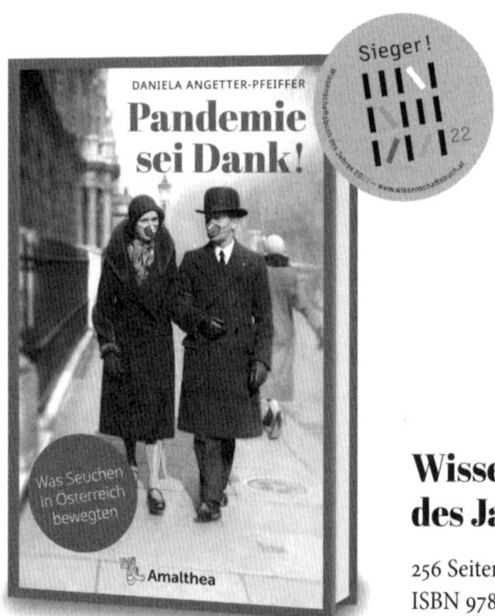

Wissenschaftsbuch des Jahres 2022

256 Seiten, mit zahlreichen Abbildungen
ISBN 978-3-99050-212-9